中草藥研究在香港

莊兆祥

香港位處我國南端，附近多崇山峻嶺，雖接近熱帶，而雨量充足，土壤非瘠，加以交通頻繁，華洋雜處，不獨本地草木暢茂，即外國植物亦頗多由輸入而歸化為野生雜草焉。據近年專家調查報告，全港共有植物二千四百二十種，另八十七個變種，以本港僅有一千平方公里的彈丸之地而擁有如此豐富植物種類，相信也是世界罕見。

講到調查研究香港植物的工作，自當推前世紀來華的歐美專家為首。雖然那時第一個到中國調查植物者是蘇格蘭人外科醫生根寧咸氏JAMES CUNNINGHAM，但他只居留在福建省厦門，任職於英商東印度公司，時為公元一六九八年至一七〇三年，實在並未到過香港。倒是在一八四一年冬季到來香港的外科船醫軒司氏R.B.HINDS却採得一百四十種植物製成乾臘標本帶返英國，現時有一種似酒餅竻的小灌木拉丁名 Atalantia Hindsii，就是因他最先發見而命名的。

其後，駐錫蘭的英國陸軍將官湛披安氏J.G. CHAMPION於一八四七年來港居三年、美國的土地測量員勵德氏C. WRIGHT在一八五四年來住半年，以及陸續許多到來調查採集植物的專家都各自採製逾百標本帶回本國。但是，他們的調查對象全是有關園藝觀賞植物或農業工業的經濟植物，至於藥用植物竟無一人加以採集或記錄者。

我在戰時一九三八年八月安置家人到港居住，特地到植物公園（俗稱兵頭花園）調查一些藥用植物時，發見那裏種有三百一十六種草花樹木，整理得十分得宜，每種樹木都有一個牌寫明中國名和拉丁學名，另註明原產地名，有許多是由印度，非洲或中國大陸、日本移植過來的，而最使我注意的就是其中竟然有一百一十種是世界各地的藥用植物，可見香港是適宜種藥的地區。此後，每當有空暇尤其在星期日就跑到香港九龍各處山野或離島調查本地出產和外國輸入的許多藥用植物，根據《生草藥性備要》（清朝初期何克諫著）、《嶺南采藥錄》（民國二十一年，公元一九三二，蕭步丹著），《本草綱目》（明朝，李時珍著）和許多英德日各國植物專書來鑑定各個植物名稱，遇有拉丁名稱不明時就請老友鄧萱祥君代向其任職的漁農署查得，鄧君於戰前在廣州中山大學植物研究所陳煥鏞主任教授指導之下管理植物標本二十年，戰後一九五一年三月，陳教授由印度參加世界植物學會議回粵過港時，適巧在前任廣東中醫專校長潘詩憲君招宴上介紹相識，陳教授知余對植物拉丁名有困難，特介紹鄧君協助此事，並勸余購買《印度藥用植物志》作參考，因為印度出產常用的草藥有六七成是與香港相同的。後來，我又得到陳教授的另一位助手李日光君借給一本對研究香港植物極為重要的《香港廣東植物志》Flora of Kwangtung and Hong Kong，這書是一九一二年由本港農林署長鄧恩氏DUNN及德邱氏TUTCHER合著，兩人經過多年調查廣東香港各地植物加以詳細分類記錄的。我衷心感謝以上各位專家的協助，使我因此而完成了《增訂嶺南采藥錄》，於一九五七年出版面世。

談到香港出產的中草藥分佈種類，可能由於地理環境，陽光濕度和人為破壞的關係，同一類藥草羣生一處者比較少見，大多數是散生，甚者在一個山頭只能採得同一種草藥數根，至於較為羣落聚生一處的只有在海岸或人跡少到的地方，不受濫採影響者。因為採者多而種者少，於是有些草

中英對照 CHINESE-ENGLISH

香港中草藥

第一輯 Vol.1 莊兆祥、李甯漢主編

本書是一本用彩圖和文字介紹香港野生和馴化的中草藥書籍

An Illustrated & Descriptive Guide to Medicinal Plants Indigenous to and Naturalized in Hong Kong with Colored Plates.

中英對照

香港中草藥（第一輯）

主　編 .... 莊兆祥　李甯漢

出　版 .... 商務印書館（香港）有限公司
香港筲箕灣耀興道3號東滙廣場8樓
http://www.commercialpress.com.hk

發　行 .... 香港聯合書刊物流有限公司
香港新界大埔汀麗路 36 號中華商務印刷大廈 3 字樓

印　刷 .... 中華商務彩色印刷有限公司
香港新界大埔汀麗路 36 號中華商務印刷大廈

版　次 .... 2007 年 2 月第 10 次印刷

ISBN 978 962 07 3030 6（精）
ISBN 978 962 07 3029 0（平）
Printed in Hong Kong

藥在近年漸趨絕跡，除非是個性繁殖力特強如臭花草、毛麝、微甘菊等不獨未見減少，而且逐年增加，凡是山野有人行經的地方幾乎都可發見此輩的踪跡。至如獨脚柑、金鎖匙、人字草、鼠麴草等在戰後初期我發見前三種很多野生在九龍京士柏山地，後一種則在九龍荔枝角及大埔田畔異常茂盛，但今已甚難見到，將來恐怕要靠人工大力栽培繁殖，始能供給治病呢。

香港的歸化草藥也值得在此一談。根據一九三一年，克祿氏 A. H. CROOK報告，歸化香港的外來植物共有十九種，其中可供藥用者有含羞草、臭花草、蓮生桂子花、森樹、魚木、天蒜、杧果樹、相思子、仙人掌、土三七、蓖麻、假白欖等十二種。臭花草、含羞草、天蒜三種據遮曼氏SEEMANN報告云在一八五〇年是香港人家栽種作觀賞用，後來漸成歸化野生，臭花草更因繁殖蔓延特速，一度被認爲是惡草，自一九一〇至一九二六年間獎勵極力剷除而卒未成功焉。其實，如果詳細追尋原始，則鷄蛋花、油柑子、欒栖葉、同瓣草、毛麝、假芥蘭等許多種草藥都是由外國傳來歸化者也。

香港中草藥的有系統的調查採集研究始於戰後初期，自一九五一年以來，我率領中醫學院員生到郊外各地採藥已數百次，草藥生態性質漸深了解，前年由李甯漢醫師主辦中草藥盆栽展覽會更使人獲得印象特深，現時本港生化學專家又埋頭追試中草藥特效，今後發展未可限量也。

最後，余深銘感本書出版者鼎力支持，將來中草藥研究突飛猛進，實有賴焉。

一九七八年三月三十一日　　寫於港寓知足書室

HERB HUNTING IN HONG KONG

莊兆祥

By Dr. Cheung Siu-Cheong,
Formerly Professor of Sun Yat-sen
University, Canton, China.

Hong Kong is an outlying spur of continental south China. Though occupying an area of 1000 square kilometres, it has an extraordinarily varied flora from both the temperate and subtropical zones. There are 2420 species enumerated at present, some of which are used by the local Chinese as folk herbs.

The first botanist to collect plants in Hong Kong was Richard Brinsley Hinds, surgeon of the H.M.S. Sulphur. He stayed in Hong Kong for a few weeks in January and February of 1814 and sent back specimens of 140 species to England.

Captain John George Champion (1815-1854) was in Hong Kong from 1847 to 1850 and collected over 500 species with complete field notes made on the spot.

The American collector Charles Wright, in Hong Kong from March 1854 to April 1855, also collected over 500 species that formed the basis of Flora Hongkongensis written by George Bentham in 1861.

From that time on various plant hunters visited Hong Kong and while they paid special attention to garden and economic plants, none of them explored or even briefly described the medicinal herbs used by Chinese.

In 1909 when I was seven, I stayed in Hong Kong with my mother from April to June. One day, my mother who had a rich knowledge of garden plants from the ones she grew at home, took me to the Botanical Gardens to show me some beautiful flowers. The dense foliage of palms, bamboo and rhododendrons such as I had never seen in my hometown of Canton before afforded a cool retreat. My mother taught me the uses of some Chinese herbs such as *Lonicera japonica* 金銀花, *Gardenia florida* 梔子, *Ixora chinensis* 龍船花, and *Houttuynia cordata* 魚腥草. Chinese herb doctors frequently used them to treat me when I suffered from enteritis, sore throat or whooping cough. I was eager to know the appearance of the herbs I had taken and where I could collect them.

In August 1938 I emigrated from Canton to Hong Kong to practice western medicine. When I paid a second visit to the Botanical Gardens after a lapse of 30 years, I began to study all the medicinal plants there. I found a total of 316 species of native and exotic plants, each with a latin name and the country of origin written on a metal label. I noted these names down in my diary but when I compared them with herb manuals, I discovered that of the 316 species, 110 were used medicinally somewhere in the world. I wondered if the soil and climate of Hong Kong were fit for growing herbs.

Botanists from all over the world had come here before me in search of plants for herbaria or for shipping home as new garden plants. My sole interest apart from medicine was herb hunting. Since I had much practical experience collecting herbs in Japan during 1918-1931, from Kyushu to the northeast region, I decided to explore the seashore, villages, rice fields, ravines, and the mountains of Hong Kong Island, Kowloon Peninsula and the New Territories during each season for new herbs. If I found any, I hoped they might be useful to the people.

I was greatly interested in a book Record of Medicinal Herbs Collected in Kwangtung written in 1932 by Shiu Bo-Tan 蕭步丹, then lecturer of Chinese herbs in a Chinese medical college in Canton. He described about 400 species of herbs of south China, but without illustrations or latin names. I intended to find in Hong Kong all the herbs recorded in this book. But to see every herb with my own eyes, to collect and describe it in detail posed a problem. What were the correct latin names for herbs I collected? Some were very difficult to classify and I was not a botanist.

In March 1951 I was invited to a dinner given by Mr. Poon Shi-Hin 潘詩憲, formerly principal of a Chinese medical college in Canton, for Professor Chun Woon-young 陳煥鏞, then director of the Botanic Institute of Sun Yat-Sen University in Canton. Prof. Chun had just returned from the International Botanic Conference in India. After a lively discussion of Chinese herbs, I asked Prof. Chun to help me identify the latin names of the herbs I collected. He introduced me to his assistant Mr. Tang Hune-Cheung 鄧萱祥 of the Urban Services Department in Hong Kong. He told me that Tang was curator of the herbarium of Sun Yat-sen University under his supervision for 20 years before moving to Hong Kong and was able to find out the latin name of any plant growing in Hong Kong. He also persuaded me to buy the eight-volume Indian

Medicinal Plants written by Kirtikar and Basu for reference because 70% of Indian herbs are common to Hong Kong.

Two years before in November 1949 I had met Mr. Lee Yat-Kwong 李日光, another assistant of Prof. Chun in Fanling, the New Territories who lent me a most valuable book Flora of Kwangtung and Hong Kong with detailed analytical keys of the families of plants written by Dunn and Tutcher in 1912. This was extremely useful to me because not only was the shape of each plant described in detail, but its locality and flowering season were also comprehensively recorded.

I owe a special debt of gratitude to the above-mentioned botanists for their aid in identifying the herbs I collected. 李志萍 who corrected the errors in this preface, I am deeply grateful.

編輯說明

在1976年7月中旬，我們在大會堂舉辦「香港草藥展覽」的時候，二萬七千多觀衆中，有很多中西醫和各界人仕都建議我們把展出的四百多種香港中草藥展覽資料整理出版，外國朋友更提出最好有英文版的，這是大家對我們的鼓勵和信任。我們經過充分考慮後，決定接納這個建議，因爲六十年代以來，我國大力開展中草藥使用運動中，各省市出版的內容豐富、圖文並茂的中草藥書籍，和近年本港出版的植物學書籍，爲我們提供了豐富的參考資料，各方面的關心支持和我們同事團結一致，親密無間的合作，也爲本書的編輯出版準備了條件，於是在1976年底成立《香港中草藥》編輯委員會，進行本書編輯、攝影工作。

《香港中草藥》編輯委員會名單

主　　編：莊兆祥　李甯漢

副 主 編：丁焕清　梁澤民　劉惠蓮

攝　　影：劉啓文　蔡盤生　劉啓榮　李天德　甘長東

翻　　譯：吳超毅　吳燕月　鍾國綱　劉振彪

編　　輯：鄒　平　韓碧霞　劉梅玉　張月媚

羅浩林　高　耀　梁安好　黎承顯

許清善　杜麗幾　楊炳成　楊根錨

根據我們的調查統計，到目前爲止，香港地區的中草藥有600種以上，常用的約一半左右，計劃把常用的分輯出版。第一輯刋載香港中草藥100種，彩色印刷，中英對照，每種中草藥均按正名、學名、別名、生長環境、採集加工、性味功能、主治用法、方例、中國成藥、主要成分、附註、形態特徵等項編寫。除別名、主要成分、形態特徵及部分方例因篇幅關係，沒有翻譯英文外，大部分均爲中英對照。玆分別說明於後：

1. 攝影：本書照片全部由我們自己拍攝，大部分當中草藥開花結果時攝於郊野，故形態比較逼眞。但在攝影中草藥時碰到一些技術上的困難：例如在拍攝喬木、灌木的時候，如果全棵拍攝，由於距離較遠，則照片中花、果、枝、葉很細小，使人難於分辨，故本書大部分中草藥只拍攝有代表性的局部，用局部的花、果、枝、葉去表現全體；在拍攝細小的中草藥時，要用微距鏡頭，雖然主體清晰了，但看起來又會較原株中草藥爲大。故看圖片時，宜參閱形態特徵的詳細描述。

2. 形態特徵：本書形態特徵編排在彩色圖下，方便省閱，介紹形態時，以植物學術語和通俗形象描寫相結合。

3. 正名：一般選用全國性中草藥書籍最常用者爲正名，以求名稱逐步統一。

4. 學名：每種中草藥只選用一個常用學名（拉丁名），如有幾個學名者，均附列在書後學名索引中。

5. 別名：中草藥別名繁多，本書只選入其中幾個較常用的別名。

6. 生長環境：只列出中草藥的生長環境，如生長在山上、水邊……等，沒有寫明生長在本港什麼地方，因爲有些中草藥在香港很多地方都有生長，不勝羅列。

7. 採集加工：寫明其藥用部分，什麼時候最適宜採集，和簡便泡製法。

8. 性味功能：根據中醫使用中草藥的傳統經驗：四氣（寒、熱、溫、涼、平），五味（酸、苦、甘、辛、鹹），加以闡釋。在使用的時候，還要參照中醫的基本診斷方法：四診（望、聞、問、切），八綱（陰、陽、表、裏、寒、熱、虛、實），辨證施治，才會收到理想的效果。

9. 主治用法：列出每種中草藥的治療病症。本書中草藥使用分量除註明鮮品者外，一律指乾品而言（鮮用加倍），按1斤等於16兩計算。大部分中草藥均是用水煎服，水的用量，以剛浸過藥面爲度。普通每兩藥用水一碗煎服，3兩藥用水3碗左右，煎成一碗服。

10. 方例：中草藥除少數可單味使用外，多配入複方使用，本書所輯方例，大部分是近年我國各地使用的臨床經驗方，小部分是我們自己的經驗方。中西病名均予採用。所列使用分量，只供參考，尚要根據患者的體質强弱、病情輕重、年齡大小等具體情況，加減靈活運用。

11. 中國成藥：所列中國成藥，有些是全部以該種中草藥爲原料製成的，如"穿心蓮片"等；有些是以該種中草藥爲主要成分製成者，如桑樹文內的"桑菊飲片"等。各種中國成藥均能在香港購到。

12. 主要成分：中草藥所含成分很複雜，只列出其部分主要成分，有些因篇幅關係，沒有編入。

13. 附註：有關該種草藥的類似品種，中毒的解救方法，抗菌試驗……等，凡屬於上述各項者，均列入附註項內。

14. 參考書籍：由於篇幅關係，除抗癌中草藥外，均沒有註明出處。

本書蒙香港植物標本室主任劉善鵬先生和助理黃蕭德萍女士協助核對標本，增加了本書學名的準確性！和植物學家李賢祉博士對我們關於植物分類學的指導！我們參觀"廣東植物園"時，得到該園負責人的親切接待，園中栽種的800多種中草藥，使我們大開眼界，增加不少認識！…… 等，所有這些關心支持，都是本書能夠順利出版的重要因素，我謹代表《香港中草藥》編輯委員會，致以衷心的感謝！

爲本書英文翻譯作出過巨大貢獻的西醫吳超毅先生，竟不幸於年前英年早喪，未能目覩本書付梓，這是使我們覺得最大遺憾的！

最後，我們促請讀者注意，請勿妄自用藥，因爲有些野生植物具有毒性。就算你診斷正確，亦切勿超過本書所載的用量。

李甯漢

一九七八年五月

Editor's Note

In the "Exhibition of Medicinal Herbs in Hong Kong" at the City Hall in July 1976, there were 27,000 visitors. Many suggested that we consolidate and publish the material on the 400 plus medicinal herbs. Foreign friends requested, in addition, an English version of the same. We valued this confidence and encouragement. After thorough consideration, we have decided to accept the task.

Since the early sixties, our country has held large campaigns in the exploration and usage of Chinese medicinal herbs. Many colorful and informative texts on Chinese medicinal herbs published in different provinces and cities, as well as recent botanical books from Hong Kong, furnish us with resourceful references. The moral support of the public and the cooperative effort of our colleagues aided in the realization of the task. Thus, in late 1976, the editorial committee of the book "Chinese Medicinal Herbs of Hong Kong" was formed with the following members:

Chief Editors: Cheung Siu-cheong, Li Ning-hon

Assistant Chief Editors: Ting Huang-ching, Leung Chat-man, Lau Wai-lin

Photographers: Lau Kai-man, Choy Pun-sang, Lau Kai-wing, Lee Tin-tak, Kam Cheung-tung

Translators: Wu Chow-yee, Go Yan-guat, Chung Kwok-kong, Lau Chun-piu

Editors: Chow Ping, Hon Bik-ha, Lau Mui-ngiik, Chang Yuet-mei, Law Ho-lam, Ko Yiu, Leung On-ho, Lai Shing-hin, Hui Ching-sin, To Lai-kei, Yeung Bing-shing, Yeung Kan-lou

According to our research and statistics, there are over 600 species of Chinese medicinal herbs found in Hong Kong. Half of these are commonly used by the local people, and we plan to start with them. Volume I will contain 100 species of medicinal herbs with color printing, in both Chinese and English. Each herb is listed with the main name, scientific name, common names, habitat, preparation, characteristics, indication, prescription, Chinese patent medicine, main ingredients, remark, plant description, etc. Due to space limitations, there is no English translation on the common names, ingredients, plant description, and some of the prescriptions.

Here are some points to notice:

1. Photography: All pictures in this book are originally taken by us when the plant was in bloom or bearing fruit, giving the pictures a vivid appearance. We encountered some technical difficulties in so doing. For example, in filming trees and shrubs, if the whole plant was included, we'd miss the details due to distance, so we filmed only the representative parts like the flower, fruit, branches, leaves, etc. When filming the smaller herbs, we used macro-lens to show the details, thus making the pictured plant appear much bigger than its actual size.

2. Main Name: For uniformity, the name that is used most frequently in Chinese herbal texts is listed as the main name.

3. Scientific name: The Latin name most commonly used is listed.

4. Common names: Since there are many common names for each herb, only the more popular ones are listed.

5. Habitat: Only the growing environments are described using, phrases such as "on mountains", "along water courses", etc. We do not mention the specific sites of Hong Kong where the plants are discovered, as some are found in many different places.

6. Preparation: The useful parts, the optimal time for collection, and simple ways of preparation are described.

7. Characteristics: These are explained according to Chinese traditional medicine with characteristics varying from cold, hot, warm, to cool, and tastes varying from sour, bitter, sweet, acrid to salty. To have effective treatment, readers are requested to refer at the same time to the Chinese traditional methods of diagnosis.

8. Indication: This section includes the diseases curable with the herb described. Unless the use of fresh plant is specified, all descriptions refer to the dried herb. Decoctions are made by boiling the herbs in water under low heat, using three bowlfuls of water to be concentrated into one bowlful.

9. Prescriptions: Only a few Chinese medicinal herbs are used singly, while most are used in combination with other herbs. The prescriptions cited are the popular ones used clinically in China in recent years. A few are from our own experience. The dose mentioned is for reference only, and modifications are sometimes necessary to take into account differences in body weight, age, severity of illness, etc.

10. Chinese patent medicine: Some of the drugs mentioned are from one kind of medicinal herb, while others are combined with other ingredients.

11. Remarks: Included are similar species of herbs, management of intoxication, antibacterial experiments, etc.

12. References: These are listed at the end of the book. Due to space limitations, only anti-cancer herbs are referenced.

We wish to express here our sincere gratitude to Mr. Lau Sin-pang, keeper of the Hong Kong Herbarium and Mrs. Wong Siu Tak-ping, Herbarium assistant, for verification of our specimens, thus increasing the accuracy of our book; to Dr. Eric Lee Yin-tse, botanist, for his advices on classification of the herbs; to the staff of the "Kwangtung Botanical Garden" for the warm reception afforded us during our visit, where the 800 plus species of Chinese medicinal herbs in that garden opened our eyes and provided us with abundant understanding. All these concerns and supports are factors contributing to the realization of this book. On behalf of the editorial committee, I wish to express our heartfelt thanks.

Our biggest loss is the sudden death of Dr. Wu Chow-yee, who had contributed greatly to the English translation. We are very sorry that he could not witness the materialization of his contributions.

We urge and warn our readers to avoid self medication of herbs through use of the information we have presented in this book, because some of them are poisonous in the wild form. Even if your diagnosis and indication are accurate, do never exceed the dose recommended.

Li Ning-hon

目　　錄

香港中草藥

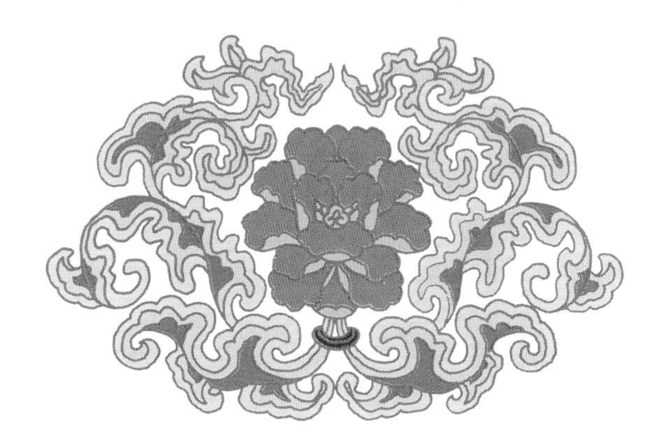

石　上　柏

Selaginella doederleinii Hieron

別　　名　深綠卷柏、多德卷柏、爬柏、梭羅草。

生長環境　多生於山谷，林下陰濕地上。

採集加工　藥用全草，採集曬乾備用。

性味功能　味甘，性平。清熱解毒，抗癌，止血。

主治用法　1. 常用於滋養葉腫瘤（絨毛膜上皮癌，惡性葡萄胎等），鼻咽癌，肺癌，肝癌等 *；2. 肺熱咳嗽，咽喉腫痛，瘡癤；3. 上呼吸道炎，氣管炎，肺炎，急性扁桃腺炎；4. 黃疸型肝炎，胆囊炎，肝硬化腹水，急性泌尿系感染。每用 5 錢至 1 両，水煎服。治癌可用 2 至 4 両，宜久煎 3 — 4 小時。

方　　例　1. 癌症，肝硬化：石上柏 2 両，瘦肉 1 至 2 両或紅棗數個，水煎服。

2. 肺炎，急性扁桃體炎，眼結膜炎：石上柏 1 両，加瘦肉 1 両，水煎服。

中國成藥　治癌片。

主要成分　本品含生物碱、植物甾醇和皂甙等。

附　　註　*《中醫方藥學》資料。

Habitat　Along ravines, under shades and on damp soil.

Preparation　Use dried whole plant.

Characteristics　Sweet, antipyretic, antitoxic, antineoplastic, hemostatic.

Indications　**1.** Chorioepithelioma, choriocarcinoma, nasopharyngeal cancer, lung cancer. **2.** Cough, sorethroat, pyodermas. **3.** Respiratory tract infections, bronchitis, pneumonia, tonsillitis. **4.** Hepatitis, cholecystitis, cirrhosis, ascites, acute urinary tract infection.

Dose 15 – 30 gm. For cancer treatment use 50 – 100 gm.; boil in water for 3-4 hours.

Prescriptions **1.** Malignancy, cirrhosis: Selaginella doederleinii 60 gm., lean pork 30 – 60 gm. or some dates, and boil in water.

2. Pneumonia, acute tonsillitis, conjunctivitis: Selaginella doederleinii 30 gm., lean pork 30 gm. Boil in water.

Chinese Patent Medicine: Decancerlin

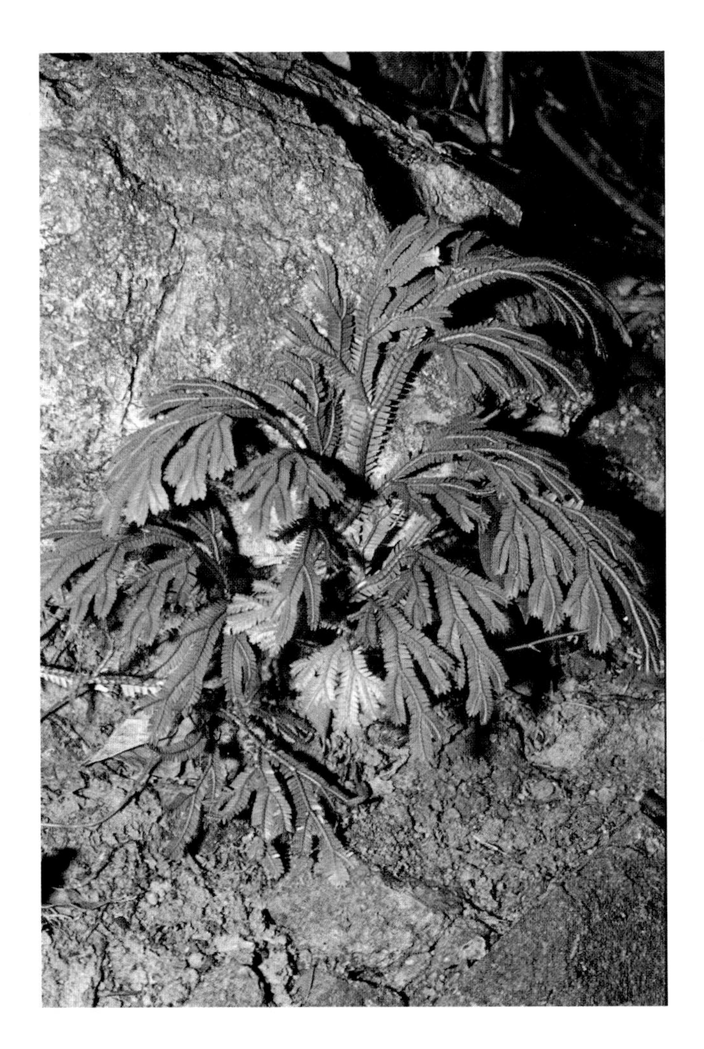

石上柏爲卷柏科多年生蕨類植物，植株高15至35厘米。主莖禾稈色，有棱，常在分枝處生出支撐根，側枝密，多回分枝。營養葉上面深綠色，下面灰綠色，二形，背腹各二列，腹葉(中葉)矩圓形，龍骨狀，具短刺頭，邊緣有細齒，交互並列指向枝頂；背葉(側葉)卵狀矩圓形，鈍頭，上緣有微齒，下緣全緣，向枝的兩側斜展，連枝寬5至7毫米。孢子囊穗四棱形，生於枝頂；孢子葉卵狀三角形，漸尖頭，邊緣有細齒，四列，交互覆瓦狀排列，孢子囊卵圓形。孢子二形。

翠雲草

Selaginella uncinata (Desv.) Spring

別　　名　龍鱗草、綠絨草、藍地柏、伸脚草、劍柏。

生長環境　生於山谷岩石上或陰濕的地方。

採集加工　藥用全草，全年可採，鮮用或陰乾備用。

性味功能　味微苦，性寒。清熱利濕，止血止咳。

主治用法　1. 急性黃疸型肝炎，胆囊炎，腎炎水腫；2. 腸炎，痢疾；3. 肺結核，咳血；4. 燒傷，刀傷，蛇傷，膿泡瘡。每用 5 錢至 1 両；燙火傷用全草曬乾研末，麻油調敷。

方　　例　1. 胆石症：翠雲草、虎杖、蒲公英、黃芩、黃柏、木香、枳殼、茵陳、鳳尾草、柴胡各 1 斤，大黃、鬱金各 8 両，赭石 5 両。將上藥共煮 3 次，約15,000毫升，再濃縮成8,000毫升，以500毫升裝一瓶高壓消毒後備用。成人每次口服 20 至30毫升，1 日 3 次，小孩減半。(利胆排石湯)

2. 黃疸：翠雲草 1 両，裂葉秋海棠根 1 錢，水煎服。

3. 急、慢性腎炎：翠雲草 1 両，加水適量煎至300毫升，每服150毫升，每日 2 次。

Habitat　In ravines, on rocks or damp soil.

Preparation　Use whole plant, fresh, or dried in shade.

Characteristics　Bitter tasting, cool, antipyretic, hemostatic, antitussive.

Indications　**1**. Acute hepatitis, cholecystitis, nephrotic edema. **2**. Enteritis, dysentery. **3**. Pulmonary tuberculosis, hemoptysis. **4**. Burns, cuts, snake bites, pyodermas.

Dose　15 – 30 gm.

Prescriptions　**1**. Jaundice: Selaginella uncinata 30gm.,Begonia laciniata roots 3gm. Boil in water.

2. Acute and chronic nephritis: Selaginella uncinata 30 gm., add water and boil till 300 ml. decoction remains. Divide into two oral doses daily.

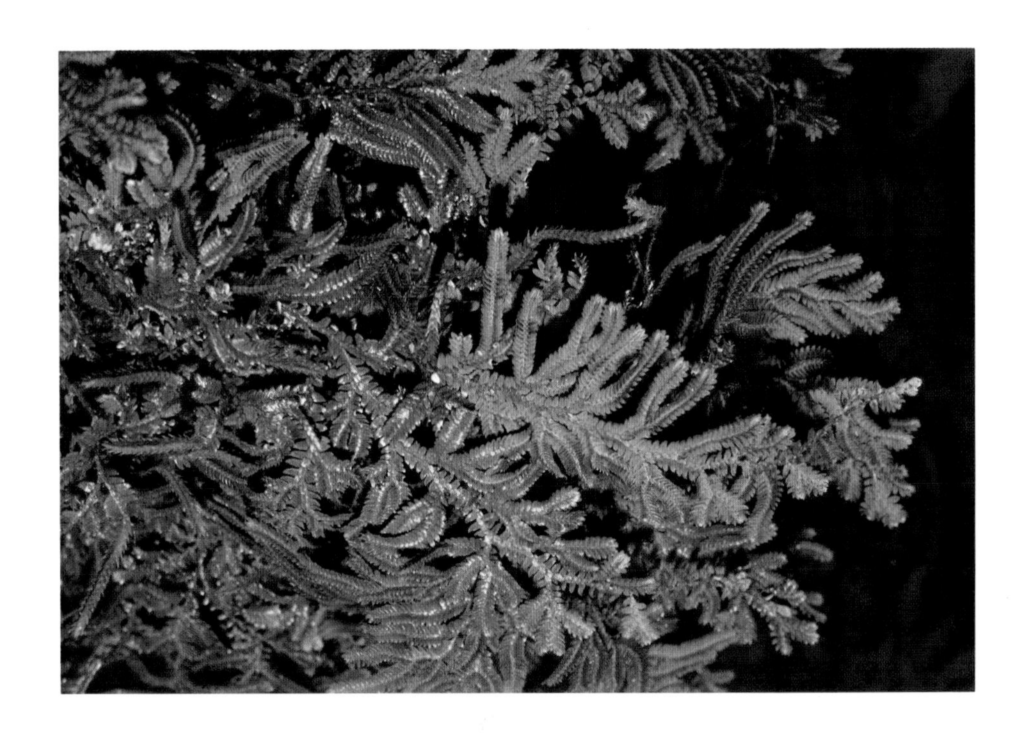

翠雲草爲卷柏科植物，植株長30至60厘米。莖纖細，橫走，禾稈色，有棱，分枝處常生不定根。營養葉二形，背腹各二列，腹葉（中葉）長卵形，漸尖頭，全緣，交互疏生，指向枝頂，背葉（側葉）矩圓形，短尖頭，全緣，向兩側平展，葉下面深綠色，上面帶碧藍色，莖生的葉疏離，頂端尖。孢子囊穗四棱形，孢子葉卵狀三角形，龍骨狀，長漸尖頭，全緣，四列，覆瓦狀排列，孢子囊卵形，孢子二形。

芒 箕 骨

Dicranopteris dichotoma (Thunb.) Bernh.

別　名　芒箕、山芒。

生長環境　山野間。

採集加工　藥用根、莖心，四季均可採集，洗淨鮮用或曬乾備用。

性味功能　味甘，性平。清熱利尿，祛痰止血。

主治用法　1. 尿道感染；2. 婦女白帶，血崩；3. 急性氣管炎；4. 跌打損傷，骨折，燙火傷。每用鮮根、莖心 1 至 2 両。

方　例　1. 尿道小便澀痛：芒箕莖心 1 両，水煎服。

2. 婦女白帶：芒箕莖心 4 至 5 錢，桂圓肉 1 両，水煎服。

3. 婦女血崩：芒箕根、莖心 1 両，燒灰研末，酒送服。

4. 急性氣管炎：芒箕鮮根 1 至 2 両，水煎服。

5. 跌打損傷：芒箕鮮根 1 至 2 両，水煎，新傷加白酒，宿傷加白糖服。

6. 骨折整復固定後：嫩莖搗爛包敷患處。

Habitat　On hills and mountains.

Preparation　Use roots, stem-pulp. Collect in all seasons; wash, use fresh or dried.

Characteristics　Sweet, antipyretic, diuretic, expectorant, hemostatic.

Indications　**1.** Urinary tract infection. **2.** Leucorrhea. **3.** Acute bronchitis. **4.** Traumatic injury.

Prescriptions　**1.** Dysuria: Dicranopteris dichotoma stem-pulp 30 gm. Boil in water.

2. Leucorrhea: Dicranopteris dichotoma stem-pulp 12–15 gm., dried longan 30 gm. Boil in water.

3. Acute bronchitis: Dicranopteris dichotoma roots 30–60 gm. Boil in water.

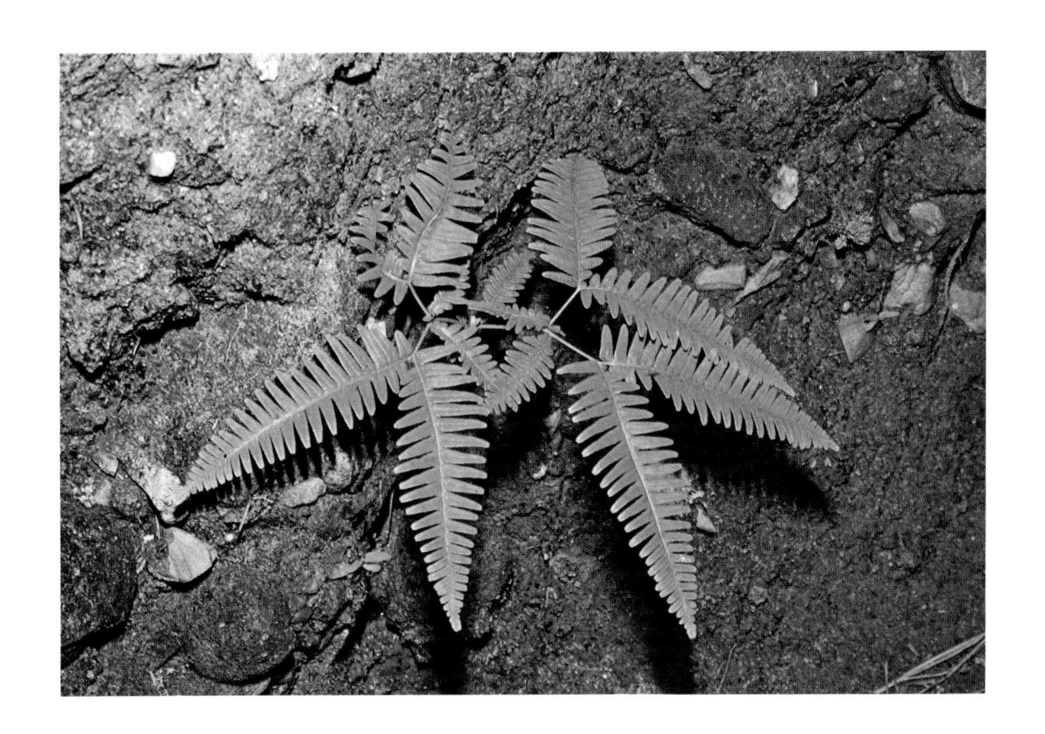

芒萁爲蕨類裏白科植物，植株高45—90厘米，直立或蔓生。根狀莖細長而横走。葉疏生，紙質，下面多少呈灰白色或灰藍色，幼時沿羽軸及葉脈有銹黃色毛，老時逐漸脫落，葉柄長24—56厘米，葉軸一至二回或多回分叉，各回分叉的腋間有1個休眠芽，密被絨毛，並有1對葉狀苞片，其基部兩側有1對羽狀深裂的闊披針形羽片（末回分叉除外）；末回羽片長16—23.5厘米，寬4—5.5厘米，披針形，篦齒狀羽裂幾達羽軸；裂片條狀披針形，鈍頭，頂端常微凹，全緣，側脈每組有小脈3—4(—5)條。孢子囊羣着生於每組側脈的上側小脈的中部，在主脈兩側各排1行。

鐵 線 草

Adiantum flabellulatum Linn.

別　　名　烏脚槍、鐵線蕨、黑脚蕨、過壇龍。

生長環境　生於山溝或林下潮濕之地。

採集加工　藥用全草，全年可採，洗淨切段曬乾備用。

性味功能　味淡苦，性微涼。清熱利濕，祛瘀消腫。

主治用法　1. 流感發熱，傳染性肝炎；2. 腸炎，痢疾，尿路結石；3. 跌打內傷，骨折；4. 疔毒，蛇傷，水火傷，癰疽。每用1至2両。

方　　例　1. 腸炎，菌痢：鐵線草、鳳尾草、火炭母各1両，水煎服。

2. 泌尿系結石：鐵線草、海金砂、金錢草各1両，水煎服。

3. 急性黃疸型傳染性肝炎：鐵線草、紅糖各2両，水煎服。

主要成分　含揮發油、黃酮類、糖類、鞣質等。

Habitat　On creekside or under shades in damp soil.

Preparation　Use whole plant.

Characteristics　Mildly bitter, cool, antipyretic, diuretic, antiswelling.

Indications　**1**. Influenza, fever, infectious hepatitis. **2**. Enteritis, dysentery, urolithiasis. **3**. Traumatic internal injury, fractures. **4**. Furuncles, abscesses, snake bites, burns.

Dose　30 – 60 gm.

Prescriptions　**1**. Enteritis, dysentery: Adiantum flabellulatum 30 gm., Pteris multifida 30 gm., Polygonum chinense 30 gm. Boil in water.

2. Urolithiasis: Adiantum flabellulatum 30 gm., Lygodium japonicum 30 gm., Desmodium styracifolium 30 gm. Boil in water.

3. Infectious hepatitis: Adiantum flabellulatum 60 gm., brown sugar 60 gm. Boil in water.

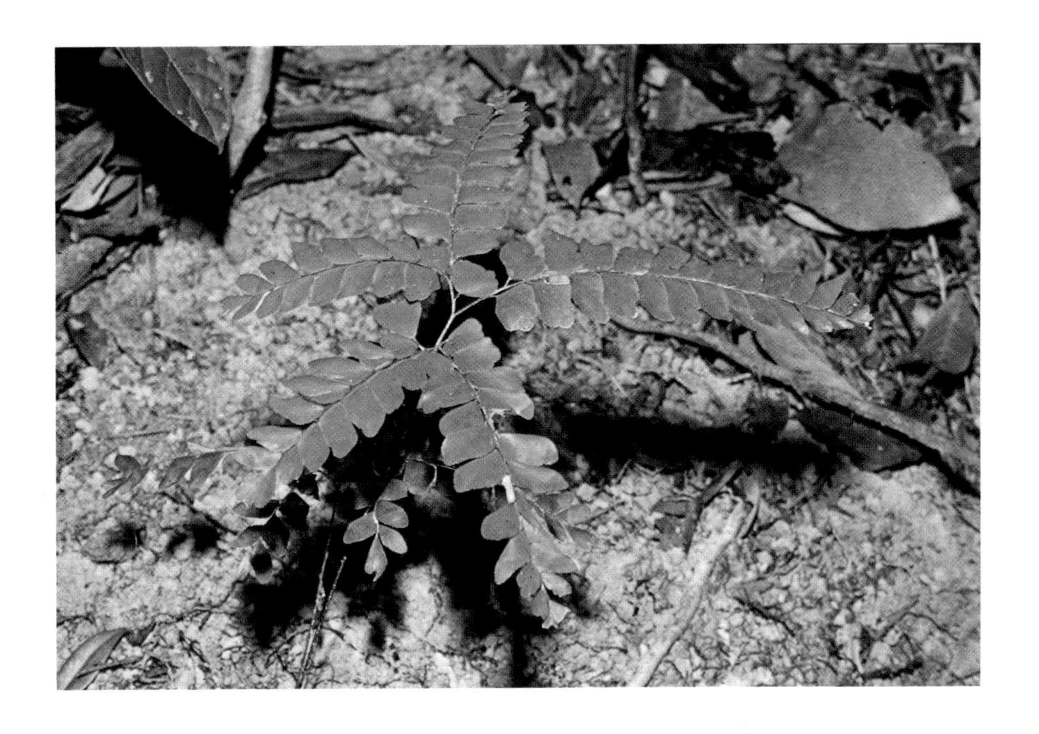

鐵線草爲鐵線蕨科多年生植物，高約20至50厘米。根狀莖直立，有密的亮棕色披針形鱗片。葉簇生，近革質，無毛，但葉軸和羽軸上面密生紅棕色短剛毛，葉柄長10至25厘米，亮紫黑色，堅韌，基部有少數茸毛，向上無毛，葉片扇形，長10至25厘米，寬 8 至22厘米，二至三回不對稱的二叉分枝，羽片條狀披針形，通常中央的較長，向兩側的較短，小葉扇形或斜方形，互生，長約 1 厘米，外緣或上緣淺裂，不育部分具細鋸齒，葉脈扇形分叉。孢子囊羣生於葉背上緣及外緣，褐色。

貼 生 石 韋

Pyrrosia adnascens (Sw.) Ching

別　　名　石頭蛇。

生長環境　附生於老樹幹或岩石上。

採集加工　藥用全草。全年可採，洗淨，鮮用或曬乾備用。

性味功能　味澀，性涼。清熱解毒，利尿。

主治用法　1. 腮腺炎；2. 瘰癧；3. 尿路感染；4. 蛇傷。每用 3 至 5 錢，水煎服。

方　　例　1. 腮腺炎：貼生石韋、大青葉各 5 錢，水煎服。

2. 尿路感染：貼生石韋 5 錢，金錢草 1 両，水煎服。

附　　註　貼生石韋是本港常見的二型葉蕨類植物，本書以往誤以爲是抱樹蓮（飛蓮草）（Drymoglossum piloselloides（L）Presl.）特此更正。

Habitat Epiphytic on mature tree trunks and on rocks.

Preparation Use whole herb. Collect all year round, wash, use fresh or dry under sun.

Properties Astringent tasting; cool. Anti-inflammatory, diuretic.

Indications **1**. Parotitis; **2**. Cervical lymphadenitis; **3**. Urinary tract infection; **4**. Snake bites. Use 9-15gm. Prepare as decoction.

Prescriptions **1**. Parotitis: Pyrrosia adnascens, Baphicacanthus cusia, 15gm. each, as decoction.

2. Urinary tract infection: Pyrrosia adnascens 15gm., Desmodium styracifolium 30gm., as decoction.

Remarks Pyrrosia adnascens is a typical dimorphous fern appearing commonly in Hong Kong. It was often erroneously confused with Drymoglossum piloselloides (L.) Presl, including in an early edition of this volume.

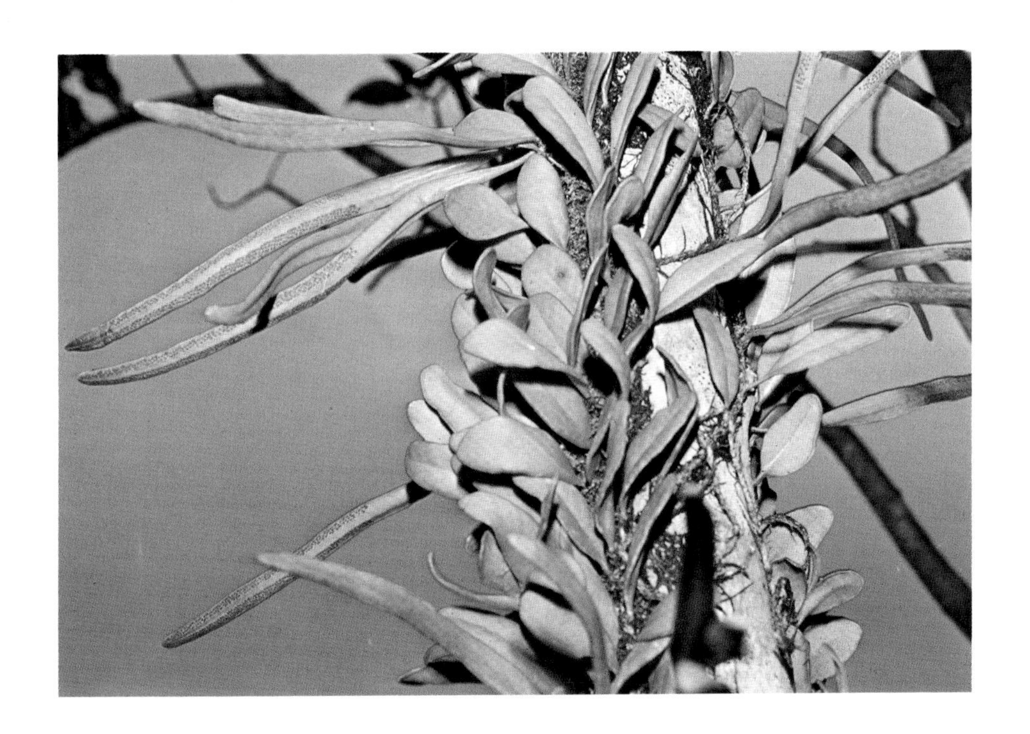

貼生石韋爲水龍骨科石韋屬植物，根狀莖綫狀，長而横走攀附樹幹，密被鱗片。葉2型，肉質，不育葉短柄，橢圓形，長約6厘米，闊1.5厘米，頂端圓形，基部楔形；能育葉條形，長約15厘米，寬不足1厘米，全緣。葉兩面均散生極小的星狀毛，上面的早落，葉脈網狀，網眼內藏小脈數條。孢子囊多數，圓形，聚生於近葉尖之一半，自主脈至邊緣間的範圍內。

馬　尾　松

Pinus massoniana Lamb.

別　　名　松樹、山松、青松。

生長環境　喜生於陽光充足的山地。

採集加工　藥用松針、松香、松節、松花粉、松樹皮、松樹梢、松子仁；松花粉春季開花時採下雄花穗，曬乾過篩即得。

性味功能　松針：味苦澀、性溫，袪風活血，明目安神，解毒止癢。松香：味苦、甘，性溫，有小毒，燥濕袪風，生肌止痛。松節：味苦，性溫，袪風除濕，活絡止痛。松花粉：味甘，性溫，收斂止血。松樹皮：味苦澀，性溫，收斂生肌。松樹梢，味苦、澀，性溫，解毒。松子仁：味甘，性溫，潤肺，滑腸。

主治用法　松針：流行性感冒，風濕關節痛，跌打腫痛，夜盲症，高血壓病，神經衰弱，每用鮮品1至2両，外用治凍瘡。松香：外用治癰癤瘡瘍，濕疹，外傷出血，燒燙傷，外用適量入膏藥或研末敷患處。松節：風濕性關節痛，腰腿痛，大骨節病，跌打腫痛，每用 5 錢至 1 両。松花粉：胃、 十二指腸潰瘍，咳血；外用治黃水瘡，外傷出血，每用 1 至 2 錢。松樹皮：外用治燒燙傷，小兒濕疹，研粉香油調搽，或煎水洗患處。松樹梢：木薯、斷腸草中毒，用鮮松梢（去葉）1 至 2 両。松子仁：肺燥咳嗽，慢性便秘。每用 2 至 5 錢，水煎服。

Habitat　On hills well exposed to the sun.

Preparation　Use needles, resin, node, pollen, bark, branch tips, and kernel. To get the pollen, collect male flowers in spring, dry and sift.

Indications　**1.** Pine needles: epidemic influenza, rheumatic arthralgia, traumatic injury, nyctalopia, hypertension, neurasthenia. Use 30 – 60 gm. Also externally for frost bite. **2.** Pine resin: pyodermas, eczema, traumatic injury, burns. Made into ointment for topical application. **3.** Pine node: rheumatic arthralgia, lumbago, traumatic injury. Use 15 – 30 gm. **4.** Pine pollen: gastric and duodenal ulcer, hemoptysis. Use 3 – 6 gm. **5.** Pine bark: External use in burns, scalds, eczema. **6.** Pine kernel: cough, chronic constipation. Use 6 – 15 gm.

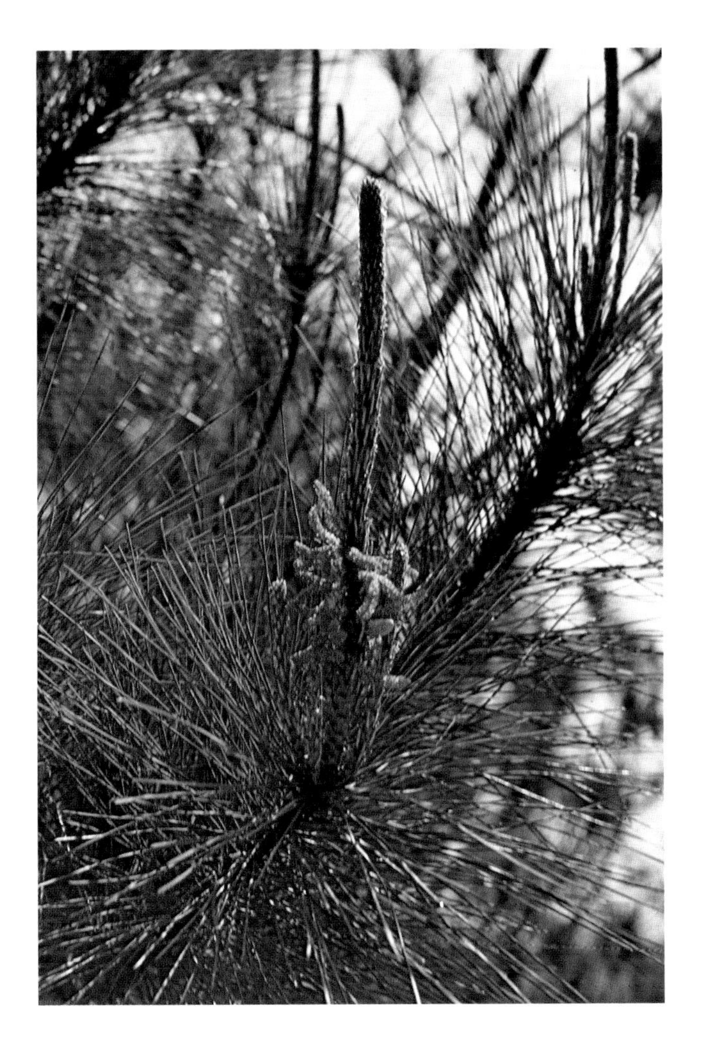

馬尾松爲松科常綠喬木，高可達二、三十米。樹皮紅褐色或灰褐色，易剝落。葉針形，深綠色，每二針一束，長10至20厘米。花單性，雄花序黃色，聚生於幼枝的基部，雌花序淡紫色，單生或2至3個聚生於枝端。球果長卵圓形，由許多鱗片組成，熟時褐色而開裂。種子長卵圓形，長4至6毫米，種翅長1.6至2厘米。

魚 腥 草

Houttuynia cordata Thunb.

別　　名　蕺菜、狗貼耳、臭菜。

生長環境　喜生於塘邊、溝邊潮濕處。

採集加工　藥用全草，夏秋採集，洗淨曬乾備用或鮮用。

性味功能　味酸辛，性微寒。清熱，解毒，利水。

主治用法　1. 乳腺炎，蜂窩組織炎，中耳炎；2. 肺膿瘍；3. 尿路感染，腎炎水腫；4. 腸炎，痢疾。每用 5 錢至 1 両。因本品含揮發油，煎藥時宜先浸漬 1 小時左右，煮沸 1 至 3 分鐘即可，不宜久煎。入配劑宜後下。

方　　例　1. 肺膿瘍：魚腥草 1 両，桔梗 5 錢，水煎服，或研末冲服。

2. 試用於治療肺癌：魚腥草、冬葵子、土茯苓各 1 両，旱蓮草、飛天蠄蝣各 6 錢，甘草錢半，水煎服。（魚腥草冬葵子湯）*

3. 用鮮品搗爛揉擦局部治蕁痲疹，能迅速獲癒。

中國成藥　紅根草片。

主要成分　揮發油、槲皮甙、氯化鉀和硫酸鉀。

附　　註　*《中藥臨床應用》資料。

Habitat　Growing at the edge of ponds, streams, or damp areas.

Preparation　Use whole plant. Gather in summer or winter and dry under the sun, or use fresh herb.

Characteristics　Sour and acrid tasting. Antipyretic, antitoxic and diuretic.

Indications　**1.** Mastitis, cellulitis, otitis media. **2.** Pulmonary empyema. **3.** Urinary tract infection, nephritis, edema. **4.** Enteritis, dysentery.

Dose　15 – 30 gm. of the herb to be thoroughly soaked in water before boiling for 1 – 3 minutes. If used with other herbs should boil after.

Prescriptions　**1.** Pulmonary empyema: Houttuynia cordata 30 gm. and Platycodon grandiflorum roots 15 gm. Boil in water or grind to powder for oral dose.

2. Trial in the therapy of lung cancer: Houttuynia cordata 18 gm., Malva verticillata seeds 30 gm., Smilax glabra roots 30 gm., Eclipta alba and Cyathea spinulosa each 18 gm., and Glycyrrhiza uralensis roots 5 gm.

3. The crushed herb is good for topical use in urticaria.

Chinese Patent Medicine　Hong Gen Cao Pian

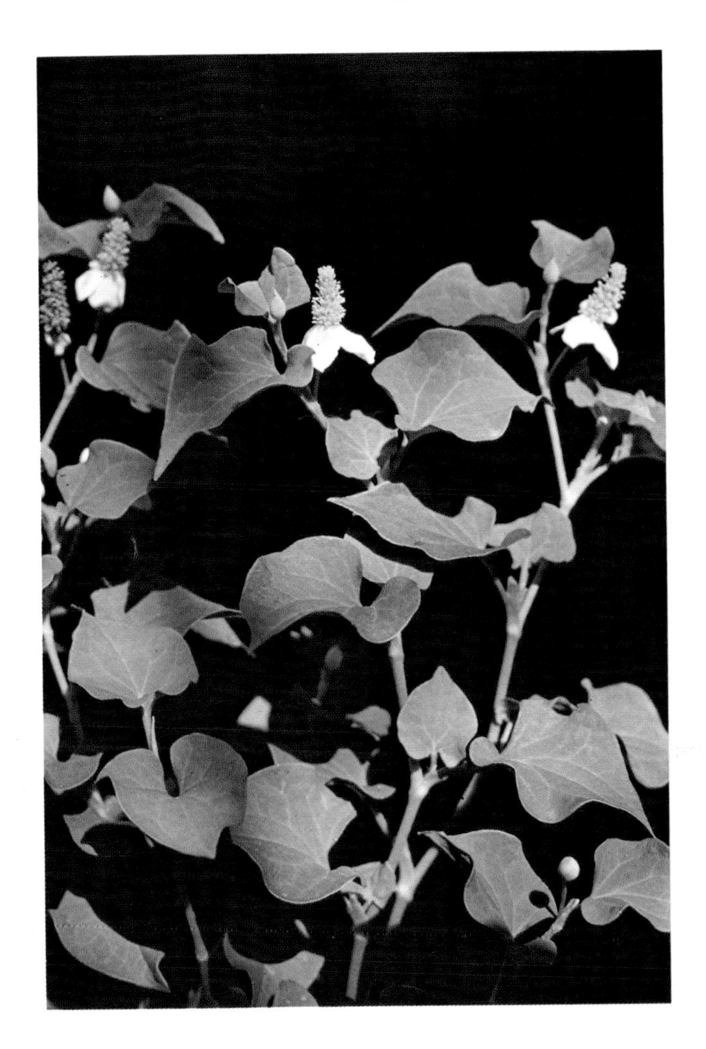

魚腥草爲三白草科多年生草本，高15至50厘米，有腥臭味。莖下部伏地，生根，上部直立，通常無毛，有時略帶紫紅色。葉互生，心形或寬卵形，長3至8厘米，寬4至6厘米，有細腺點，兩面脈上有柔毛，下面常紫色，基出五脈，葉柄基部鞘狀抱莖。穗狀花序生於莖上端，與葉對生，長約1至1.5厘米，基部有4片白色花瓣狀苞片，花小，兩性，無花被。蒴果頂端開裂。

假　　蔞

Piper sarmentosum Roxb.

別　　名　假蒟、蛤蔞、蛤蒟、豬撥菜。

生長環境　多生於山谷密林中濕潤處。

採集加工　藥用全草、果穗；葉及果秋季採集，曬乾。

性味功能　味辛，性溫。溫中散寒，祛風利濕，消腫止痛。

主治用法　1. 胃腹寒痛，風寒咳嗽；2. 水腫，瘧疾；3. 牙痛；4. 風濕骨痛，跌打損傷。每用全草 5 錢至 1 両，果實 5 分至 1 錢，水煎服。

方　　例　1. 腹脹，食慾不振：假蔞果 5 分至 1 錢，水煎服。

2. 傷風咳嗽：假蔞葉1 両，豬血 4 両，共燉服。

3. 瘧疾：假蔞根 2 両，水酒各半，分 2 次煎服，於症狀發作前 4 小時，2 小時各溫服 1 次。

4. 牙痛（齲齒）：假蔞根 5 錢；水煎濃汁含漱。

Habitat　In ravines, dense forests, and on damp soil.

Preparation　Use whole plant.

Characteristics　Acrid, warm, cool, anti-swelling, analgesic.

Indications　**1**. Abdominal pain, cough, cold. **2**. Edema, malaria. **3**. Toothache. **4**. Rheumatism, traumatic injury.

Dose　15 – 30 gm. of the herb, or 1 – 3 gm. of fruit.

Prescriptions　**1**. Abdominal distention, anorexia: Use 1 – 3 gm. fruit. Boil in water for oral use.

2. Malaria: Roots 60 gm. Boil in equal amounts of wine and water. Divide into two oral doses.

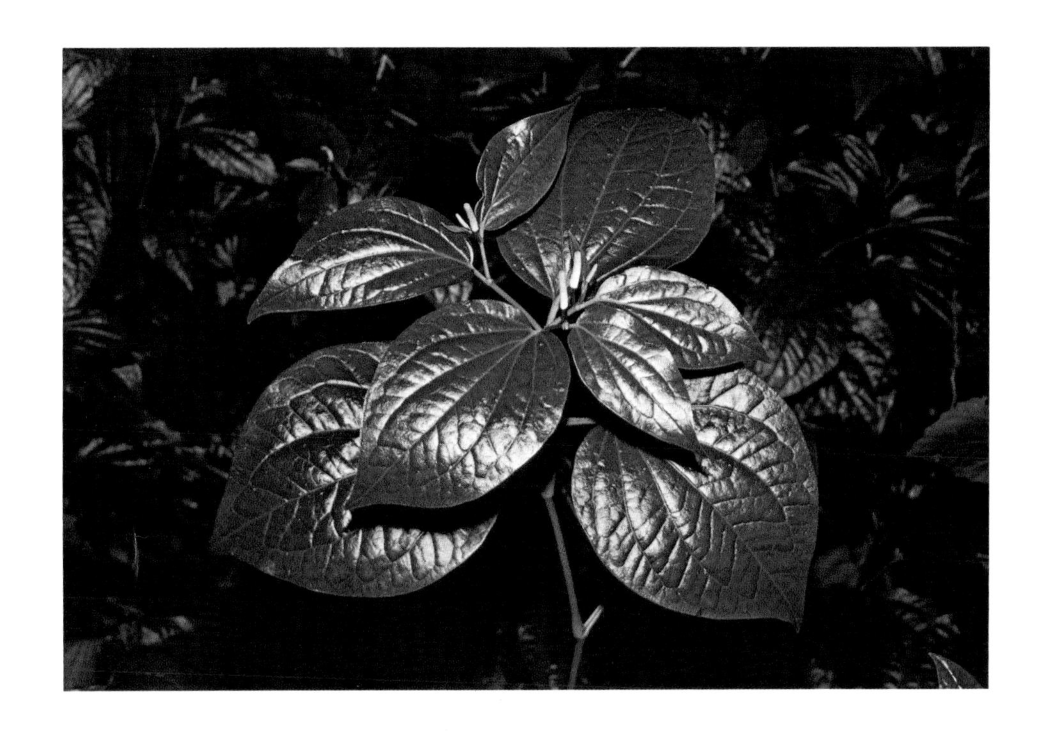

假蔞爲胡椒科亞灌木，近直立或上部攀援狀，通常高50—100厘米。葉薄，互生，寬卵形或近圓形，長寬各7—14厘米，基部截形或淺心形；葉柄長1—4.5厘米。花單性，雌雄異株，無花被，成穗狀花序；雄花序長約2厘米；總花梗與花序軸等長或略短，無毛；苞片中央着生於花序軸上，盾狀，扁圓形；雄蕊2，花絲長約爲花藥的一倍；雌花序長6—8毫米，結果時長達1厘米；柱頭3—5，頂生，有毛。漿果球形，直徑約2毫米，嵌生於肉質花序軸中。

九 節 茶

Sarcandra glabra (Thunb.) Nakai

別　　名 腫節風、草珊瑚、接骨金粟蘭、接骨蓮、九節風。

生長環境 生於山坡林間陰濕處。

採集加工 藥用全株，全年可採，切段，陰乾備用或鮮用。

性味功能 味辛，性平，有小毒。清熱解毒，抗癌，活血散瘀。

主治用法 1. 其抗癌療效較好之次序爲：胰腺癌，胃癌，直腸癌，肝癌，食道癌等*；2. 流行性感冒，流行性乙型腦炎，肺炎；3. 菌痢，急性闌尾炎，癰瘡腫毒；4. 跌打骨折，風濕性關節炎，腰腿痛。每用 5 錢至 1 両，水煎服或研末酒敷患處。

方　　例 1. 多種炎症和感染：九節茶 5 錢，水煎，分 2 次服。

2. 跌打損傷、骨折、風濕骨痛、腰腿痛：九節茶 8 錢，大駁骨 5 錢，朱砂根 5 錢，水煎服。

中國成藥 "抗癌靈"之抗癌範圍與本品相同。

主要成分 本品含酚類、鞣質。

附　　註 本品對金黃色葡萄球菌、各型痢疾桿菌、傷寒桿菌、大腸桿菌、綠膿桿菌等均有抑制作用。本品葉的抗菌力大於根，鮮品抗菌力大於乾品。

*《中華醫學雜誌》 1975年第 8 期資料。

Habitat On slopes, thickets, or damp soil.

Preparation Use whole herb, fresh or dried.

Characteristics Acrid, mildly toxic, antipyretic, antitoxic, anti-neoplastic, promotes circulation.

Indications **1.** Cancer of the pancreas, stomach, rectum, liver, esophagus. **2.** Epidemic influenza, encephalitis B, pneumonitis. **3.** Bacillary dysentery, acute appendicitis, furunculosis. **4.** Traumatic fractures, rheumatic arthritis, lumbago.

Dose 15 – 30 gm. Boil or pulverize and mix with wine.

Prescriptions **1.** Various infections: Sarcandra glabra 15 gm. Boil in water, and divide into two doses.

2. Fractures, rheumatism, lumbago: Sarcandra glabra 24 gm., Gendarussa ventricosa 15 gm., Ardisia crenata roots 15 gm. Boil in water.

Chinese Patent Medicine Anticancerlin

Remarks Bacteriostatic against Staph. aureus, Shigella, Salmonella, Proteus, and Pseudomonas.

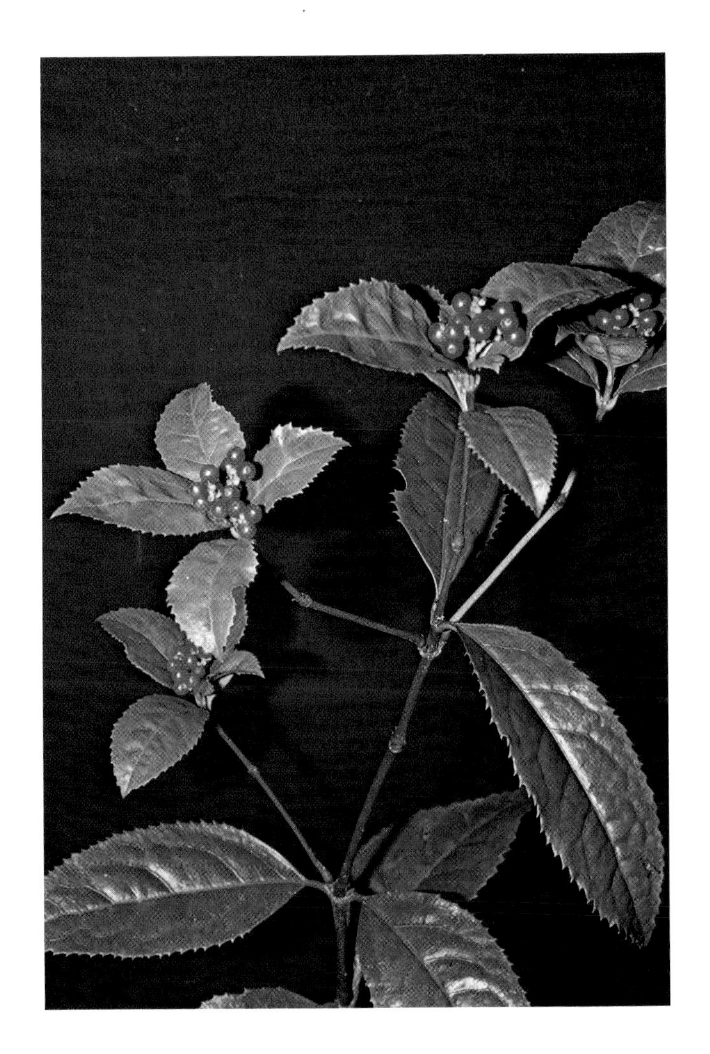

九節茶爲金粟蘭科半灌木，常綠，高可達一米餘。莖單生或叢生，光滑無毛，節膨大成膝狀。葉對生，近革質，橢圓形至卵狀披針形，長 5 至15厘米，寬3至7厘米，邊緣有粗鋸齒，齒尖有一腺體，葉柄長約1厘米，基部合生成鞘狀，托葉微小。花小，黃綠色，無花被，成穗狀花序頂生，通常分枝，多少成圓錐花序，長 1 至 3 厘米，雄蕊 1 ，花藥2室，雌蕊球形，柱頭近頭狀。核果球形，紅色，直徑 3 至 4 毫米。

薜　　荔

Ficus pumila Linn.

別　　名　涼粉果、饅頭郎、木饅頭、廣東王不留行。

生長環境　攀援牆壁、樹幹而生，尤多見於村間。

採集加工　藥用果（花序托）和不育幼枝（薜荔藤）。枝葉全年可採，洗淨切段曬乾；果實於夏秋採，剖開曬乾。

性味功能　味甘，性平。果實：補腎固精，活血，催乳。藤：袪風通絡，活血止痛。

主治用法　果：1. 乳汁不通，閉經；2. 遺精，陽痿；3. 乳糜尿，每用 3 至 5 錢。薜荔藤：風濕腰腿痛，關節炎，跌打傷患，每用 1 両，水煎服或浸酒服。

方　　例　1. 乳汁不足：鮮薜荔果 2 両，豬蹄一隻，酒水各半同煎，服湯食肉，每日一劑。

2. 腰痛、關節痛：薜荔藤 1 両，酒水各半煎服，或配徐長卿 3 錢，水煎服。

主要成分　果含肌醇、蘆丁、β—谷甾醇等。

附　　註　本品種子含多量黏液質，磨爛後可製薜荔涼粉。莖、枝、葉及果的乳汁中均含橡膠。

Habitat　Climbing on stone walls and tree trunks. Frequently seen in villages.

Preparation　Use fruits and young branches. Collect fruit in summer and autumn, cut open and dry; collect leaves and branches all year round, wash, cut, and dry.

Characteristics　Sweet. Activates blood and induces lactation. Analgesic.

Indication　Fruit: Oligogalactia, amenorrhea, nocturnal ejaculation, impotence, chyluria. Use 10 – 15 gm. Branch: Rheumatism, arthritis, traumatic injury. Use 30 gm. Boil in water or soak in wine.

Prescriptions　1. Oligogalactia: fresh fruit 60 gm., one pork hock, cook in equal amounts of water and wine, for oral use daily.

2. Lumbago, arthritis: Branch of Ficus pumila 30 gm. Boil in equal amounts of water and wine for oral use.

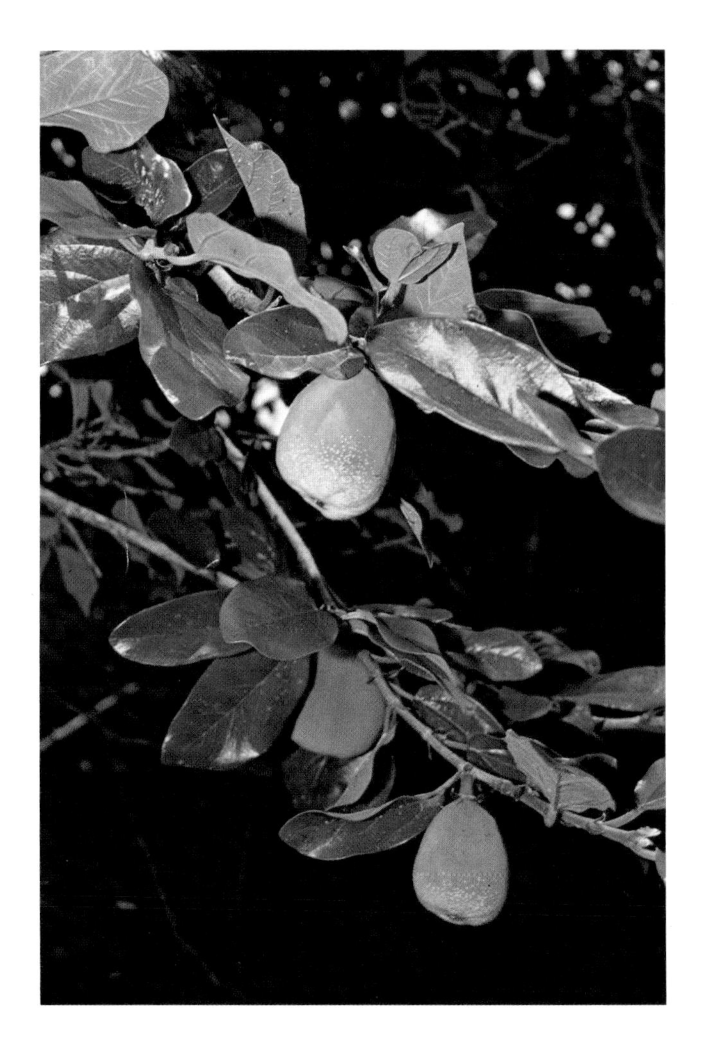

薜荔爲桑科攀援或匍匐灌木，折斷有白色乳汁。幼時以不定根攀援於牆壁或樹上。葉互生，二形，在不生花序托的枝上葉小而薄，心狀卵形，長約2.5厘米或更短，基部斜，在生花序托的枝上葉較大而近革質，卵狀橢圓形，長4至10厘米，基出三脈，網脈凸起成蜂窩狀，葉柄短粗。花序托具短梗，單生於葉腋，梨形或倒卵形，長約5厘米，基生苞片3。

桑　　樹

Morus alba Linn.

別　　名　白桑、桑葉、冬桑葉、霜桑葉。

生長環境　多爲栽培，亦有野生。

採集加工　藥用根、皮、果實、枝、葉。5至6月採枝，8至9月採果，秋後採葉及根；果蒸後曬乾。

性味功能　桑白皮（根）：味甘，性寒，止咳平喘，利水消腫。桑枝：味苦，性平，祛風通絡，解熱鎮痛。桑葉：味苦甘，性寒，疏解風熱，清肝明目。果（桑椹）：味甘酸，性平，滋陰補血。

主治用法　1. 桑白皮：治肺熱咳嗽，皮膚水腫，每用3至5錢，水煎服。2. 桑枝：治風濕關節炎，腰腿痛。治濕火骨痛用老桑枝較佳，每用5錢至1両，水煎服。3. 桑葉：治風熱感冒，咳嗽，目赤，每用2至4錢，水煎服。4. 桑椹：治慢性肝炎，貧血，神經衰弱，每用3至5錢，水煎服。

中國成藥　桑菊飲片、桑菊飲合劑、桑椹蜜、萬年春。

主要成分　根皮含揮發油，葡萄糖甙；葉含胡蘿蔔素，異槲皮甙、胆碱等；果含葡萄糖、果糖、鞣質，維生素A和D等。

Habitat　Mostly cultivated.

Preparation　Use leaves, branches, fruit, bark, roots. Collect branches in May-June; leaves and roots in autumn. Fruits should be steamed and dried.

Characteristics　Roots: sweet, cool, antitussive, antiasthmatic, diuretic, anti-swelling, Branches: bitter, antipyretic, analgesic. Leaves: bitter, sweet, cool, antipyretic. Fruits: sweet, sour, nourishing to the blood.

Indications　**1.** Roots: Cough, edema. Use 10 – 15 gm. **2.** Branches: Rheumatic arthritis, lumbago. Use 15 – 30 gm. **3.** Leaves: Influenza, cough, sore eyes. Use 6 – 12 gm. **4.** Fruit: chronic hepatitis, anemia, neurasthenia. Use 10 – 15 gm.

Chinese Patent Medicines　Sang Chu Yin Pien, Oxymel Mori Succus, Ever Spring Syrup.

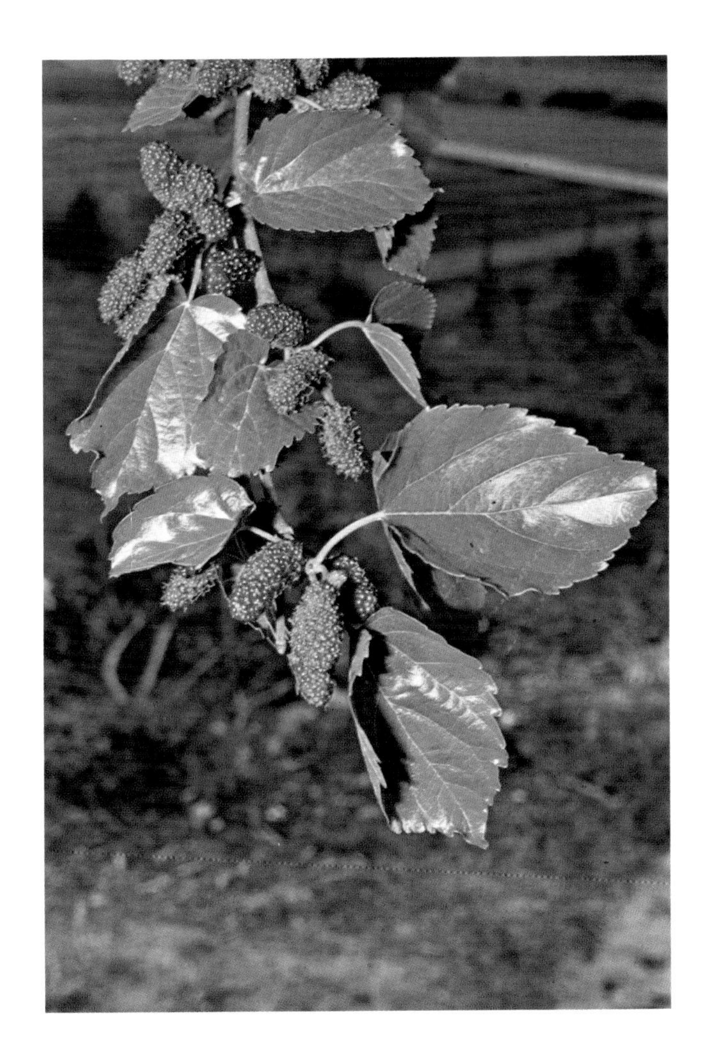

桑樹爲桑科落葉灌木或小喬木，高可達15米，老枝灰白色，有皮孔，全株有白色乳汁。葉互生，卵形或廣卵形，長5至10厘米，寬4至8厘米，邊緣有鋸齒；基出三脈，葉片有時不規則分裂，葉柄長1至2.5厘米。花單性，雌雄異株，均排成腋生穗狀花序。聚花果即桑椹，長1至2.5厘米，黑紫色或白色，酸甜可食。

何　首　烏

Polygonum multiflorum Thunb.

別　　名　首烏、赤首烏、夜交藤、紅內消、多花蓼。

生長環境　生於山坡石縫中。

採集加工　藥用塊根、藤（夜交藤），春秋挖根，曬乾或製用。

性味功能　味苦甘澀，性溫。補肝腎，益精血，烏鬚髮。生用潤腸，解毒散結。夜交藤能養心安神。

主治用法　1. 血虛體弱，腰膝酸痛，鬚髮早白；2. 血胆固醇過高，冠心病；3. 神經衰弱，失眠，頭暈，盜汗；4. 淋巴結結核，瘰癧。每用 3 錢至 1 両，水煎服。

方　　例　1. 血虛白髮：何首烏、熟地黃各 5 錢，水煎服。

2. 腰膝酸痛、遺精：何首烏5錢，杞子3錢，牛膝3錢，補骨脂3錢，水煎服。

3. 心絞痛：何首烏 4 錢，黃精 4 錢，柏子仁 3 錢，菖蒲 2 錢，鬱金 2 錢，延胡索 1 錢，水煎服。

中國成藥　首烏片、首烏汁、複方何首烏片、何首烏大補素。

主要成分　含蒽醌類衍生物大黃酚、大黃素等。並含卵磷脂。

Habitat　On slopes, among rock crevices.

Preparation　Use roots and vines.

Characteristics　Bitter, sweet, acrid, warm. Antitoxic, anti-swelling, tranquilizing. Strengthens liver and kidneys. Blackens hair.

Indications　**1.** Weakness, backache, knee pain, premature greying of hair. **2.** Elevated serum cholesterol, coronary heart disease. **3.** Neurasthenia, insomnia, dizziness, sweating. **4.** Tuberculous adenopathy.

Dose　10 – 30 gm. Boil in water.

Prescriptions　**1.** Weakness and greying of hair: Polygonum multiflorum and Rehmannia glutinosa, each 15 gm. Boil in water.

2. Backache, knee pain, nocturnal ejaculation: Polygonum multiflorum 15 gm., Lycium chinense fruits 10 gm., Achyranthes bidentata 10 gm., Psoralea corylifolia 10 gm. Boil in water.

Chinese Patent Medicines　Shou Wu Pian, Shou Wu Chih, Compound Hoshouwu Tablet, Ho Shao Wu Tonic.

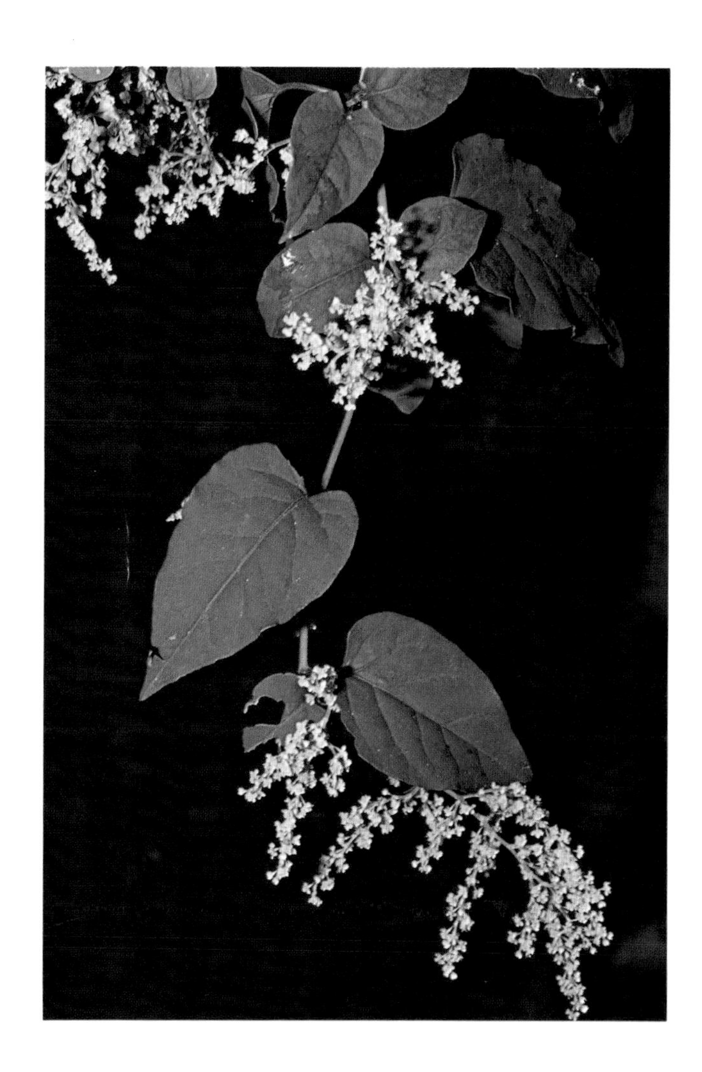

何首烏爲蓼科多年生落葉藤本，長可達3至4米。莖中空，多分枝，上部光滑，下部粗糙，有縱紋，基部木質化。塊根圓錐形，紡綞形或有時數個連成一串，表面棕色至暗紅色，有皺紋及縱溝，內面淡黃色。葉有葉柄，卵狀心形，長5至7厘米，寬3至5厘米，兩面無毛，托葉膜質，鞘狀抱莖。花小，白色，花序圓錐狀，大而開展，頂生或腋生，苞片卵狀披針形，花被5深裂，裂片大小不等，在果時增大，外面3片肥厚，背部有翅，雄蕊8，短於花被，花柱3。瘦果具3棱，長約2毫米，黑色，爲擴大呈翅狀的宿萼所包藏。

火 炭 母

Polygonum chinense Linn.

別　　名　赤地利、喉科草、火炭星、白飯草、斑鳩飯。

生長環境　生於村邊、路旁濕地。

採集加工　藥用全草，全年可採，曬乾備用或鮮用。

性味功能　味微酸澀，性涼。清熱解毒，利濕消滯，涼血止癢，明目退翳。

主治用法　1. 痢疾，腸炎，消化不良；2. 扁桃體炎，咽喉炎，白喉，百日咳；3. 肝炎，角膜雲翳；4. 霉菌性陰道炎，白帶，乳腺炎；5. 癤腫，小兒膿疱瘡，濕疹，毒蛇咬傷。每用 5 錢至 2 両；外用適量，鮮品搗爛敷患處。

方　　例　1. 急性胃腸炎：火炭母、鳳尾草各 1 両，水煎服。

2. 白喉：火炭母鮮葉 5 両，蜂蜜 5 毫升。將鮮葉搗爛取汁30毫升，加蜂蜜，爲 1 日量，分 5 至 6 次服。病重者少量多次灌服。療程一般 2 至 4 天。

3. 防暑：火炭母 2 份，海金砂藤、地胆草各 1 份，甘草適量。成人每次總量 1 両，水煎代茶飲。

成　　分　全草顯黃酮甙反應。

Habitat　In villages, on roadsides and damp land.

Preparation　Use whole herb.

Characteristics　Mildly sour, acrid, cool, antipyretic, antitoxic, diuretic, anti-swelling.

Indications　**1.** Dysentery, enteritis, dyspepsia. **2.** Tonsillitis, pharyngitis, diphtheria, pertussis. **3.** Hepatitis, corneal opacitis. **4.** Fungal vaginitis, leucorrhea, mastitis. **5.** Furunculosis, impetigo, eczema, snake bites.

Dose　15 – 60 gm. For external use, crush fresh herb and apply topically.

Prescriptions　**1.** Acute gastroenteritis: Polygonum chinense 30 gm., Pteris multifida 30 gm. Boil in water.

2. Diphtheria: Mash 150 gm. of the leaves to get 30 ml. of juice. Add 5 ml. honey and take in 5 – 6 doses daily.

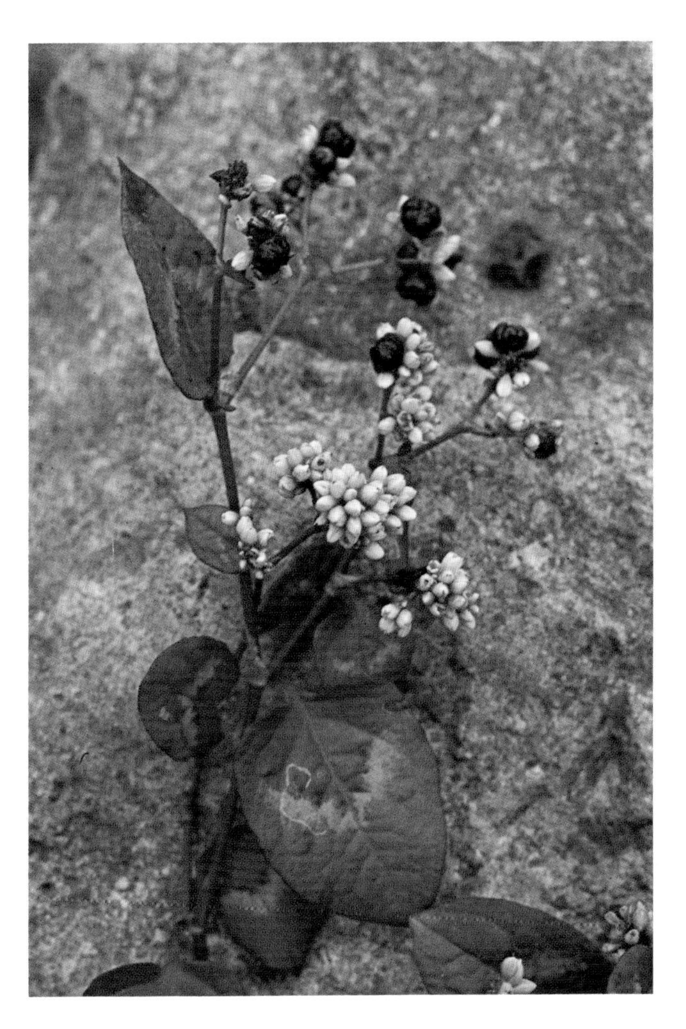

火炭母爲蓼科多年生蔓生草本，高可達一米。莖無毛，紅色，有節。葉有短柄，葉柄基部兩側常各有一耳垂形的小裂片，垂片通常早落，葉互生，葉片橢圓形，長5至10厘米，寬3至6厘米，頂端漸尖，基部截形，全緣，葉脈紫紅色，上面有人字形的紫斑紋，下面有褐色小點，葉兩面都無毛，有時下面沿葉脈有毛，托葉鞘膜質，斜截形。花小，白色或淡紅色，集成圓錐花序，花序軸密生腺毛，苞片膜質，卵形，無毛，花被5深裂，裂片在果時稍增大，雄蕊8，花柱3。瘦果卵形，有3棱，黑色，光亮。

商　陸

Phytolacca acinosa Roxb.

別　　名　金七娘、見腫消、地蘿蔔、紅花倒水蓮。

生長環境　人工培植或野生田間裏。

採集加工　藥用根，秋冬採挖，洗淨切片，曬乾備用。

性味功能　味苦，性寒，有毒。瀉水，利尿，消腫。

主治用法　1. 水腫，腹水，小便不利；2. 子宮頸糜爛，白帶多；外用治癰腫瘡毒。每用 1 至 3 錢；外用適量。

方　　例　1. 急慢性腎炎：商陸 3 錢，豬瘦肉 2 両，水煎，日分三次服。急性日服一劑，慢性 2 日服一劑。

2. 腹水：商陸2錢，冬瓜皮、赤小豆各1両，澤瀉4錢，茯苓皮8錢，水煎服。

3. 癰瘡腫毒：商陸 5 錢，蒲公英 2 両，水煎洗患處。

主要成分　商陸毒素、氧化肉豆蔻酸、皂甙和硝酸鉀。

附　　註　孕婦忌服。香港有些人誤把商陸當人參，稱為土高麗參，甚至在街市出售，有人服後曾發生中毒事故，宜加注意！

Habitat　In fields or cultivated.

Preparations　Use roots. Collect in autumn and winter, wash, slice, and dry.

Characteristics　Bitter, cool, toxic, diuretic, anti-swelling.

Indications　**1.** Edema, ascites, oliguria. **2.** Cervical erosion,leukorrhea. **3.** Furuncles and pyodermas.

Dose　3 – 10 gm. Boil in water.

Prescriptions　**1.** Acute and chronic nephritis: Phytolacca acinosa 10 gm., lean pork 60 gm. Boil in water, and divide into 3 doses daily.

2. Pyodermas: Phytolacca acinosa 15 gm., Taraxacum officinale 62 gm. Boil in water for washing.

Remarks　**1.** Contraindicated in pregnancy. **2.** Precaution: Some people mistake Phytolacca acinosa Roxb. for Ginseng, and sell it in the market, resulting in cases of intoxication.

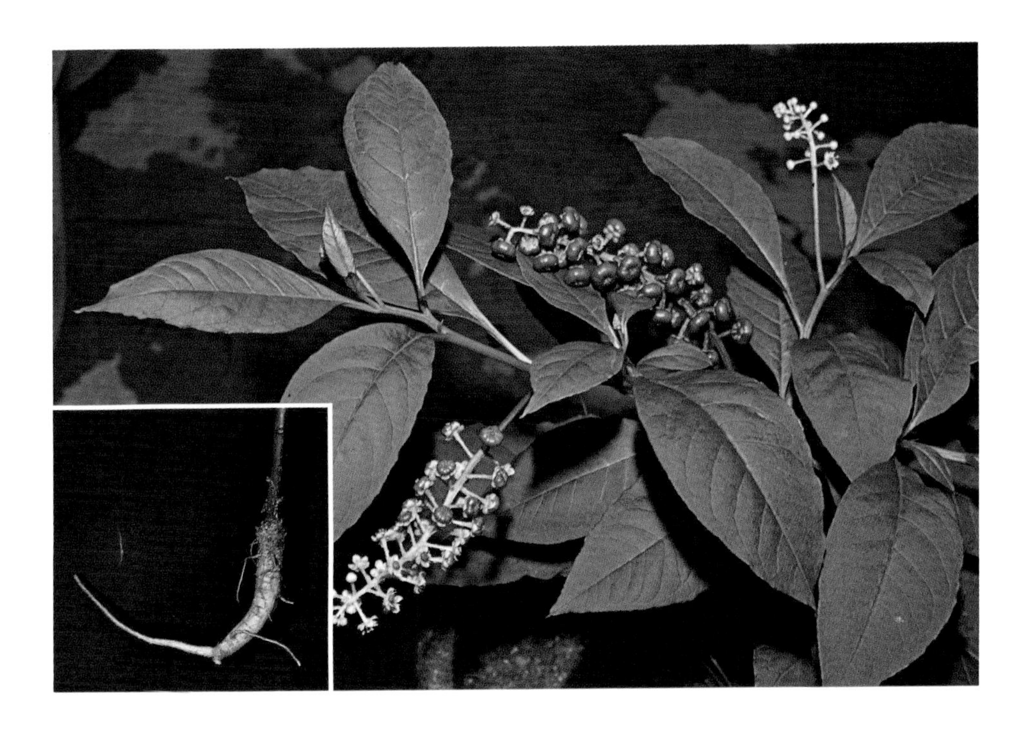

商陸爲商陸科多年生草本，高1—1.5米，無毛；根肥厚，肉質，圓錐形，外皮淡黃色；莖綠色或紫紅色。葉卵狀橢圓形至長橢圓形，長12—25厘米，寬5—10厘米；葉柄長3厘米。總狀花序頂生或側生，長達20厘米；花直徑約8毫米；花被片5，白色，後變淡粉紅色；雄蕊8，花藥淡粉紅色；心皮8—10，離生。果漿果狀，扁球形，紫色或黑紫色。

土 人 參

Talinum patens (Linn.) Willd.

別　　名　飛來參、錐花土人參、土高麗參、玉參。

生長環境　生於村邊、曠野或栽培。

採集加工　秋冬採挖根部，洗淨，蒸熟後曬乾備用。

性味功能　味甘，性平。補中益氣，潤肺生津。

主治用法　1. 病後體虛，氣虛乏力，體虛自汗；2. 勞傷咳嗽，肺燥咳嗽；3. 脾虛泄瀉，乳汁稀少；4. 遺尿，月經不調。每用乾品 1 至 2 両，水煎服；癤腫，用鮮葉適量搗爛，外敷患處。

方　　例　1. 病後體虛：土人參1両，千斤拔1両，五指毛桃 5 錢，水煎服。

2. 肺陰虛咳嗽：土人參 1 両，牛大力 1 両，麥冬 3 錢，石仙桃 5 錢，水煎服。

附　　註　使用土人參時，應先蒸熟後，曬乾用，若生用性較寒滑，會引起泄瀉。

Habitat　In villages, on vacant lots, or cultivated.

Preparation　Roots collected in autumn and winter, washed, steamed, and then dried.

Characteristics　Sweet, calming, strengthens the lungs.

Indications　**1.** Debilitation, weakness, sweating. **2.** Cough. **3.** Diarrhea, inadequate lactation. **4.** Enuresis, irregular menses.

Dose　30 – 60 gm. Boil in water. For furuncles, crush fresh leaves and apply topically.

Prescriptions　**1.** Debility after chronic illness: Talinum patens 30 gm., Moghania philippinensis 30 gm., Ficus simplicissima 15 gm. Boil in water.

2. Weak lungs and cough: Talinum patens 30 gm., Millettia speciosa 30 gm., Ophiopogon japonicus roots 10 gm., Pholidota chinensis 15 gm. Boil in water.

Remarks　Should be steamed before drying and using. Use of raw herb may cause diarrhea.

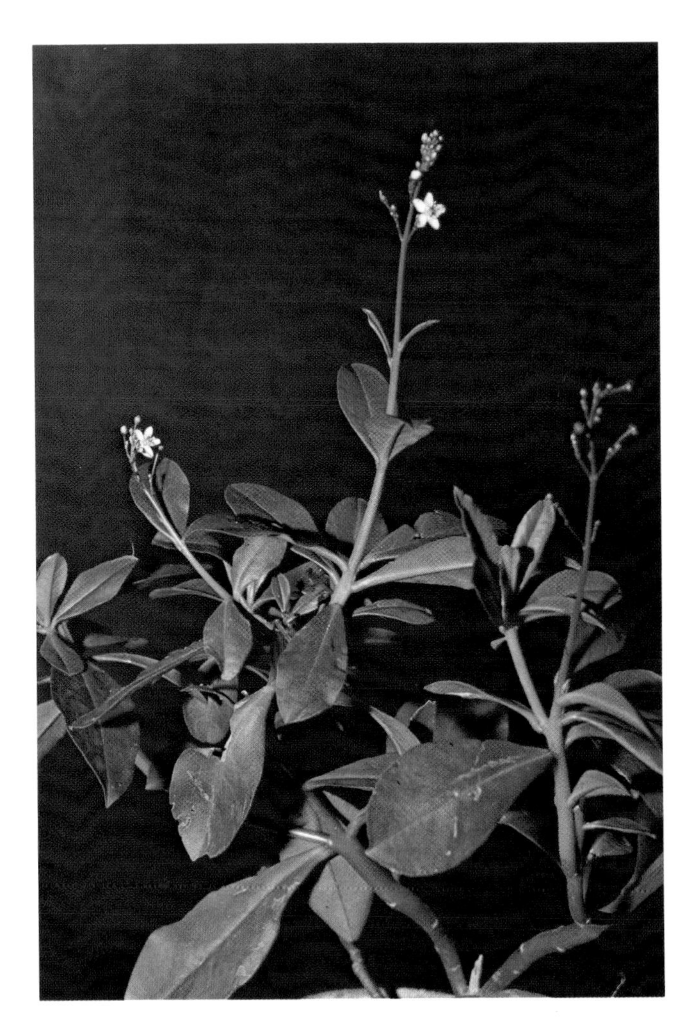

土人參爲馬齒莧科一年生草本，高達60厘米，肉質，全體無毛，主根粗壯，分枝如人參，棕褐色。葉倒卵形或倒卵狀披針形，長５—７厘米，寬2.5—3.5厘米，全緣。圓錐花序頂生或側生，多呈二歧分枝；花直徑約６毫米；萼片２，卵形；花瓣５，倒卵形或橢圓形，淡紅色；子房球形，柱頭3深裂。蒴果近球形，直徑約３毫米，３瓣裂；種子多數，黑色，有突起。

馬　齒　莧

Portulaca oleracea Linn.

別　　名　瓜子菜、馬齒菜、豬母菜、五行草。

生長環境　生於路旁、田間。

採集加工　藥用全草，夏、秋採集，洗淨蒸後曬乾備用。

性味功能　味酸，性寒。清熱利濕，涼血解毒。

主治用法　1. 細菌性痢疾，急性胃腸炎；2. 急性闌尾炎；3. 乳腺炎，痔瘡出血，白帶；4. 外用治瘡瘍腫毒，濕疹，帶狀疱疹。每用 5 錢至 1 両；外用適量，鮮品搗爛敷患處。

方　　例　1. 細菌性痢疾，腸炎：馬齒莧(鮮草)1.5斤。先經乾蒸 3 至 4 分鐘，搗爛取汁150毫升左右。每服50毫升，每日 3 次。

2. 急性闌尾炎：馬齒莧、蒲公英各 2 両，水煎 2 次，濃縮爲200毫升， 2 次分服。

3. 痔瘡出血：馬齒莧 1 両，鳳尾草、地榆各 5 錢，水煎服。

4. 產褥熱：馬齒莧 4 両，蒲公英 2 両，水煎服。

中國成藥　馬齒莧浸膏片。

主要成分　含維生素A，B，C，和鉀鹽等多種無機鹽。

Habitat　On roadsides or in fields.

Preparation　Use whole plant. Gather in summer or winter, wash, steam and dry in the sun.

Characteristics　Sour tasting, antipyretic, diuretic and antitoxic.

Indications　**1.** Dysentery, acute enteritis. **2.** Acute appendicitis. **3.** Mastitis, hemorrhoidal bleeding. **4.** External use for furunculosis and eczema.

Dose　15 – 30 gm.

Prescriptions　**1.** Dysentery: Steam fresh Portulaca oleracea 550 gm. for 3 – 4 minutes, mash to get about 150 c.c. of concentrated liquid, and take orally 50 c.c. thrice daily.

2. Acute appendicitis: Portulaca oleracea and Taraxacum officinale, each 60 gm. Boil in water twice to concentrate to 200 c.c. and divide into two doses daily.

Chinese Patent Medicine　Machixian Jingaopian.

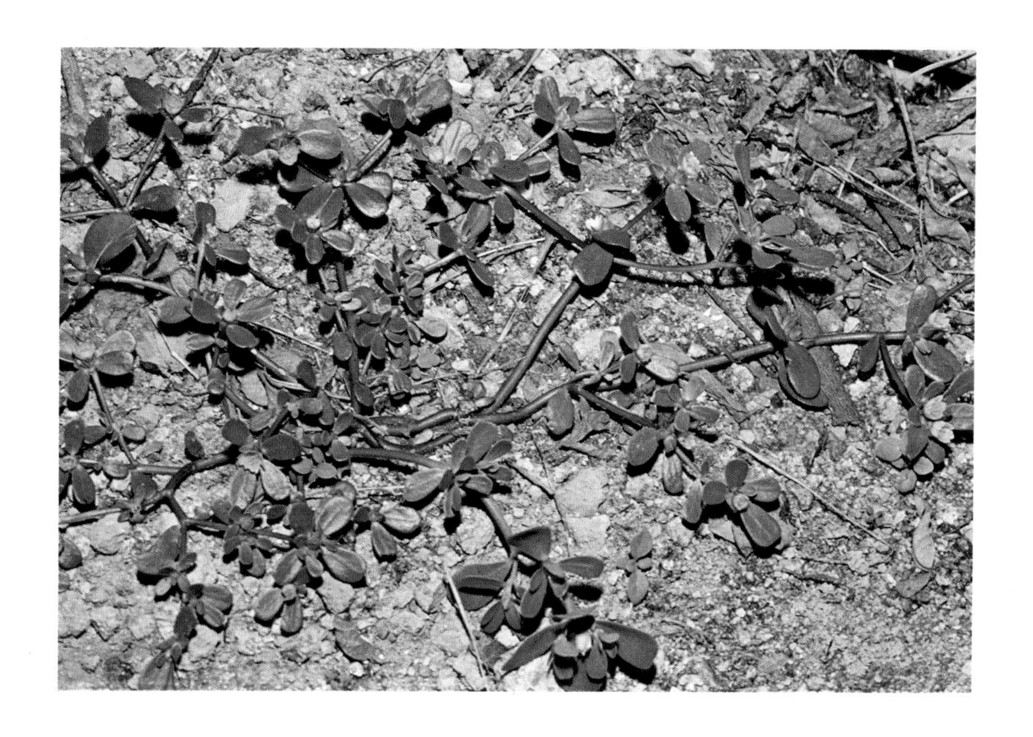

馬齒莧爲馬齒莧科一年生草本，通常匍匐，莖肉質，淡紫紅色，無毛。葉互生，肉質，形似瓜子，長10至25毫米，寬5至15毫米。花黃色，5瓣，直徑3至4毫米，3至5朵生於枝頂端，無梗，苞片4至5，膜質，萼片2，子房半下位，1室，柱頭4至6裂。蒴果圓錐形，蓋裂，種子多數，腎狀卵形，直徑不及1毫米，黑色，有小疣狀突起。

寬 筋 藤

Tinospora sinensis (Lour.) Merr.

別　　名 舒筋藤、伸筋藤、鬆筋藤。

生長環境 生於小灌木叢或疏林下。

採集加工 藥用藤莖，全年可採，洗淨切片曬乾備用。

性味功能 味苦，性涼。舒筋活絡，祛風止痛。

主治用法 1. 風濕性關節炎，坐骨神經痛；2. 跌打損傷。每用 5 錢至 1 両，水煎服。

方　　例 1. 坐骨神經痛：寬筋藤、絡石藤、雞血藤、銀花藤、清風藤各5錢，水煎服。(五藤飲)

2. 跌打扭挫傷：寬筋藤、生地各 5 錢，赤芍、丹皮各 3 錢，乳香、沒藥各2錢，水煎服。

中國成藥 四藤片。

主要成分 氨基酸、醣類。

Habitat In scrub or under trees.

Preparation Use vine. Collect all year round, wash, slice, and dry.

Characteristics Bitter, cool, analgesic.

Indication Rheumatic arthritis, sciatica, traumatic injury.

Dose 15 – 30 gm. Boil in water.

Prescriptions **1.** Sciatica: Tinospora sinensis, Psychotria repens, Milletia reticulata, Kadsura heteroclita, Lonicera japonica, each 15 gm. Boil in water for oral use.

2. Traumatic sprains and strains: Tinospora sinensis 15 gm., Rehmannia glutinosa 15 gm., Paeonia lactiflora 9 gm., Paeonia suffruticosa 9 gm., Boswellia carterii 6 gm., Commiphora myrrha 6 gm. Boil in water.

Chinese Patent Medicine Tabellae Ssu Teng

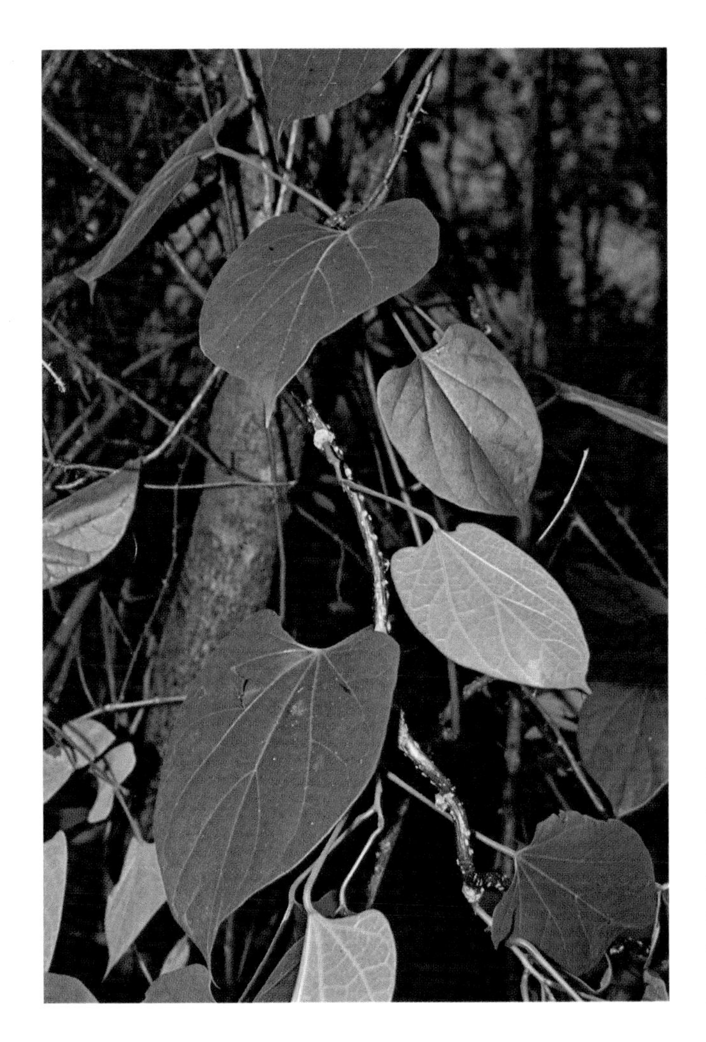

寬筋藤爲防己科木質藤本，嫩枝有柔毛，老枝褐色，有凸出的皮孔，斷面有菊花樣花紋。葉互生，紙質，卵狀心形或心形，長 7—12厘米，頂端急尖，邊全緣，基出脈5 —7 條，中脈每邊有側脈 1— 2 條；兩面均被茸毛；葉柄長，有毛，基部膨大。花春季開，單性異株，淡黃色，排成腋生總狀花序。核果橢圓形，長約1 厘米，兩邊有許多不規則的小疣狀突起。

膜葉槌果藤

Capparis membranacea Gardn. et Champ.

別　　名　獨行千里、扣扭子、膜葉馬檳榔、黑鈎榕。

生長環境　生於山坡或灌木叢中。

採集加工　藥用根、葉，全年可採，洗淨切片曬乾備用。

性味功能　味苦澀，性溫，有小毒。破血散瘀，消腫止痛，舒筋活絡。

主治用法　1. 跌打腫痛，咽喉腫痛，牙痛，腹痛；2. 風濕骨痛，筋骨不舒；3. 閉經；4. 止血。每用 1 至 3 錢。

方　　例　1. 跌打腫痛，瘀血：膜葉槌果藤根適量浸酒外搽。

2. 咽喉腫痛，牙痛：膜葉槌果藤根適量煎水漱口。

3. 風濕骨痛，筋骨不舒：膜葉槌果藤根 1 錢，鹽膚木 4 錢，水煎服。

Habitat　On slopes and thickets.

Preparation　Use roots and leaves.

Characteristics　Bitter, acrid, warm, mildly toxic, anti-inflammatory, analgesic.

Indication　**1.** Contusion, hematoma, sorethroat, stomachache. **2.** Rheumatism. **3.** Amenorrhea. **4.** Hemostatic.

Dose　3 – 10 gm.

Prescriptions　**1.** Hematoma and contusion: Use roots soaked in wine for external application.

2. Sorethroat, toothache: Boil roots in water as mouth gargle.

3. Rheumatism: Capparis membranacea roots 30 gm., Rhus chinensis 12 gm. Boil in water.

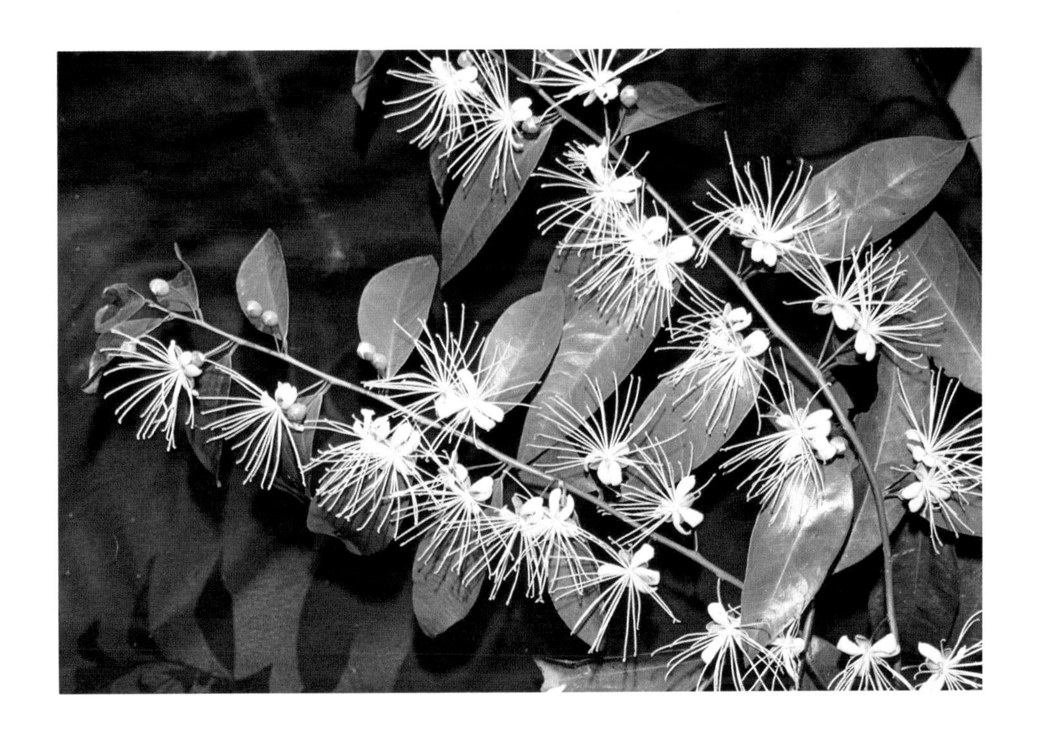

膜葉槌果藤爲白花菜科，藤狀灌木，全株無毛；枝圓柱形，有時具下彎的尖刺。葉互生，長圓形至披針形，長 7—12厘米，寬2 — 3 厘米，頂端漸尖，基部楔形或漸狹，側脈 7 — 9 對，和網脈在葉兩面均凸起；葉柄長約 6 毫米；托葉兩枚變刺。花春夏開，白色，1 — 4 朵在葉腋稍上方排成一短縱列；花柄長1—1.5厘米；萼片 4 片，卵形，長 4 — 5 毫米；花瓣狹長圓形，長 7 — 8 毫米；雄蕊20—30枚，生於雌蕊柄基部；子房有長15—20毫米的柄。漿果球形，直徑 8—12毫米，頂端有啄，果皮稍粗糙。

蔊　　菜

Nasturtium montanum Wall.

別　　名　塘葛菜、田葛菜、辣米菜。

生長環境　多生於荒田、路邊、溝邊等濕地。

採集加工　藥用全草，洗淨，曬乾備用。

性味功能　味甘淡，性涼。清熱解毒，利尿，鎮咳。

主治用法　1. 感冒發熱，咽喉腫痛；2. 肺熱咳嗽，慢性氣管炎；3. 急性風濕性關節炎；4. 肝炎，小便不利。每用 5 錢至 1 両，水煎服。

方　　例　1. 肺熱咳嗽（急性氣管炎）：蔊菜 1 両，欖核蓮 6 錢，崗梅根1両，麥門冬 5 錢，麥斛 5 錢，白茅根5錢，金銀花5錢，水煎服，每日一劑，分二次服。

2. 夏季感暑熱喉乾、發熱者：蔊菜多量，煎水代茶飲。

3. 肺熱失音：蔊菜 1 両，龍脷葉 1 両，枇杷葉 5 錢，水煎服。

4. 慢性氣管炎：蔊菜素，200至300毫克，每日 1 次，口服。

主要成分　全草含蔊菜素、蔊菜酰胺。種子含脂肪油。

附　　註　蔊菜常配生魚、瘦肉、蜜棗煲湯，能清熱潤肺。

Habitat　On roadside, abandoned fields, and damp soil.

Preparation　Use whole plant, wash and dry.

Characteristics　Mildly sweet, cool, antipyretic, antitoxic, diuretic, antitussive.

Indications　**1.** Fever, colds, sorethroat. **2.** Cough, chronic bronchitis. **3.** Acute rheumatic arthritis. **4.** Hepatitis, oliguria.

Dose　Use 15 – 30 gm. Boil in water.

Prescriptions　**1.** Cough, acute bronchitis: Nasturtium montanum 30 gm., Andrographis paniculata 18 gm., Ilex asprella roots 30 gm., Ophiopogon japonicus, Bulbophyllum inconspicuum, Imperata cylindrica, Lonicera confusa, 15 gm. each. Boil in water, divide into two doses to be taken daily.

2. Summer heat stroke, dry mouth, fever: Boil plenty of Nasturtium montanum , in water and drink as tea.

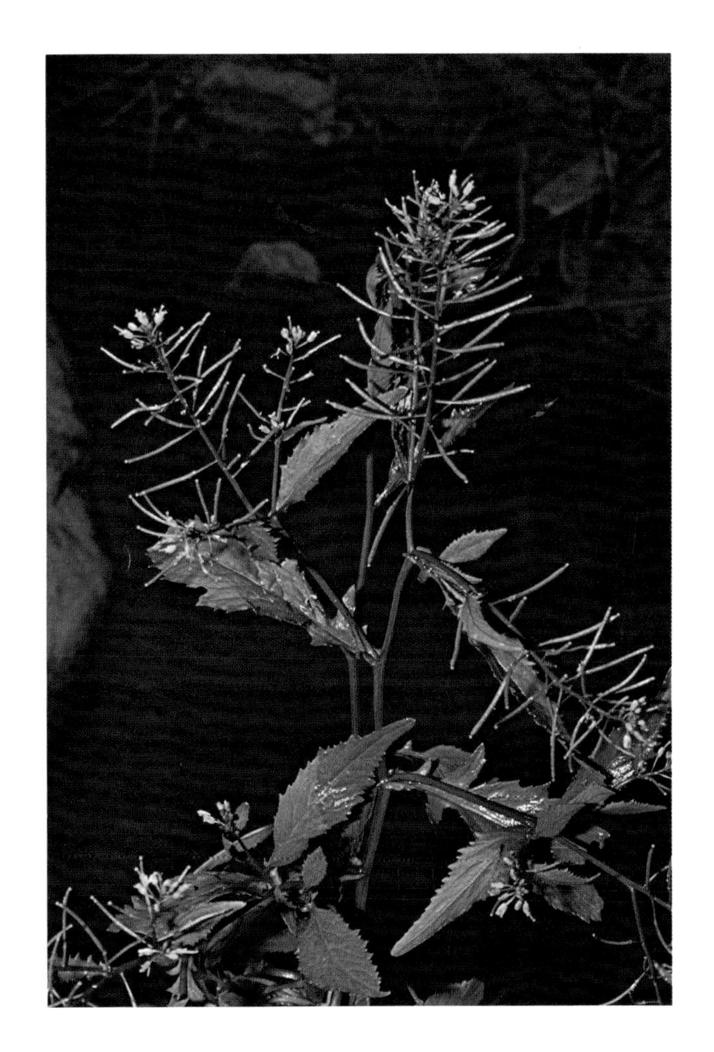

　　蔊菜爲十字花科一年生草本，高10—50厘米，全體無毛。莖直立或上升，柔弱，近基部分枝。下部葉有柄，羽狀淺裂，長2—10厘米，頂生裂片寬卵形，側生裂片小；上部葉無柄，卵形或寬披針形，尖端漸尖，基部漸狹，稍抱莖，邊緣具齒牙或不整齊鋸齒，稍有毛。總狀花序頂生；萼片4，矩圓形；花瓣4，淡黃色，倒披針形，長約2毫米。長角果條形，長2—2.5厘米，寬1—1.5毫米；果梗絲形，長4—5毫米；種子2行，多數，細小，卵形，褐色。

常　　山

Dichroa febrifuga Lour.

別　　名　黃常山、蜀漆、鷄骨常山。

生長環境　生於山谷、溪邊及林下。

採集加工　藥用根（常山）及嫩枝、葉(蜀漆)。夏秋採嫩枝及葉；全年採根，洗淨，除去鬚根，切片曬乾備用。

性味功能　根：味苦，性寒；嫩枝及葉味辛，性平。有小毒。截瘧，祛痰，解熱，催吐。嫩枝及葉祛痰效力較强。

主治用法　1. 瘧疾；2. 胸中痰飲、宿食、食物中毒。每用錢半至 3 錢，祛痰用 8 分至錢半。

方　　例　1. 瘧疾用常山飲：常山、貝母各 3 錢，草果錢半，檳榔 4 錢，烏梅 2 錢，生薑 3 錢，大棗 4 錢，水煎服。或用七寶飲：常山、檳榔、鱉甲各 3 錢，烏梅、紅棗各 3 個，甘草 3 錢，生薑 3 片，水煎服。

2. 胸中痰飲、宿食、食物中毒：常山 8 分至錢半，甘草 3 錢，水煎服。

主要成分　含常山碱甲、乙、丙等。

附　　註　孕婦忌服，年老體弱者愼用。

Habitat　On slopes, creekside, and in forests.

Preparation　Use roots, leaves, and young twigs.

Characteristics　Roots bitter and cool, young twigs and leaves acrid. Mildly toxic, antimalarial, expectorant, antipyretic, emetic.

Indications　**1.** Malaria. **2.** Productive cough, food poisoning.

Dose　5 – 10 gm.

Prescriptions　**1.** Malaria: Dichroa febrifuga 10 gm., Fritillaria cirrhosa 10 gm., Amomum tsao-ko 5 gm., Areca catechu 8 gm., Prunus mume 6 gm., Zingiber officinale 10 gm., Zizypus jujuba 12 gm. Boil in water.

2. Productive cough, food poisoning: Dichroa febrifuga 3 – 5 gm., Glycyrrhiza uralensis 10 gm. Boil in water.

Remarks　Contraindicated in pregnancy and senile debility.

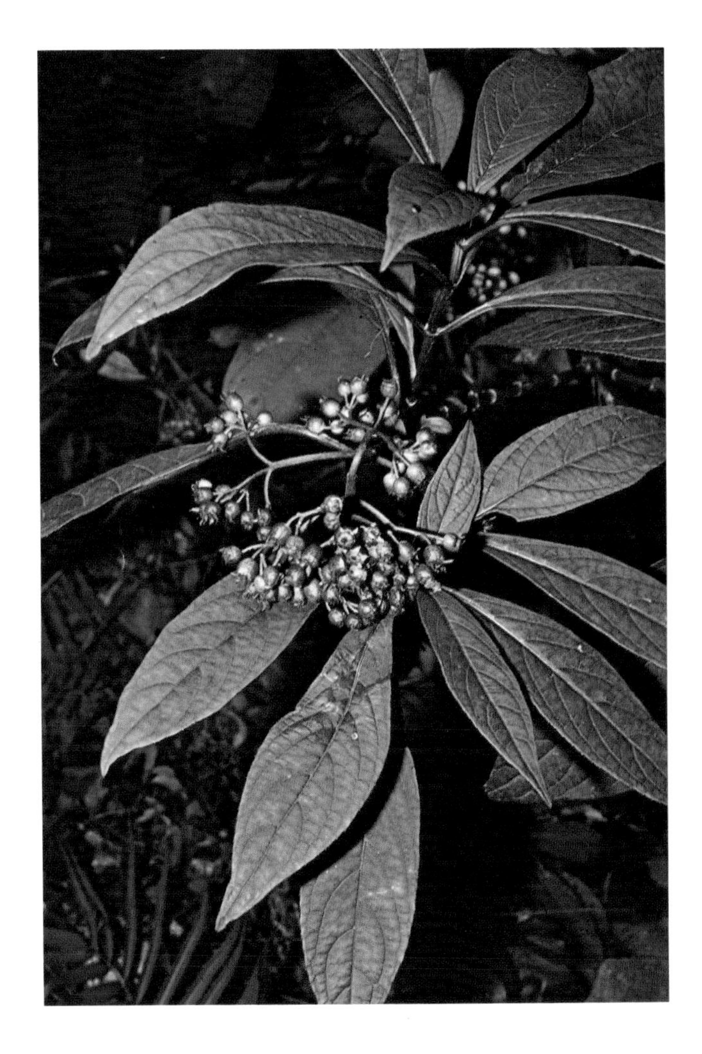

常山爲虎耳草科落葉灌木，高1至2米。主根木質化，粗達1.5厘米，斷面黃色。枝條肉質，小枝常有4鈍棱，疏生黃色短毛或近無毛。葉對生，深綠色，橢圓形或卵形，長8至25厘米，寬4至8厘米，邊緣有鋸齒，下面無毛或疏生微柔毛，先端尖銳，基部至葉柄處則漸窄，葉柄長1.5至5厘米。傘房狀圓錐花序頂生，或生於上部葉腋，花序軸和花梗都有毛，花兩性，一型，藍色，花芽時近球形，盛開時直徑約1厘米，萼筒5至6齒裂，花瓣5至6，長5至6毫米，雄蕊10至20，花柱4至6。漿果幾完全下位，藍色，直徑5毫米，有宿存萼齒及花柱，種子極多數。

虎　耳　草

Saxifraga stolonifera Merrb.

別　　名　金線吊芙蓉、石荷葉、老虎耳。

生長環境　生於溪邊，林陰的石隙中，亦有栽培。

採集加工　藥用全草，全年可採，鮮用或曬乾備用。

性味功能　味苦辛，性寒，有小毒。清熱解毒。

主治用法　1. 外傷出血；2. 急、慢性中耳炎，耳廓潰爛；3. 癤腫，膿腫；4. 痔瘡，凍瘡。每用 3 至 5 錢；鮮品搗爛外敷或搾汁滴耳。

方　　例　1. 用於肺癰咳吐膿痰：鮮虎耳草 1 両，鮮忍冬葉 2 両，水煎，分 2 次服，每日 1 劑。

2. 耳中流膿：鮮虎耳草洗淨打汁，加冰片少許，滴耳。

3. 風疹搔癢，皮膚濕疹：可配合蒼耳草，葎草等藥，水煎內服或煎湯外洗。

4. 耳廓潰爛：鮮虎耳草適量，搗爛調茶油塗患處，或加冰片 1 分，枯礬 5 分，共搗爛敷患處。

主要成分　全草含硝酸鉀，氯化鉀。

Habitat　By the sides of streams or cultivated.

Preparation　Gather at all seasons, either fresh or dry.

Characteristics　Bitter and acrid tasting, poisonous. Antipyretic and antitoxic.

Indications　**1.** Bleeding wound. **2.** Acute and chronic otitis media. **3.** Furunculosis, abscess. **4.** Hemorrhoid, frost bite.

Dose　Extracts from fresh plant for external use or ear-drops.

Prescriptions　**1.** Thick sputum from lung abscess: Use extracts from 30 gm. of the fresh plant, and 60 gm. of fresh Lonicera japonica leaves in two doses daily.

2. Otitis media: Extracts of the plant, add Borneolum and use as ear-drops.

3. Urticaria eczema: Use Saxifraga stolonifera with Xanthium strumarium fruits. Boil in water for oral or external use.

4. Intertrigo: Crush Saxifraga stolonifera and add vegetable oil, or crush herb with borneol 0.3 gm. and alumen 1.5 gm. and apply topically.

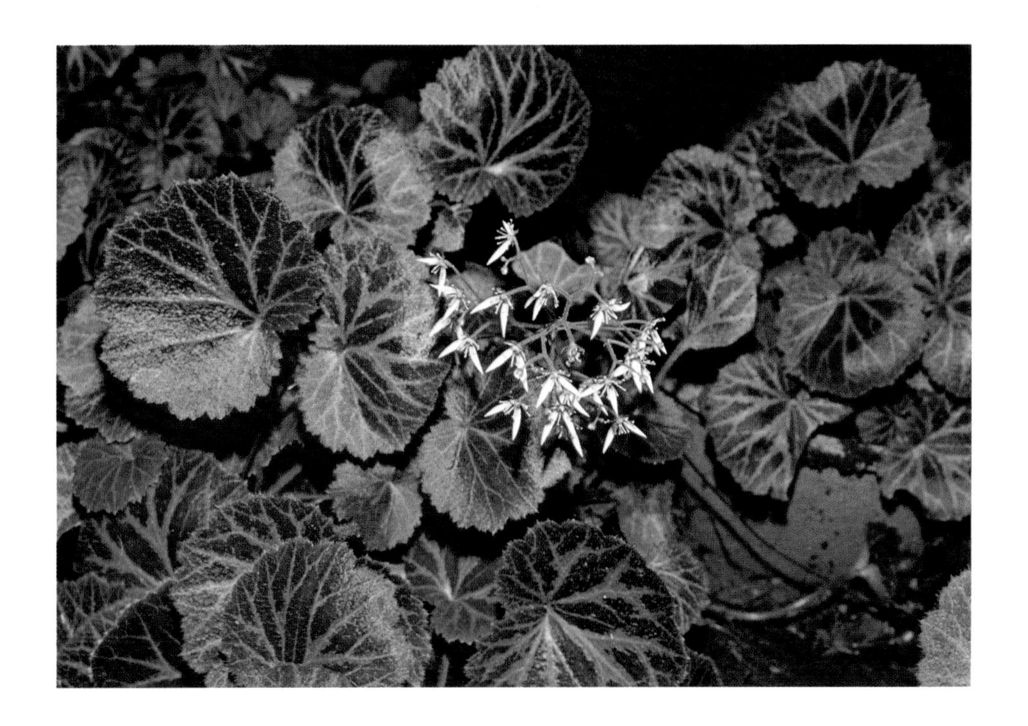

虎耳草爲虎耳草科多年生伏地草本，高14至45厘米，全株被毛。莖生匍匐枝，細長如絲，紅紫色，落地後又生新苗，故稱金線吊芙蓉。葉數個全部基生或有時1至2生莖下部，葉肉質，心臟圓形，邊緣波浪形具鈍齒，上面葉脈帶白紋，背面帶紅色或有斑點，葉片長1.7至7.5厘米，寬2.4至12厘米，葉柄長3至21厘米。花不整齊，白色，5瓣，成稀疏圓錐花序，萼片5，稍不等大，卵形，長1.8至3.5毫米，雄蕊10，心皮2，合生。蒴果卵圓形。

桃　　仁

Prunus persica (Linn.) Batsch

生長環境　多爲栽培。

採集加工　夏秋採成熟果實，打碎果核取出種子，曬乾。

性味功能　味苦甘，性平。活血行瘀，潤燥滑腸。

主治用法　1. 血瘀經痛，經閉；2. 跌打損傷所致瘀血留作痛；3. 腸燥便秘。每用 1 至 3 錢（用時打碎）。

方　　例　1. 血瘀經閉，痛經，產後瘀血不下，腹痛：桃仁、當歸各 3 錢，川芎 1 錢，紅花 1 錢半，水煎服。

2. 治跌打損傷：桃仁 3 錢，土鱉蟲、川芎各 1 錢，當歸 3 錢，蒲黃 1 錢半，水煎服。

3. 大便秘結：桃仁 3 錢，火麻仁 5 錢，郁李仁 4 錢，水煎服。

主要成分　苦杏仁甙、維生素 B_1 和大量脂肪油等。

附　　註　桃仁破血祛瘀能墮胎，故孕婦忌用。桃葉味苦性平，功能清熱解毒，殺蟲止癢；治瘧疾，癰癤，痔瘡，濕疹，陰道滴蟲。外用適量搗爛敷患處，或煎水洗。桃花味苦性平，功能瀉下通便，利水消腫；治水腫，腹水，便秘，每用 1 至 2 錢。桃樹膠味苦性平，功能和血、益氣、止渴；治糖尿病，乳糜尿，小兒疳積，每用 3 至 5 錢。

Habitat　Mostly cultivated.

Preparation　Use kernel, leaves, and flower. Collect ripe fruit in summer, remove pulp, break husk to get the kernel.

Characteristics　Kernel: bitter, sweet; promotes circulation and reduces hematoma. Leaves: bitter, antipyretic, antitoxic, insecticidal, antipruritic. Flower: bitter, laxative, diuretic.

Indications　Kernel: dysmenorrhea, amenorrhea, contusion, hematoma, constipation. Use 3 – 10 gm. Leaves: Malaria, furunculosis, hemorrhoids, eczema, vaginal trichomoniasis. Flower: edema, ascites, constipation. Use 10 – 15 gm.

Prescriptions　Amenorrhea, dysmenorrhea, stomachache: Prunus persica kernels and Angelica sinensis roots each 10 gm., Ligusticum wallichii 3 gm., Carthamus tinctorius 5 gm. Boil in water.

Remarks　Kernels may cause abortion. Contraindicated in pregnancy.

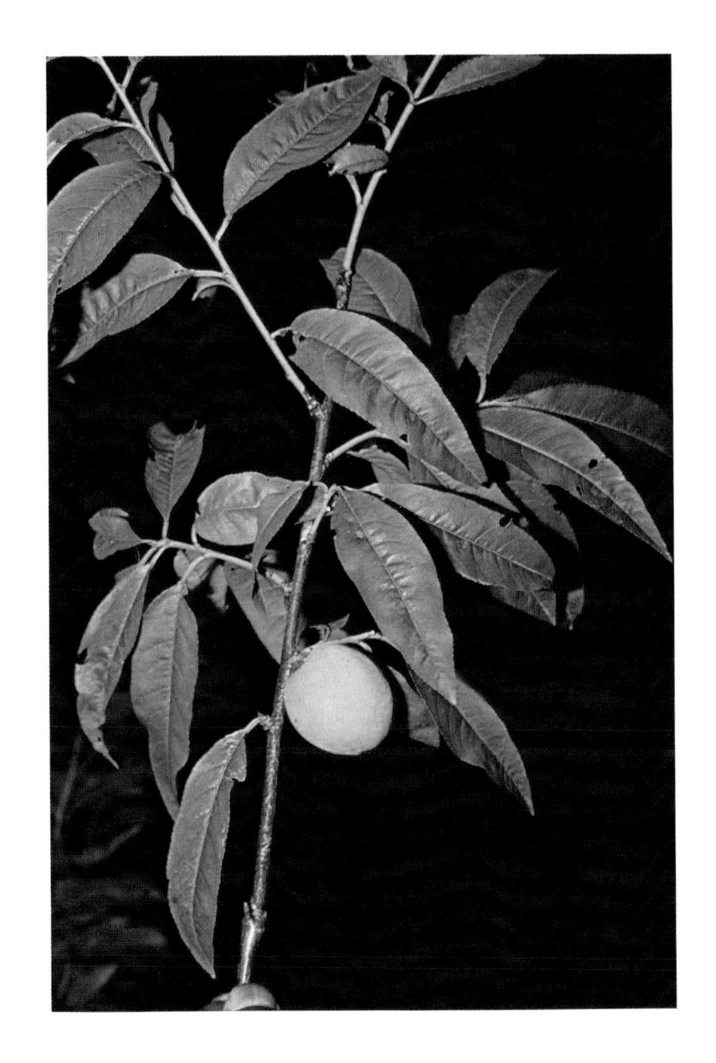

桃爲薔薇科落葉小喬木，高 4 至 8 米。葉互生，卵狀披針形或矩圓狀披針形，長 8 至12厘米，寬3至4厘米，邊緣具細密鋸齒，兩面無毛，葉柄長1至2厘米。花單生，先葉開放，近無柄，直徑2.5至3.5厘米，花瓣粉紅色，雄蕊多數。核果卵球形，直徑 5 至 7 厘米，有絨毛，核表面具溝孔和皺紋。

茅　　莓

Rubus parvifolius Linn.

別　　名　蛇泡簕、紅梅消、三月泡、牙鷹簕、早禾泡。

生長環境　生於坡地、路旁的灌木叢、草叢中。

採集加工　藥用根、莖葉。根秋冬採集，洗淨曬乾備用；莖葉多鮮用。

性味功能　味淡澀，性微寒。活血祛瘀，利水通淋，祛風清熱。

主治用法　1. 跌打損傷，風濕熱痹，肝脾腫大；2. 泌尿系結石，腎炎水腫，尿路感染；3. 感冒高熱，咽喉腫痛；4. 咳，吐血。每用5錢至1両。治泌尿系結石用根 1 至 3 両，治皮炎，濕疹用莖葉煎水外洗，治汗斑用莖葉燒灰存性和茶油調塗，治雀斑用花搗汁外塗，治過敏性皮炎，煎水加等量明礬外洗。

方　　例　1. 風濕熱痹：茅莓 1 両，算盤子根、地胆頭各 5 錢，豨薟草、救必應各 3 錢，水煎服。

2. 肝脾腫大：茅莓、排錢草各 1 両，水煎服。

3. 泌尿系結石：茅莓根、透骨消、金錢草各 1 両，水煎服。

4. 感冒高熱，咽喉腫痛：茅莓、鴨跖草、鬼針草各 1 両，水煎服。

主要成分　酚類、氨基酸、糖類、鞣質。

Habitat　In the bush on hillsides or by road-side.

Preparation　Use roots. Gather in autumn and winter.

Characteristics　Bitter tasting, promotes blood circulation, diuretic, antipyretic.

Indications　**1.** Contusion & hematoma, rheumatism, hepatosplenomegaly. **2.** Urinary tract infection or stone, nephritis. **3.** Common colds, pharyngitis. **4.** Hemoptysis, hematemesis.

Dose　15 – 30 gm. Boil in water.

Prescriptions　**1.** Rheumatism: Rubus parvifolius 30 gm., roots of Glochidion puberum 15 gm., Elephantopus scaber 15 gm., Siegesbeckia orientalis 10 gm. and Ilex rotunda 10 gm. Boil in water.

2. Hepatosplenomegaly: Rubus parvifolius 30 gm. and Desmodium pulchellum 30 gm. Boil in water.

3. Urinary Tract Stones: Rubus parvifolius, Glechoma hederacea, and Desmodium styracifolium 30 gm. each. Boil in water.

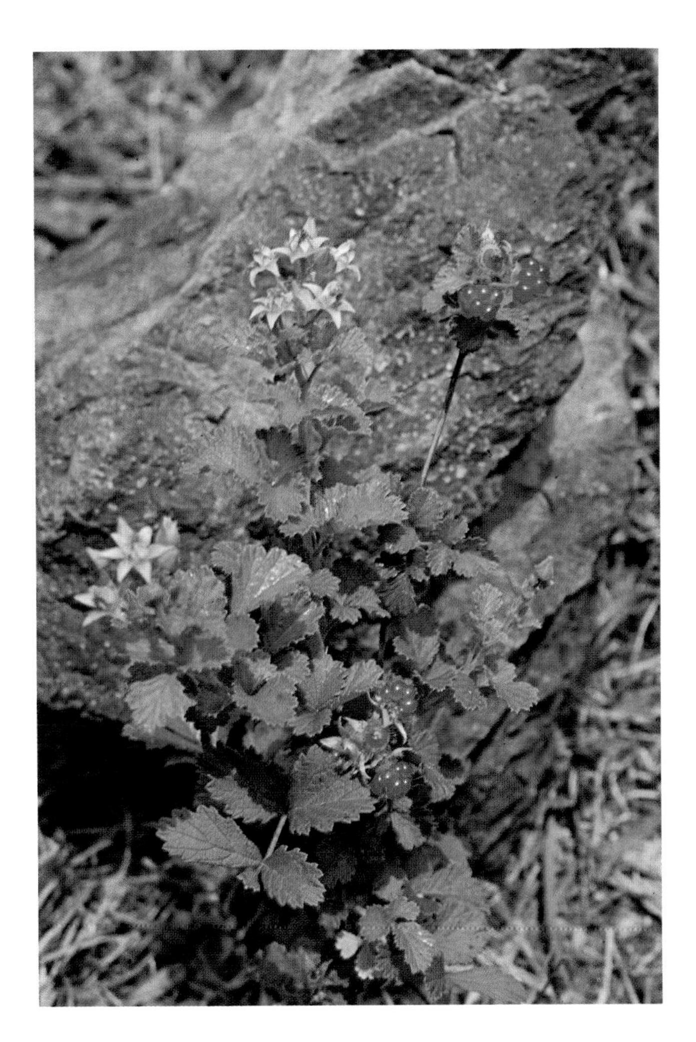

茅莓爲薔薇科攀援狀灌木，高約1米，莖，枝，葉柄，花梗有毛及鈎刺。複葉互生，爲羽狀三小葉，很少是五枚，小葉卵圓形，側生小葉較小，邊緣淺裂和不整齊粗鋸齒，上面疏生柔毛，下面密生白色絨毛，葉柄長5至12厘米，托葉條形。傘房花序有花3至10朶，花瓣紅色或紫紅色，直徑6至9毫米。結紅色球形果，由多數小圓果組成的聚合果，直徑1.5至2厘米，味酸甜可食。

亮葉鷄血藤

Millettia nitida Benth.

別　　名　香花崖豆藤、老人根。

生長環境　多生於山谷疏林，或密林中。

採集加工　藥用藤莖。四季可採，但以深秋採爲好，洗淨切片備用。

性味功能　味苦甘，性溫。補血行血，通經活絡。

主治用法　1. 貧血，月經不調，閉經；2. 風濕痹痛，腰腿酸痛，四肢麻木。每用 5 錢至 1 両，水煎服或浸酒服；氣血虛弱者，可熬膏服。

方　　例　1. 再生障礙性貧血：亮葉鷄血藤 2 至 4 両，鷄蛋 2 至 4 個，紅棗10個。加水 8 碗煎至大半碗(鷄蛋熟後去殼放入再煎)，鷄蛋與藥汁同服，每日 1 劑。

2. 腰痛，白帶：亮葉鷄血藤 1 両，金櫻根、千斤拔、杜仲藤、旱蓮草各 5 錢，必要時加黨參 5 錢。每日 1 劑， 2 次煎服，連服 3 — 5 劑。

Habitat　In ravines, among vegetation.

Preparation　Stems collected in all seasons but best during autumn. Clean and slice.

Characteristics　Mildly bitter, warm, promotes circulation.

Indications　**1.** Anemia, amenorrhea, irregular menses. **2.** Rheumatism, lumbago, numbness of extremities.

Dose　15 – 30 gm. Boil in water or soak in wine.

Prescription　Anemia: Millettia nitida, 60 – 120 gm., 2-4 eggs, 10 red dates, boil in eight bowls of water to concentrate into ½ bowl. Eggs eaten with decoction, once daily.

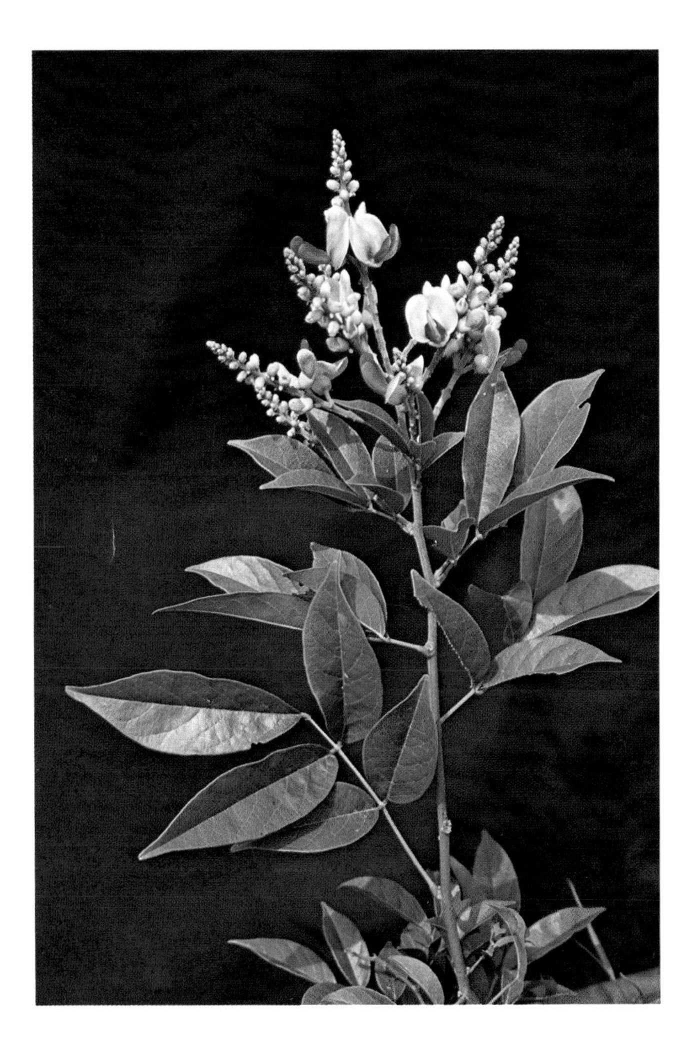

亮葉鷄血藤爲豆科攀援狀灌木,幼枝有銹色短柔毛,後脫落。葉互生,爲羽狀複葉,小葉5片,革質,上面平滑而光亮,葉柄,葉軸和小葉柄有銹色柔毛。圓錐花序頂生,長10至20厘米,總軸和分枝有絲毛。花單生於序軸的節上,長約2厘米,萼鐘狀,密生絹毛,花冠紫色,旗瓣外面白色,有絹毛,基部有兩個附屬物。莢果扁平,有銹色絨毛,種子3至5,直徑約1厘米。

排 錢 草

Desmodium pulchellum (Linn.) Benth.

別　　名　排錢樹、虎尾金錢、錢串草、阿婆錢。

生長環境　生於山坡林下、路旁及灌木叢中。

採集加工　藥用根和葉，夏、秋採收，洗淨切碎曬乾用。

性味功能　味淡澀，性平，有小毒。清熱利濕，活血祛瘀，軟堅散結。

主治用法　1. 感冒發熱；2. 急、慢性肝炎，肝硬化腹水；3. 血吸蟲病肝脾腫大；4. 風濕疼痛，跌打損傷。每用枝、葉3至6錢，根5錢至1両。

方　　例　1. 血吸蟲病肝脾腫大：排錢草根1両，加水3碗，煎成1碗，1次服。隔日1劑，7劑(14天)爲一療程。

2. 急性傳染性肝炎：排錢草根1両，茵陳3錢，甘草2錢，水煎服。

3. 慢性肝炎：排錢草根，白背葉根各8錢，薑黃1錢5分，穷欓根4錢，鮮白毛鷄矢藤（藤、葉）1両5錢水煎，早晚飯後各服1次。14天爲一療程。

附　　註　孕婦忌服。另一種毛排錢草 (Desmodium blandum Van Meeuwen)，形態與本品相似，區別點是：小葉、苞片、萼、莢、果都被絨毛，莢果有莢節3—4個，功用相同。（左下角圖）

Habitat On slopes, roadsides, and in thickets.

Preparation Use roots and leaves. Collect in summer and autumn. Wash, chop, and dry.

Characteristics Bland, astringent, mildly toxic, antipyretic, diuretic, reduces swelling and hematoma.

Indications **1.** Influenza, fever. **2.** Acute and chronic hepatitis, cirrhosis. **3.** Hepatosplenomegaly in schistosomiasis. **4.** Rheumatism, traumatic injury.

Dose Leaf 10 – 20 gm.; roots 15 – 30 gm.

Prescriptions Schistosomiasis with hepatosplenomegaly: Desmodium pulchellum roots 30 gm. Boil in 3 bowls of water until concentrated to one bowl, take orally in one dose, repeating every other day for 7 doses.

Remarks Contraindicated in pregnancy.

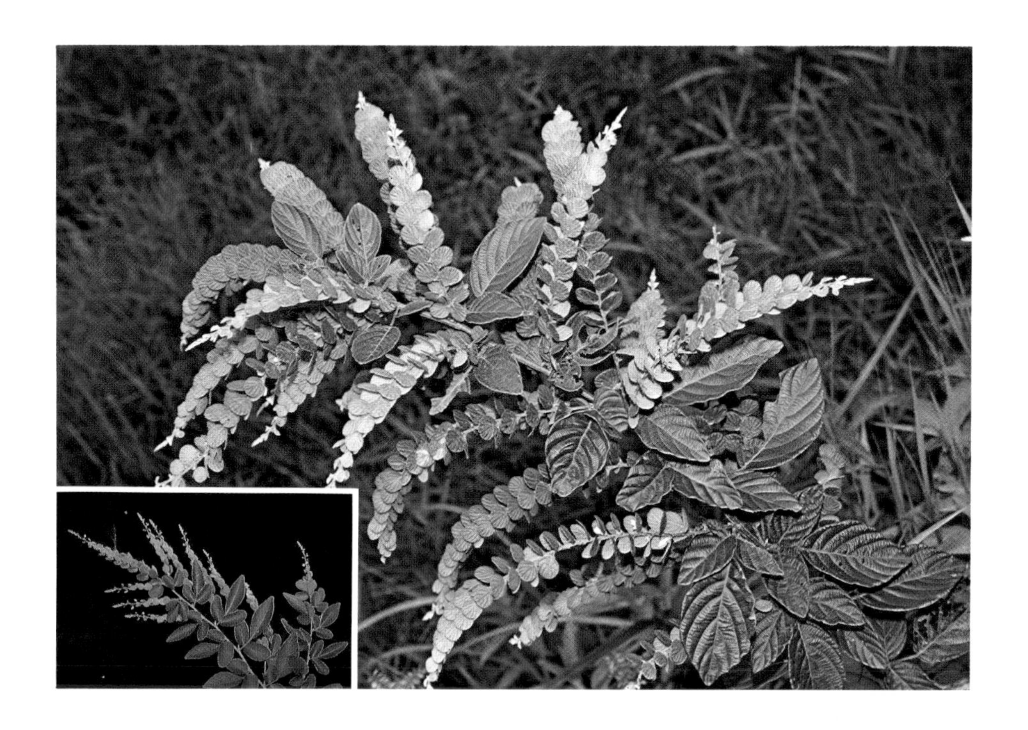

排錢草為豆科半灌木，高0.5至1.5米，枝纖細，有短柔毛。葉互生，為羽狀3小葉，小葉卵狀長圓形，長6至10厘米，側生小葉大小為頂生小葉的一半，葉背有短柔毛，葉柄長約5毫米，有短柔毛。花白色，包藏在一長串小硬幣形苞片內，故名排錢草，成總狀花序頂生或腋生，苞片稍有短柔毛和緣毛。莢果長約6毫米，寬約3毫米，有莢節2，有緣毛。

小葉雙眼龍

Croton lachnocarpus Benth.

別　　名　毛果巴豆、桃葉雙眼龍、細葉雙眼龍。

生長環境　喜生於山坡、灌木林中。

採集加工　藥用根、葉，全年可採，洗淨切片曬乾或鮮用。

性味功能　味辛苦，性溫，有小毒。祛風除濕，散瘀消腫。

主治用法　1. 風濕性關節炎；2. 跌打腫痛；3. 毒蛇咬傷；4. 皮膚搔癢，瘡癬疥癩。每用 3 至 5 錢，水煎或浸酒服；外用鮮葉搗爛或乾根研粉調敷患處。

主要成分　根顯生物碱、酚類、三萜類反應。

附　　註　孕婦忌服。

Habitat　On slopes and among scrub.

Preparation　Use roots and leaves. Collect whole year round. Wash, slice, dry, or fresh.

Characteristics　Acrid, bitter, warm, mildly toxic, reduces swelling and contusion.

Indications　**1.** Rheumatic arthritis. **2.** Traumatic injury. **3.** Snake bites. **4.** Pruritus, pyodermas, ringworm.

Dose　10 – 15 gm. Boil in water or soak in wine for oral use. For external use, apply crushed fresh herb topically.

Remarks　Contraindicated in pregnancy.

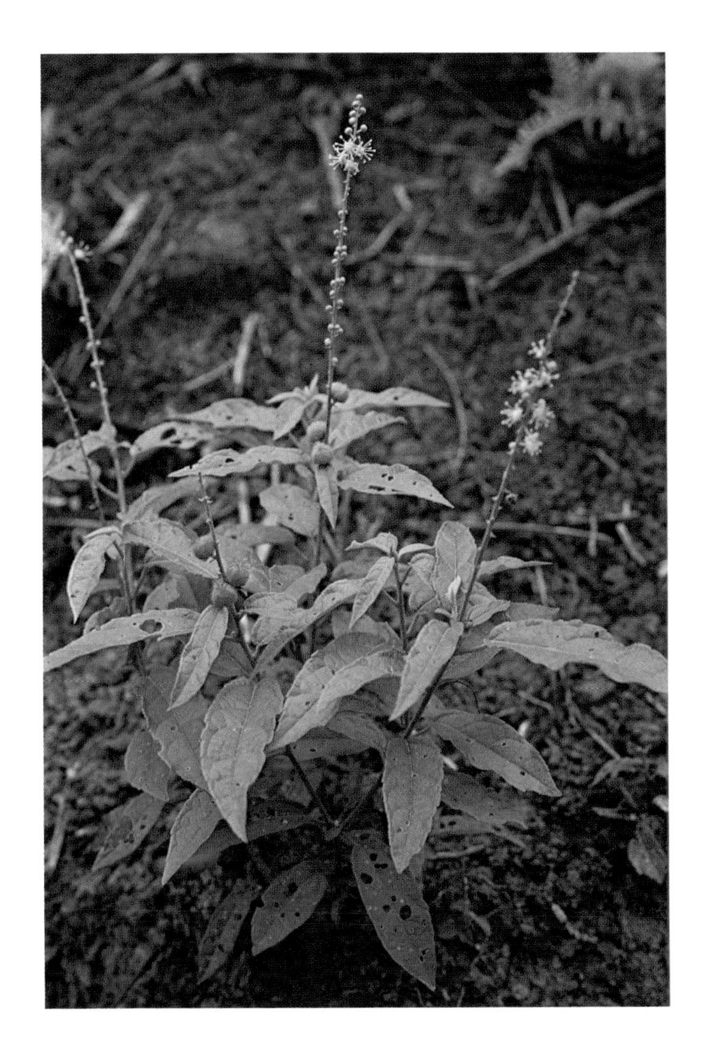

小葉雙眼龍爲大戟科灌木，高 1 至 2 米，分枝少，幼枝被灰黃色星狀毛。葉互生，卵狀橢圓形，形似桃葉，長 5 至10厘米，寬1.5至2厘米，葉基部下面近葉柄處有 2 個突出腺體，兩面被星狀毛，老時上面無毛，邊緣有鈍鋸齒。總狀花序頂生，淡綠色，雄花花瓣矩圓形，雌花花瓣小。蒴果扁球形，有粗毛，直徑達 1 厘米，故又稱毛果巴豆。

算 盤 子

Glochidion puberum (Linn.) Hutch.

別　　名　野南瓜、金骨風、柿子椒、周身鬆。

生長環境　路邊乾地、山野、灌木叢中。

採集加工　藥用根，全年可採，洗淨曬乾備用。

性味功能　味微苦澀，性涼。清熱，消滯，止瀉，祛風濕。

主治用法　1. 感冒發熱，咳嗽，喉痛；2. 食滯腹痛，痢疾，腹瀉；3. 風濕腰腿痛。每用 5 錢至 1 両，水煎服。

方　　例　1. 風熱感冒，週身骨痛：算盤子、桑枝各 1 両，絡石藤 5 錢，水煎服。

2. 急性胃腸炎，痢疾：算盤子、火炭母各 1 両，救必應 5 錢，水煎服。

3. 熱病：算盤子、鬼針草、蛇泡簕各 1 両，水煎服。

主要成分　本品含酚類、氨基酸、糖類等。

Habitat　On roadsides, mountains, and in thickets.

Preparation　Use roots, wash and dry.

Characteristics　Bitter, acrid, cool, antipyretic, anti-diarrhea.

Indications　**1.** Colds, fever, cough, sorethroat. **2.** Indigestion, stomachache, dysentery, diarrhea. **3.** Rheumatic lumbago.

Dose　15 – 30 gm.

Prescriptions　**1.** Influenza, bone pain: Glochidion puberum, Morus alba 30 gm. each, Psychotria serpens 15 gm. Boil in water.

2. Acute gastroenteritis, dysentery: Glochidion puberum, Polygonum chinense 30 gm. each, Ilex rotunda 15 gm. Boil in water.

3. Pyrexia: Glochidion puberum,Bidens pilosa, and Rubus parvifolius, 30 gm. each. Boil in water.

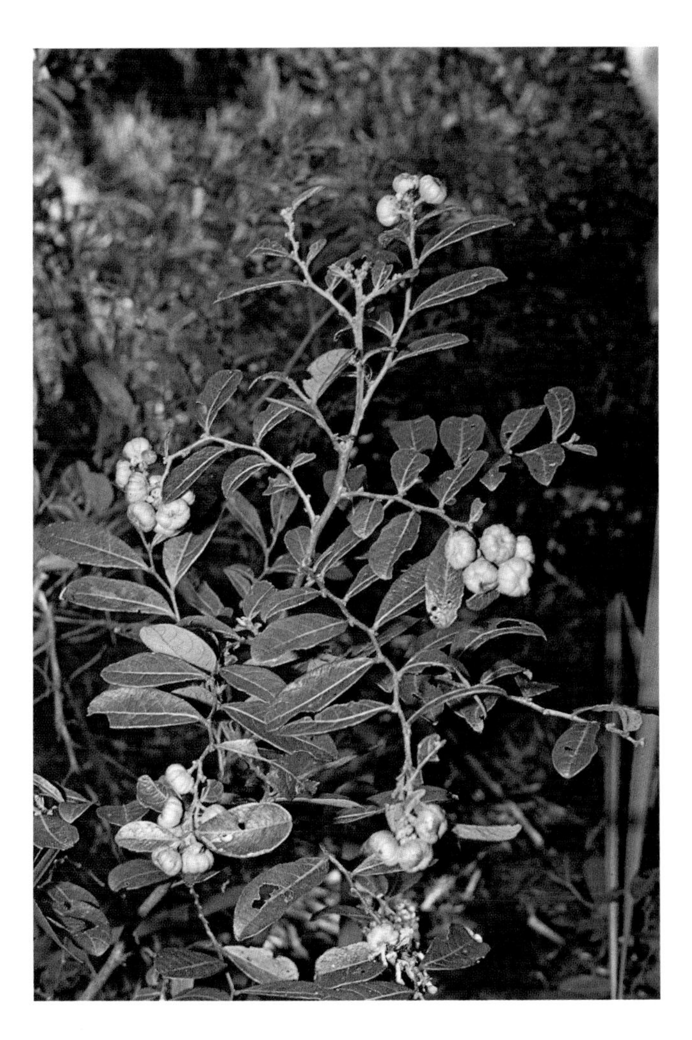

算盤子爲大戟科灌木，高 1 至 2 米，多分枝，嫩枝密被銹色短茸毛。葉互生，長橢圓形，長 3 至 5 厘米，寬達 2 厘米，兩端楔尖，上面除中脈外近禿淨，背面被短柔毛。花小，單性，雌雄同株或異株，無花瓣，2 至 5 朵簇生葉腋，萼片 6，2 輪，雄花無退化子房，雄蕊 3，雌花子房通常 5 室，每室 2 胚珠，花柱合生。蒴果扁球形，直徑10至15毫米，紅褐色，有 8 至10條縱溝，被短柔毛，很像小南瓜或算盤子。

丢了棒

Claoxylon polot (Burm. f.) Merr.

別　　名　白桐樹、鹹魚頭、追風棍。

生長環境　生於荒地灌木叢、疏林下。

採集加工　藥用根，全年可採，切片曬乾備用。

性味功能　味甘淡，性平，有小毒。祛風除濕，散瘀止痛。

主治用法　1. 風濕性關節炎；2. 腰腿痛；3. 外傷瘀痛；4. 腳氣水腫。每用 3 至 5 錢，水煎服。

方　　例　1. 腰腿痛：丢了棒 5 錢，三加皮、臭茉莉各 1 両，水煎服。

2. 坐骨神經痛：丢了棒 1 両，徐長卿3錢，寬根藤1両，走馬箭 5 錢，水煎服。

3. 腳氣水腫：丢了棒 5 錢，五指毛桃、豆豉薑各 1 両，水煎服。

4. 祛瘀止痛：丢了棒 5 錢，走馬箭両半，一朵雲、兩面針各 3 錢，水煎服。

附　　註　本品有下走之性並有小毒，體弱，孕婦忌用。

Habitat　In thickets and sparse woodland.

Preparation　Roots collected in all seasons.

Characteristics　Sweet, mildly toxic, antiphlogistic, analgesic.

Indications　**1.** Rheumatic arthritis. **2.** Lumbago. **3.** Traumatic injury. **4.** Beri-beri.

Dose　10 – 15 gm.

Prescriptions　**1.** Lumbago: Claoxylon polot 15 gm., Acanthopanax trifoliatus 30 gm., Clerodendron fragrans 30 gm. Boil in water.

2. Sciatica: Claoxylon polot 30 gm., Cynanchum paniculatum 10 gm., Tinospora sinensis 30 gm., Sambucus javanica 30 gm. Boil in water.

Remarks　Mildly toxic, contraindicated in general debility and pregnancy.

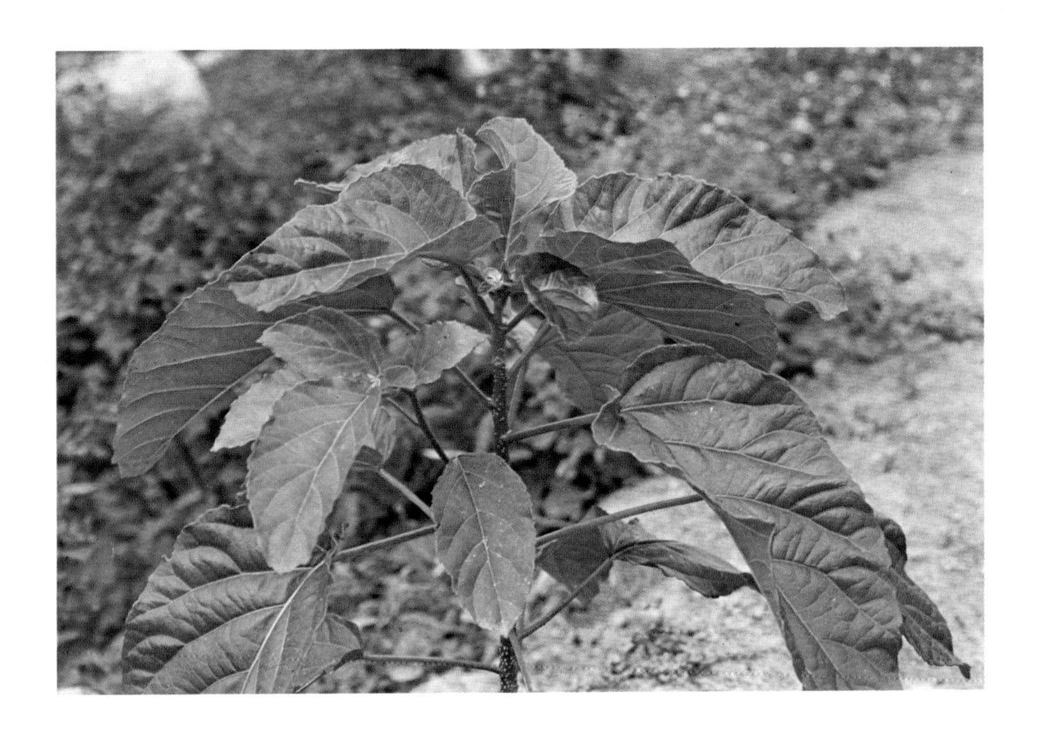

丢了棒爲大戟科多年生灌木或喬木，高 3 — 9 米；小枝密被白色小柔毛。葉闊卵形至卵狀矩圓形，長10 —20厘米，寬 5 —12厘米，兩面沿脈被疏柔毛後來脫落；葉柄長 5 —14厘米，頂端有 2 枚不明顯的小腺體。花小，單性，雌雄異株，無花瓣；總狀花序腋生，花序枝及花柄密被茸毛；雄花序長14—30厘米，雄花花萼 3 — 4 裂，裂片鑷合狀，外面被銹色短柔毛，雄蕊20—25；花粉囊上端分離，直立；花盤腺體片狀，被毛，無退花雌蕊；雌花萼 3 — 4 裂；子房2—3室，密被灰白色短茸毛。蒴果密被茸毛，三角狀扁球形，直徑約 8 毫米。

巴　　豆

Croton tiglium Linn.

別　　名　大葉雙眼龍、雙眼龍、猛子樹、江子。

生長環境　多生於山坡、溪邊林中。

採集加工　藥用種子（巴豆）、葉、根；子去殼曬乾備用。

性味功能　子：味辛，性熱，有大毒，瀉下去積。根葉：味辛，性溫，祛風。

主治用法　種子：寒實冷積，胸腹脹滿；外用治白喉，瘧疾，腸梗阻。根：風濕性關節炎，跌打腫痛，蛇傷。葉：外用，煎水洗凍瘡，並可殺蟲。每用種子 5 厘至 1 分，去油，根 1 至 3 錢。

方　　例　1. 寒實冷積，腹滿脹痛：巴豆霜 1 錢，乾薑 2 錢，大黃 3 錢，研末和蜜為小丸，每次服 2 至 3 分。

2. 毒蛇咬傷：巴豆根 1 両 2 錢浸酒 1 斤，作外敷；或用乾葉研末，每次 2 分，每天 1 次，冷開水冲服，有一定效果。

主要成分　含脂肪油、巴豆毒素、巴豆甙及有毒生物碱。

附　　註　巴豆有大毒，內服須去油用霜（巴豆霜），以減低毒性並緩和峻瀉作用。巴豆中毒症狀主要是急性胃腸炎的症狀。解毒可用黃連、黃柏煎湯，冷服。忌熱性藥物。

Habitat　On slopes and creeksides.

Preparation　Use seeds, leaves, roots.

Characteristics　Seeds acrid, warm, strong poison; roots and leaves acrid and warm.

Indications　Seeds for chest and abdominal distention, diphtheria, malaria, intestinal obstruction. Roots for rheumatic arthritis, hematoma, snake bites. Leaves for external use in frost bite.

Dose　Seeds: 0.1 – 0.3 gm. remove oil. Roots: 3 – 10 gm.

Prescriptions　**1.** Abdominal fullness and distention: Use seeds 3 gm., dried ginger 6 gm., Rheum tanguticum 10 gm., pulverize, and add honey to make small pills. Take 0.5 – 1 gm. each time.

2. Poisonous snake bite: Roots 36 gm. soak in 1 catty of wine and apply externally. Orally take pulverized dry leaves 0.5 gm. with cold water once daily.

Remarks　Very toxic. Symptoms of intoxication resembles acute gastroenteritis. Antidote includes Coptis chinensis, Sabina tibetica, boil in water and drink when cool.

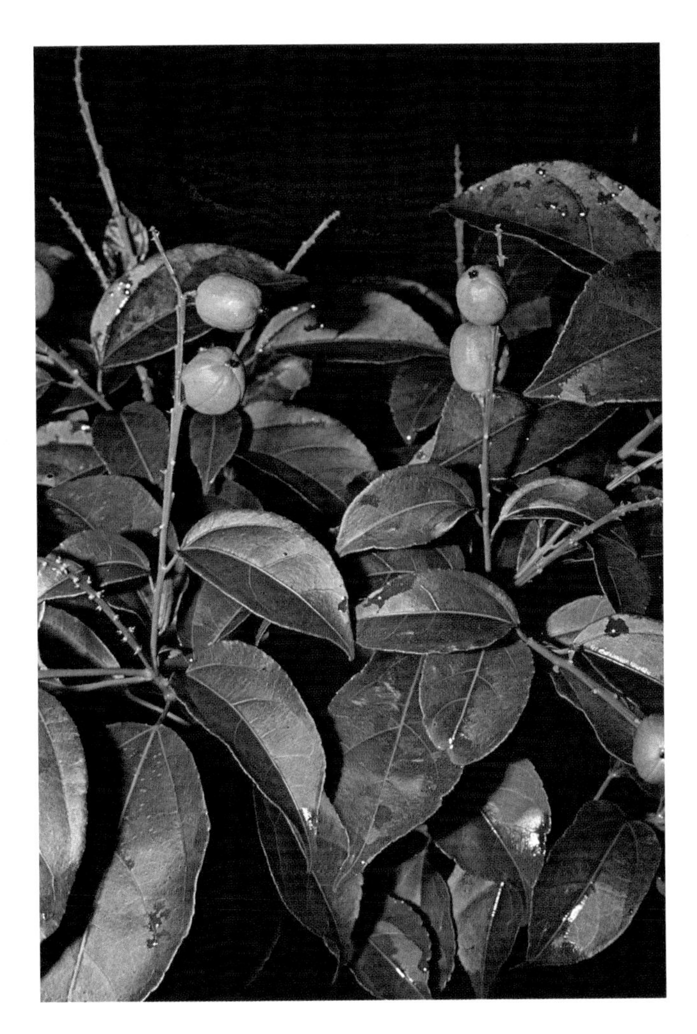

巴豆爲大戟科灌木或小喬木，高2至7米，幼枝綠色，被稀疏的星狀毛。葉互生，卵形至矩圓狀卵形，長5至13厘米，寬2.5至6厘米，頂端漸尖，邊緣有細齒，基出3脈，兩面被稀疏的星狀毛，葉片近基部的邊緣上有腺體2個，葉柄長2至6厘米。花單性，細小，雌雄同株，成頂生總狀花序，長8至14厘米，雌花在下，雄花在上，萼片5，雄花雄蕊多數，雌花無花瓣，子房3室，密被星狀毛，每室1胚珠。蒴果矩圓狀，長約2厘米，內有3枚種子，即中藥巴豆。

漆大姑

Glochidion eriocarpum Champ.

別　　名　毛果算盤子、漆大伯、毛漆。

生長環境　生於山坡、路旁灌木叢中。

採集加工　藥用根、葉，全年可採，洗淨切片曬乾備用。

性味功能　味苦澀，性平。清熱利濕，解毒止癢。

主治用法　根：腸炎，痢疾。葉：外用治 1.生漆過敏，水田皮炎；2. 皮膚搔癢，蕁麻疹，濕疹，剝脫性皮炎。每用根 1 至 2 両；葉外用適量，煎水洗或研末敷患處。

方　　例　1. 過敏性皮炎：漆大姑葉、杠板歸、千里光、鹽膚木葉各1至2両。煎水薰洗。

2. 腸炎、痢疾：漆大姑根、鳳尾草各 1 両、鐵線草 5 錢，水煎服。

主要成分　全株含酚類和鞣質。

Habitat On mountain slopes, roadside, and scrub.

Preparation Use roots or leaves. Gather all year round, wash, slice and dry under the sun before use.

Characteristics Taste bitter, astringent. Nature mild, antipyretic, diuretic, antitoxic and antipruritic.

Indications **1.** Enteritis and dysentery. **2.** Contact dermatitis, pruritus, desquamative dermatitis, urticaria and eczema.

Dose 30 – 60 gm.

Prescriptions **1.** Allergic dermatitis: Glochidion eriocarpum´ leaves, Polygonum perfoliatum, Senecio scandens and Rhus chinesis leaves, 30 – 60 gm. each. Boil in water and wash the affected part.

2. Enteritis and dysentery: Root of Glochidion eriocarpum 30 gm, Pteris multifida 30 gm. and Adiantum flabellulatum 15 gm. Boil in water and take orally.

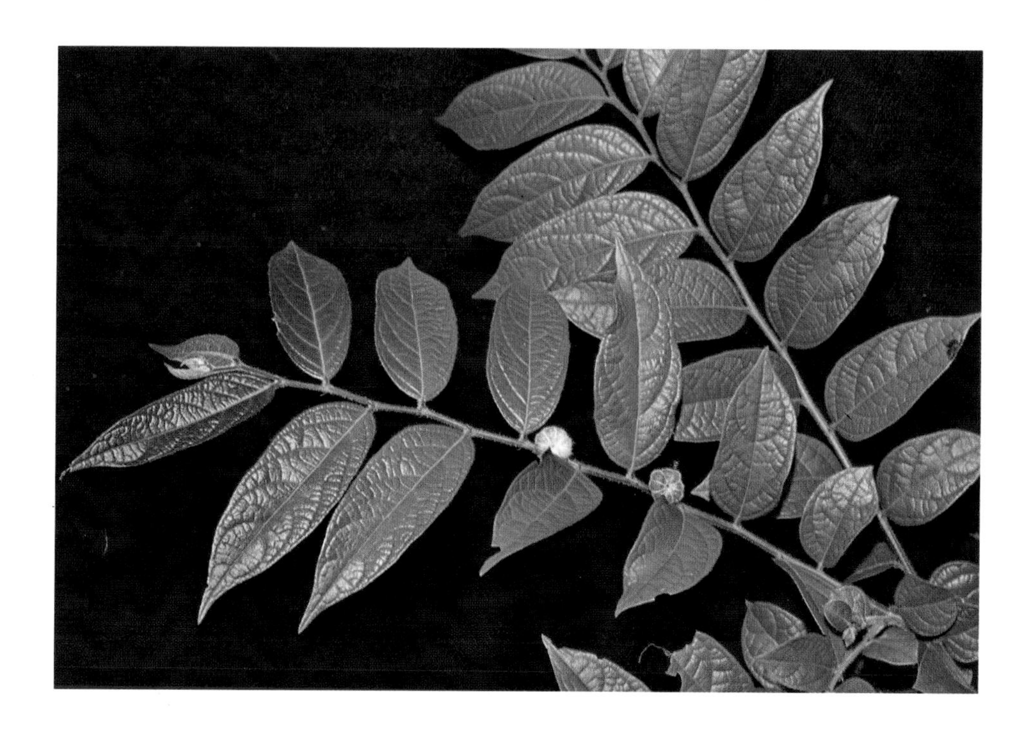

漆大姑爲大戟科灌木，高0.5至2米，枝密被淡黃色長柔毛。葉互生，卵形或卵狀披針形，長 4 至 8 厘米，寬1.5至3.5厘米，頂端漸尖，基部鈍或圓形，兩面均被長柔毛。花 2 至 4 朵成簇或單生於葉腋，雌雄同株，雌花位於小枝上部的葉腋內，萼片 6 。蒴果扁球形，有五棱，直徑約 1 厘米，密被長柔毛，故又稱毛果算盤子。

葉　下　珠

Phyllanthus urinaria Linn.

別　　名　珍珠草、十字珍珠草、葉後珠、日開夜閉。

生長環境　常生於荒地、山坡草地。

採集加工　藥用全草，夏秋採摘，曬至半乾或陰乾備用。

性味功能　味甘微苦，性涼。清熱利尿，消疳積，明目。

主治用法　1. 濕熱性的腎炎水腫，尿路結石，泌尿系感染；2. 小兒疳積，腸炎痢疾；3. 眼結膜炎，肝炎。每用5錢至1両，水煎服；外用鮮品搗敷治青竹蛇咬傷。

方　　例　1. 急性腎炎：葉下珠、白花蛇舌草各3錢，紫珠草、石葦各 5 錢，水煎服。

2. 泌尿系感染或結石：葉下珠、金錢草、車前草各1両，海金砂5錢，水煎服。

3. 小兒疳積，證見肝熱煩燥者：葉下珠5錢，獨脚柑3錢，爵床 5 錢，水煎服。

4. 腸炎，痢疾：葉下珠、金銀花藤各 1 両，水煎分二次服。

主要成分　含酚類，三萜等成分。

Habitat　On vacant lots, slopes, or grasslands.

Preparation　Use whole plant. Collect in summer and autumn, dry under shade.

Characteristics　Mildly bitter, sweet, cool, diuretic, antipyretic.

Indications　**1.** Nephritic edema, urinary tract infection and stone. **2.** Infantile malnutrition, enteritis, dysentery. **3.** Conjunctivitis, hepatitis.

Dose　15 – 30 gm.

Prescriptions　**1.** Acute Nephritis: Phyllanthus urinaria, Oldenlandia diffusa 10 gm. each, Callicarpa macrophylla, Pyrrosia lingua 15 gm. each. Boil in water.

2. Urinary tract infection or stone: Phyllanthus urinaria, Desmodium styracifolium, Plantago major, 30 gm. each, Lygodium japonicum 15 gm. Boil in water.

3. Infantile malnutrition: Phyllanthus urinaria 15 gm., Striga asiatica 10 gm., Justica procumbens 15 gm. Boil in water.

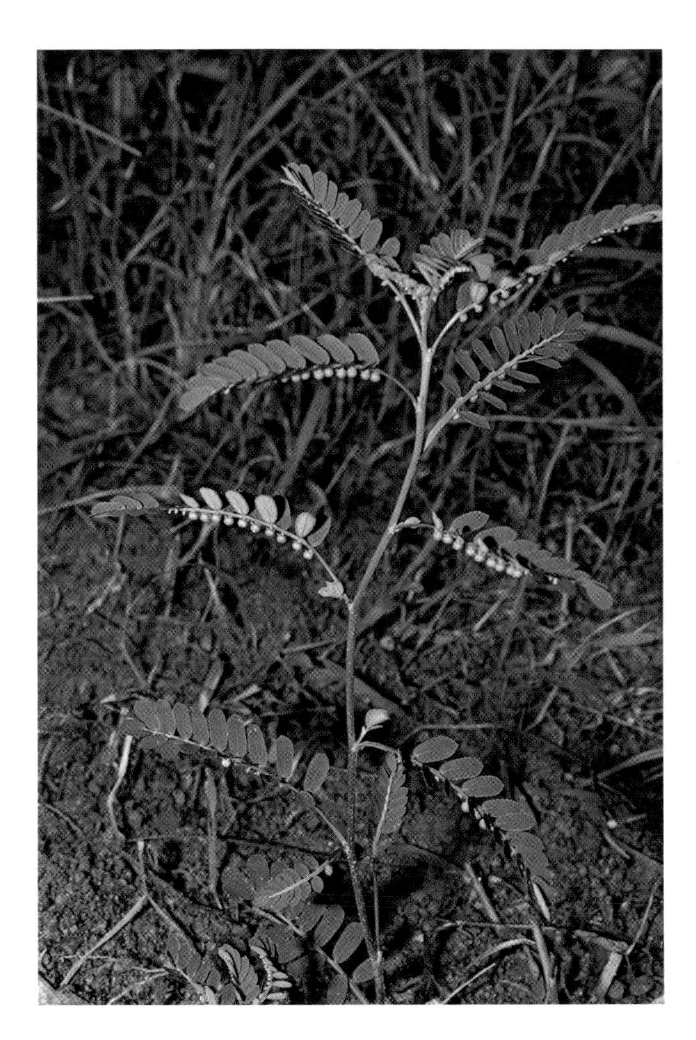

葉下珠爲大戟科一年生草本，高達30厘米；莖直立，分枝傾臥而後上升，具翅狀縱棱。葉 2 列互生，長橢圓形，長0.5—1.5厘米，寬0.2—0.5厘米，先端斜或有小凸尖，基部偏斜，兩面無毛，幾無柄；托葉小，披針形。花小，單性，雌雄同株，無花瓣；雄花 2 — 3 朵簇生於葉腋，萼片 6 ，雄蕊花盤腺體 6 ，分離，與萼片互生，無退化子房；雌花單生於葉腋，寬約 3 毫米，表面有小凸刺或小瘤體。

蓖　　麻

Ricinus communis Linn.

別　　名　蓖麻子、紅蓖麻、天麻子果。

生長環境　栽培或野生，多見於村邊和海灘邊。

採集加工　藥用種子、葉、根；秋冬採種子，夏秋採根、葉。

性味功能　種子：味甘辛，性平，有毒，消腫，排膿，拔毒。種仁油：潤腸通便。葉：味甘辛，性平，有小毒，消腫拔毒，止癢。根：味淡微辛，性平，祛風活血，止痛鎮靜。

主治用法　種仁：1. 子宮脫垂，脫肛；2. 難產，胎盤不下；3. 面神經痲痺；4. 瘡癰未潰，淋巴結核。種仁油（搾油提純蓖麻油）：腸內積滯，大便秘結，每用10至20毫升。葉：瘡瘍腫毒，搗爛外敷，濕疹搔癢，煎水外洗。根：風濕關節痛，破傷風，癲癇，精神分裂症。每用 1 至 2 両，水煎服。

方　　例　1. 子宮脫垂，脫肛：種仁搗爛敷頭頂百會穴。

2. 難產，胎盤不下：種仁搗爛敷足心湧泉穴。

3. 面神經痲痺：種仁搗爛外敷，歪左貼右，歪右貼左。

4. 破傷風：蓖麻根 4 至 8 両，蟬蛻 5 錢至 1 両，九里香 1 至 2 両，水1,000毫升煎至200毫升，3次服。同時注射抗毒血清。

附　　註　種子含蓖麻碱和蓖麻素，有凝固血液作用，小兒誤食 3 顆可致死。經煮沸 2 小時以上，毒性即消失。

Habitat Cultivated or escaped wild, mostly in villages and along beaches.

Preparation Use seeds, roots, leaves. Collect seeds in autumn and winter; roots and leaves in summer and autumn.

Indications Seeds: prolapse uterus or rectum, dystocia, retained placenta, facial nerve palsy, pyodermas, tuberculous adenitis. Leaves: pyodermas, eczema, pruritus. Roots: Rheumatic arthralgia, tetanus, epilepsy, schizophrenia. Use 30 – 60 gm.

Prescriptions **1.** Prolapse uterus and rectum: Apply crushed seeds on the "Paihui point" of the head.

2. Dystocia, retained placenta: crushed seeds applied to "Yungchuan point" on the sole. **3.** Facial nerve palsy: crushed seed applied on contralateral side.

Remarks Seeds contain poisonous alkali with coagulant effect. Ingestion of 3 or more seeds has fatal effect in small child. However, boiling for 2 hours removes the poison.

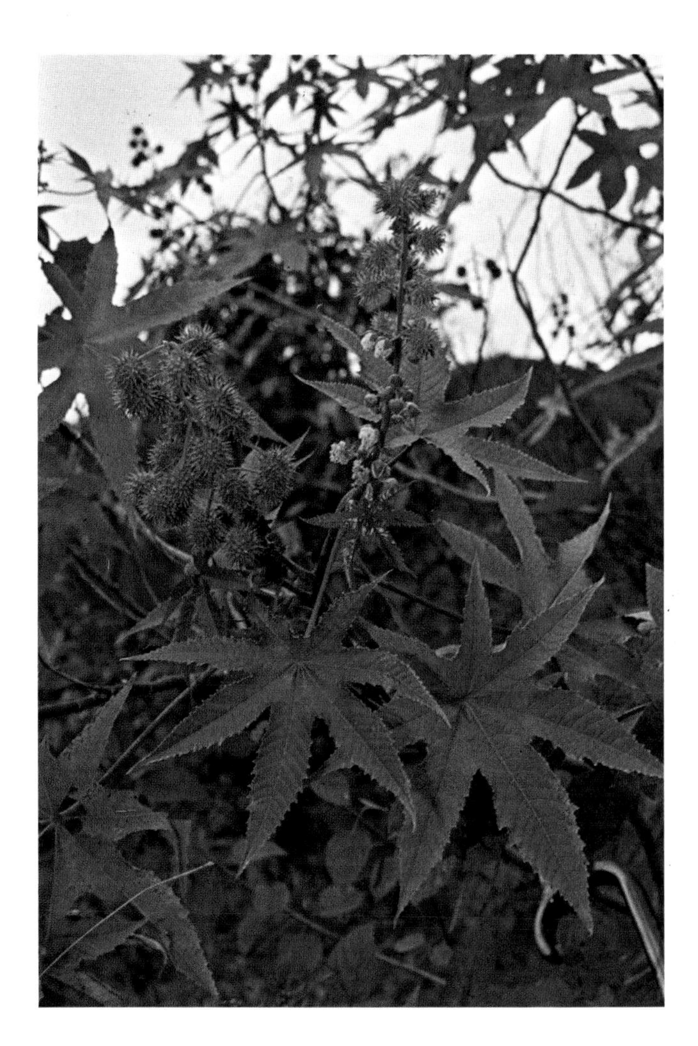

蓖麻爲大戟科亞灌木，一般高 1 至 2 米，莖中空，幼嫩部分密被白粉。葉互生，直徑15至60厘米，有時大至90厘米，掌狀中裂，裂片 5 至11，邊緣有鋸齒，葉柄長。花無花瓣，成圓錐花序與葉對生，長10至30厘米或更長，下部雄花，上部雌花。蒴果球形，直徑 1 至 2 厘米，表面有軟刺，內含種子三枚，平滑有花紋。

黑　面　神

Breynia fruticosa (Linn.) Hook. f.

別　　名　鬼畫符、黑面葉、鐵甲將軍。

生長環境　多生於山坡、疏林下。

採集加工　藥用根、葉，全年可採；根切片曬乾備用。

性味功能　味苦，性涼。清熱解毒，散瘀止痛，收斂止癢。

主治用法　根：1. 急性胃腸炎；2. 扁桃體炎，支氣管炎；3. 尿路結石；4. 產後子宮收縮疼痛；5. 風濕性關節炎。葉：外用治1. 燒燙傷；2. 濕疹，過敏性皮炎，皮膚搔癢；3. 陰道炎。每用根 2 至 3 錢，水煎服；鮮枝葉煎水洗，或搗汁外搽患處。

方　　例　1. 產後子宮收縮痛：黑面神葉3錢，加水500毫升，煎至100至150毫升，去渣服。

2. 陰道炎，外陰搔癢：黑面神葉煎水坐盤或陰道冲洗。

3. 濕疹，過敏性皮炎，皮膚搔癢，燙傷，漆過敏：黑面神鮮葉搗汁外塗或配漆大姑、大葉桉、馬纓丹各 5 錢，煎水外洗。

主要成分　酚類、三萜類。

附　　註　本品內服過量會引起嘔吐、頭暈、中毒性肝炎，甚則死亡，故不宜過量及長期服用。孕婦忌用。

Habitat　On slopes and sparse forest.

Preparation　Use roots and leaves.

Characteristics　Bitter, cool, antipyretic, antitoxic, anti-swelling, analgesic, antipruritic.

Indications　Roots: Acute gastroenteritis, tonsillitis, bronchitis, urinary tract stones, post-partum uterine contraction pain, rheumatic arthritis. Leaves: External use in burns, eczema, allergic dermatitis, pruritus, vaginitis.

Dose　Roots: 6 – 10 gm. Leaves: boil sufficient amount for external use.

Prescriptions　**1.** Vaginitis, pruritus vulva: Boil Breynia fruticosa leaves in water for sitz-bath or douche.

2. Pain from postpartum uterine contraction: Breynia fruticosa leaves 10 gm., water 500 ml. boil till 100 ml. remains, remove residue and drink.

Remarks　Overdose produces vomiting, dizziness, toxic hepatitis, even death. Contraindicated in pregnancy.

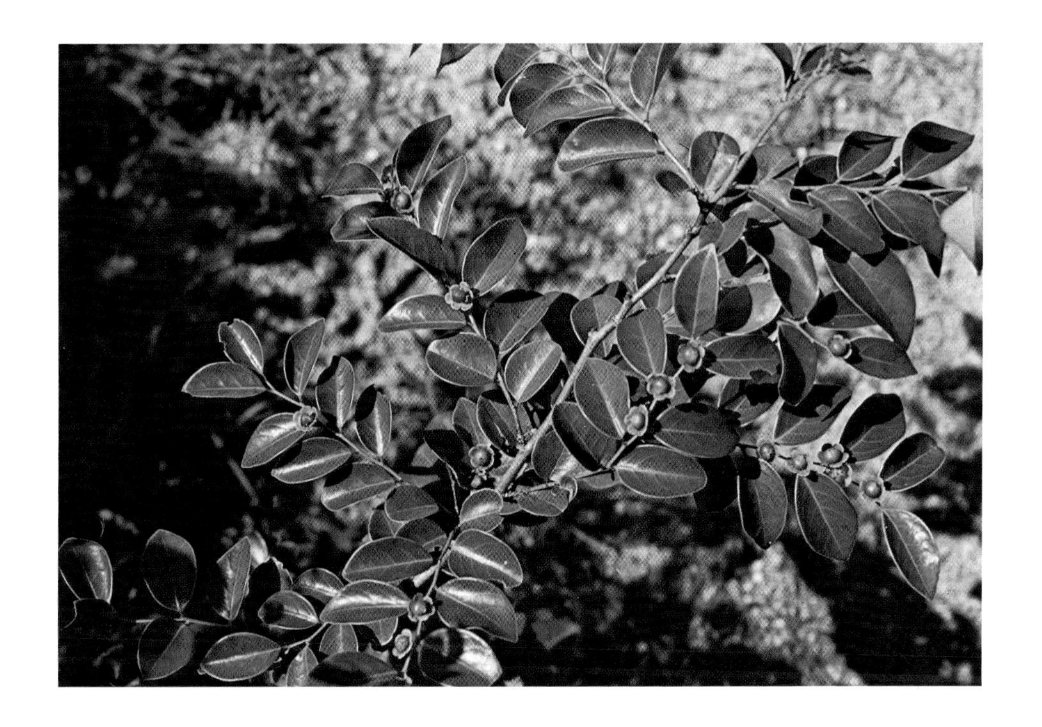

黑面神為大戟科灌木，高 1 至 2 米，小枝淺綠色，無毛。葉互生，革質，多為闊卵形，長2.5至4厘米，寬 2 至 3 厘米，上面深綠色，背面粉綠色，乾燥後變黑，故稱黑面神，葉柄短。長 2 至 4 毫米。花極小，單性，雌雄同株，無花瓣，單生或 2 至 4 朵簇生於葉腋，花萼頂端 6 淺裂；雌花花萼果期擴大呈盤狀，變褐色，子房 3 室，每室 2 胚珠。果肉質，近球形，直徑約 6 毫米，藏於宿存的盤狀花萼內，很特殊，易於識別，果熟時深紅色。

崗　　梅

Ilex asprella Champ.

別　　名　梅葉冬青、點秤星、秤星木、假青梅。

生長環境　多生於路旁、山坡、灌木叢中。

採集加工　藥用根、葉，全年可採；根切片曬乾備用。

性味功能　味苦，性涼。清熱解毒，生津止渴。

主治用法　1. 感冒高熱、流感；2. 扁桃體炎，咽喉炎；3. 氣管炎，百日咳；4. 痢疾，腸炎，傳染性肝炎；5. 野蕈、砒霜中毒。爲涼茶主要原料。葉外用治跌打損傷，癰癤腫毒。每用根 5 錢至 1 両，水煎服；葉外用適量搗爛敷患處。

方　　例　1. 感冒發熱：崗梅根、蘆根、葛根各 1 両，水煎服。

2. 急性扁桃體炎：崗梅根、火炭母、廣東土牛膝各 1 両，水煎服。

3. 跌打瘀痛，熱證頭痛：崗梅根 1 両，三椏苦、七葉蓮各 5 錢，水煎服。

中國成藥　感冒靈片、防治靈片、廣東涼茶精、廣西涼茶。

主要成分　葉含熊果酸0.03%。

Habitat　On roadsides, slopes and in scrub.

Preparation　Use roots and leaves. Collect all year round.

Characteristics　Bitter, cool, antipyretic, antitoxic.

Indications　**1.** Influenza, fever. **2.** Tonsillitis, pharyngitis. **3.** Bronchitis, pertusis. **4.** Dysentery, enteritis, infectious hepatitis. **5.** Poisoning by wild mushrooms. As principal ingredient in medicated cool tea. Leaves used externally in traumatic injury, pyodermas.

Dose　Roots: 15 – 30 gm. Boil in water. Leaves: sufficient amount for external use.

Prescriptions　**1.** Influenza, fever: Ilex asprella roots 30 gm., Phragmites communis roots 30 gm., Pueraria pseudo-hirsuta roots 30 gm. Boil in water.

2. Acute tonsillitis: Ilex asprella roots 30 gm., Polygonum chinense 30 gm., Eupatorium chinense 30 gm. Boil in water.

Chinese Patent Medicine　Ganmaoling Tablets, Fangzhiling Tablets, Essence of Medical Tea, Medicated Tea.

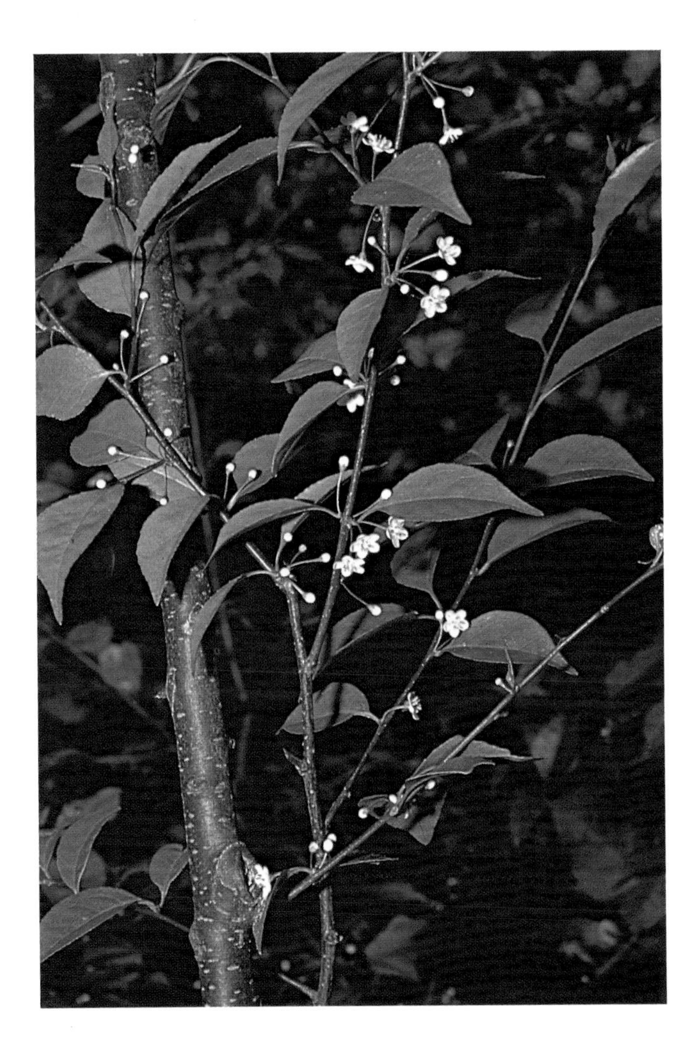

崗梅為冬青科落葉灌木，高達3米，莖枝上有白色皮孔，故又名秤星樹。葉互生，膜質，闊卵形，長3至8厘米，寬2至5厘米，邊緣有疏齒，背面有細腺點。花白色，雌雄異株，腋生，雄花2至3朵簇生或單生葉腋內，4至5數，雌花單生葉腋，4至6數。果球形，直徑5至6毫米，熟時黑色。

枸　　骨

Ilex cornuta Lindl.

別　　名　功勞葉、老鼠刺、羊角刺、貓公刺。

生長環境　多爲栽種。

採集加工　藥用根皮、葉、果。葉(功勞葉)、根皮全年可採；果(功勞子)成熟時採，洗淨曬乾；嫩葉加工製成苦丁茶。

性味功能　根：味苦，性涼，祛風止痛。葉：味苦，性涼，滋陰清熱，補腎壯骨。果：味苦澀，性微溫，固澀下焦。

主治用法　根：1. 風濕關節酸痛，腰肌勞損；2. 頭痛，牙痛；3. 黃疸型肝炎。葉：1. 肺結核潮熱，咳嗽咯血，骨結核；2. 頭暈耳鳴，腰酸脚軟；3. 白癜風。果：白帶過多，慢性腹瀉。每用根 5 錢至両半，葉、果 2 至 5 錢。

方　　例　1. 肺結核：枸骨嫩葉 1 両烘乾，開水泡當茶飲。

2. 急性黃疸型肝炎：枸骨根 2 両，梓實 5 錢，水煎服。

3. 頭痛，發熱：枸骨的嫩葉，在清明前後採，經水泡後曬乾，泡茶喝，稱爲"苦丁茶"。

主要成分　樹皮，枝，葉含咖啡碱，揮發油及鞣質。種子含脂肪油。

附　　註　目前本港大部分藥店出售之功勞葉即枸骨的葉。

Habitat　Mostly cultivated.

Preparation　Root skin, leaves, fruit.

Characteristics　Roots: bitter, cool, analgesis. Leaves: bitter, cool, antipyretic. Fruit: bitter, astringent.

Indications　Roots: Rheumatism, lumbago, headache, toothache, hepatitis. Use 15 – 45 gm. Fruits: Leucorrhea, chronic diarrhea. Use 6 – 15 gm.

Prescriptions　**1.** Pulmonary tuberculosis: Ilex cornuta young leaves 30 gm., roast and use as tea.

2. Acute hepatitis: Ilex cornuta roots 60 gm., Catalpa ovata seeds 15 gm. Boil in water.

3. Headache, fever: Pick young leaves of Ilex cornuta in spring, dry in the sun after washing and use as tea.

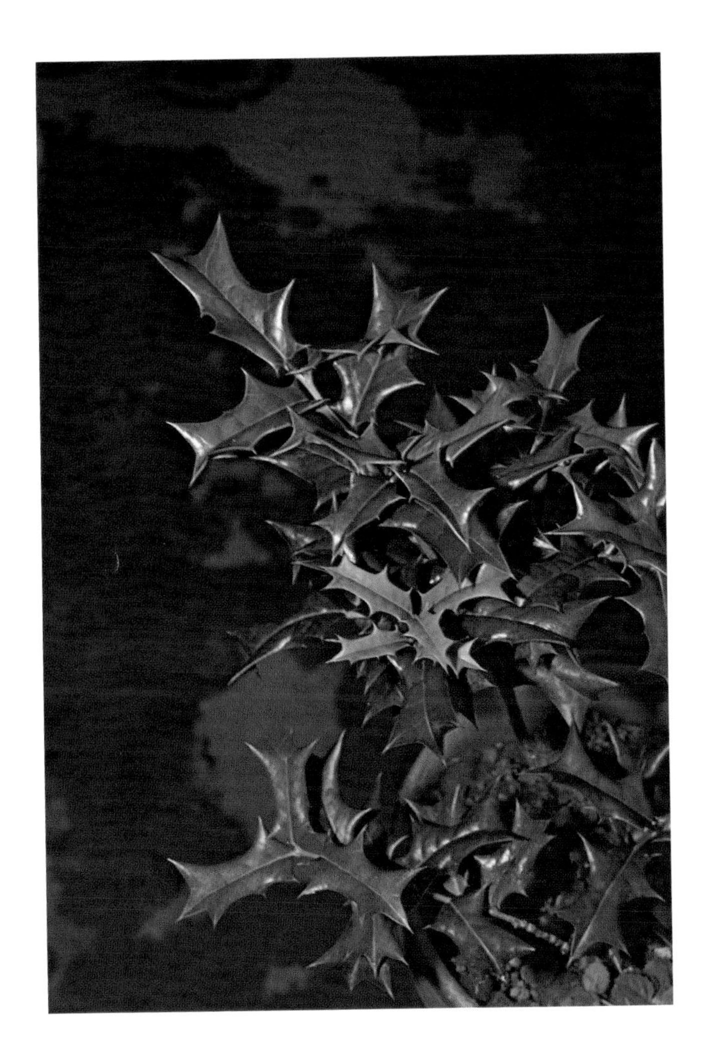

枸骨爲冬青科常綠灌木或小喬木，約高 3 至 4 米，樹皮灰白色，平滑。葉互生，硬革質，矩圓狀四方形，長 4 至 8 厘米，寬2至4厘米，頂端擴大，有硬而尖的刺齒 3，基部平截，兩側各有尖硬刺齒 1 至 2 。花黃綠色，4 數，雌雄異株，簇生叶腋。果球形，鮮紅色，直徑 8 至 10毫米。

急 性 子

Impatiens balsamina Linn.

別　　名　鳳仙花、指甲花。

生長環境　多爲栽培。

採集加工　急性子爲鳳仙花的種子，9月果實成熟前摘下。

性味功能　味微苦，性溫，有小毒。活血通經，軟堅消積。

主治用法　1. 閉經，難產；2. 腫塊積聚（包括消化道癌腫）。每用1至3錢，治癌入煎劑須用5錢至2両。

方　　例　1. 血瘀經閉：急性子2錢，益母草1両，三稜、莪朮各2錢，水煎服。

2. 試用於治消化道癌：急性子1至2両，石見穿1両，半枝蓮1至2両，紅棗5至10枚爲基本方加減。*

主要成分　急性子含皂甙及脂肪油。花含山萘黃碱。

附　　註　鳳仙花：爲鳳仙花的花。味甘性溫，有小毒。功能活血通經，祛風止痛，外用解毒。主治用法：閉經，跌打損傷，瘀血腫痛，風濕性關節炎，癰癤疔瘡，蛇咬傷，手癬。每用1至2錢,外用適量,鮮花搗爛塗敷患處。孕婦忌服。

*《中藥臨床應用》資料。

Habitat　Mostly cultivated.

Preparation　Use seeds and flowers.

Characteristics　Bitter, warm, mildly toxic, promotes circulation, decreases swelling, antitoxic.

Indications　Seeds: Amenorrhea, difficult delivery, neoplasms. Use 3 – 10 gm. For neoplasms, use 15 – 60 gm. Flowers: Amenorrhea, traumatic injury, contusion, hematoma, rheumatic arthritis, furunculosis, snake bites, ringworm infection. Use 3 – 6 gm. For external use, crush fresh flower and apply topically.

Prescription　Hematoma, amenorrhea: Impatiens balsamina 6 gm., Leonurus sibiricus 30 gm., Curcuma zedoaria 6 gm., Scirpus yagara 6 gm. Boil in water.

Remarks　Contraindicated in pregnancy.

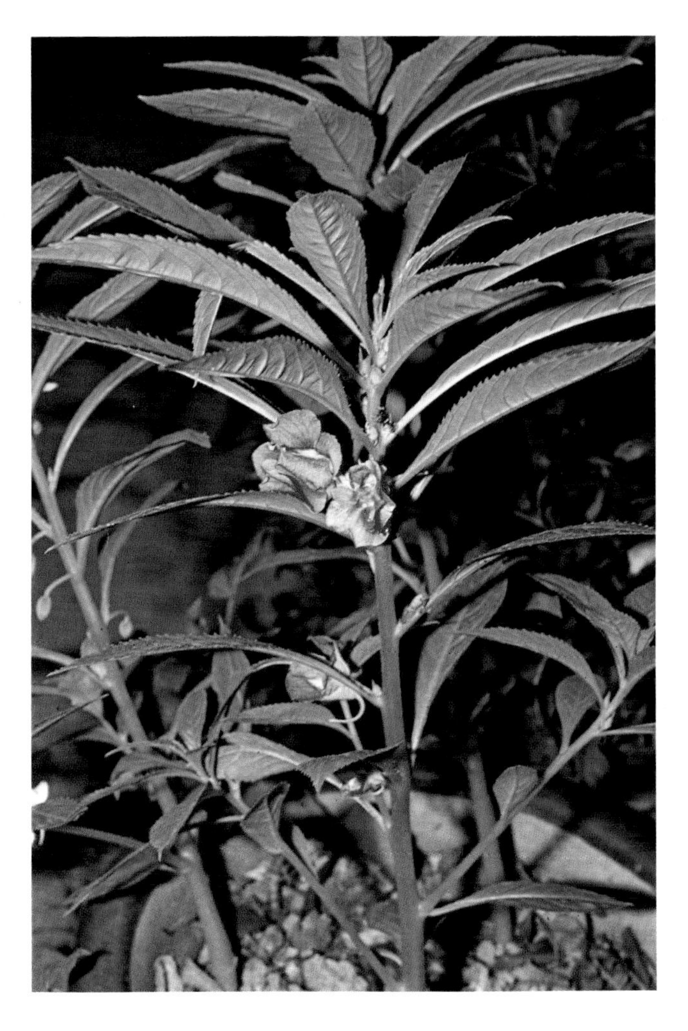

急性子爲鳳仙花的種子，鳳仙花爲鳳仙花科一年生草本，高40—100厘米。莖肉質，直立，粗壯。葉互生，披針形，長4—12厘米，寬1—3厘米，先端長漸尖，基部漸狹，邊緣有銳鋸齒，側脈5—9對；葉柄長約1—3厘米，兩側有數個腺體。花梗短，單生或數朵簇生葉腋，密生短柔毛；花大，通常粉紅色或雜色，單瓣或重瓣；萼片2，寬卵形，有疏短柔毛；旗瓣圓，先端凹，有小尖頭，背面中肋有龍骨突；翼瓣寬大，有短柄，二裂，基部裂片近圓形，上部裂片寬斧形，先端二淺裂；唇瓣舟形，生疏短柔毛，基部突然延長成細而內彎的距；花藥鈍。蒴果紡錘形，密生茸毛。種子多數，球形，黑色。

布 渣 葉

Microcos paniculata Linn.

別　　名　破布葉、薢寶葉、火布麻、爛布渣。

生長環境　生於山坡、林邊及灌木叢中。

採集加工　藥用葉，夏、秋採摘，曬乾。

性味功能　味淡微酸，性平。清暑，消食，化痰。

主治用法　1. 感冒，中暑；2. 食滯，消化不良，腹瀉；3. 黃疸型肝炎。每用 5 錢至 1 両，水煎服，亦可配作涼茶用。

方　　例　1. 消化不良，腹瀉：布渣葉、番石榴葉、辣蓼各 6 錢，水煎服，每日兩劑。

2. 感冒食滯：布渣葉、崗梅根、五指柑、黃皮葉各 5 錢。

3. 黃疸型肝炎：布渣葉、田基黃、茵陳蒿，各 5 錢至 1 両。

4. 小兒秋季腹瀉：布渣葉、雲苓、淮山藥各4錢，白朮2錢，炒番石榴葉 3 錢，車前草 5 錢，水煎服。

5. 小兒食慾不振，食滯腹痛：布渣葉、崗梅根、山楂、麥芽各 3 錢，水煎服。

Habitat　On slopes, bushes, and thickets.

Preparation　Use leaves, collect in summer and autumn and dry.

Characteristics　Mildly sour, helps digestion, liquifies sputum.

Indications　**1.** Colds, heat stroke. **2.** Indigestion, dyspepsia, diarrhea. **3.** Hepatitis.

Dose　15 – 30 gm. Boil in water or use as tea drink.

Prescriptions　**1.** Colds, indigestion: Microcos paniculata 15 gm., Ilex asprella dry roots 15 gm., Vitex cannabifolia 15 gm., Clausena lansium leaves 15 gm.

2. Hepatitis: Microcos paniculata 15 – 30 gm., Hypericum japonicum 15 – 30 gm., Artemisia capillaria 15 – 30 gm.

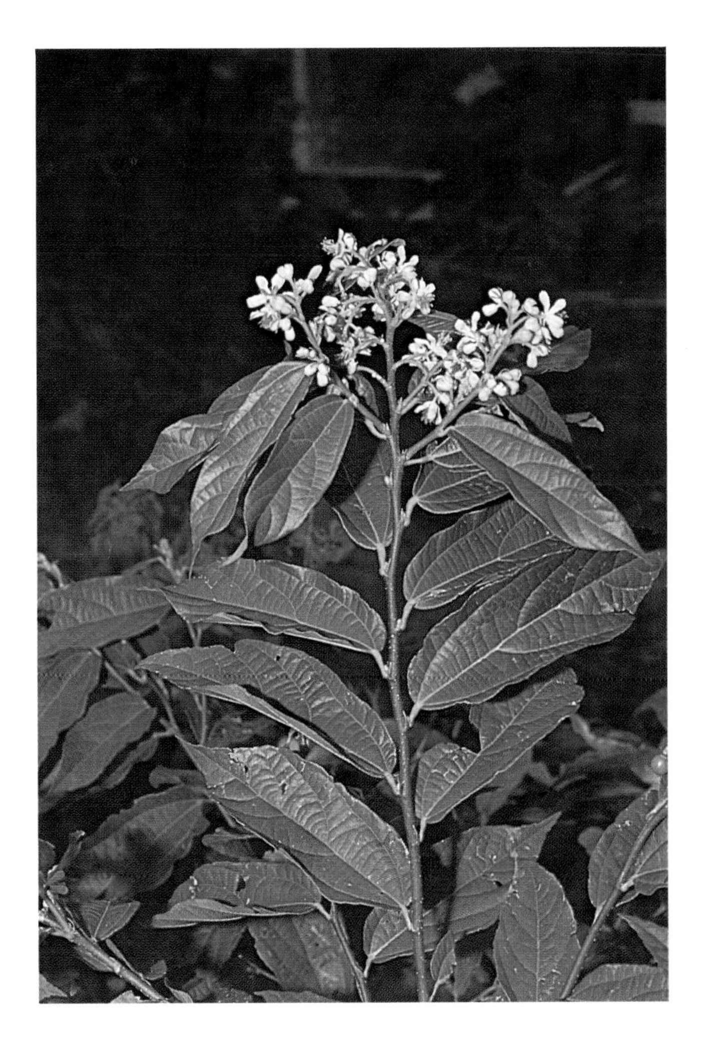

布渣葉爲椴樹科灌木或小喬木，高 3 至10米，樹皮灰黑色。葉紙質，互生，卵狀長圓形，長 8 至20厘米，寬 4 至10厘米，上面只在中脈生短柔毛，下面幼時生星狀毛，後變無毛，邊緣有不明顯小齒，基出脈 3 條，葉柄長 0.7 至 1.2 厘米，托葉鑽形。花淡黃色，圓錐花序頂生，花序分枝，花梗和萼片外面密生星狀柔毛，萼片 5 ，狹矩圓形，長約 5 毫米，花瓣 5 ，長不到萼片之半，雄蕊多數，子房無毛，柱頭鑽形。核果倒卵球形，長約 1 厘米，熟時褐黑色，無毛。

木　　棉

Gossampinus malabarica (DC.) Merr.

別　　名　英雄樹、攀枝花、紅棉。

生長環境　生於山坡及路旁，多爲栽培。

採集加工　藥用花、根及皮。春季採花，曬乾或陰乾；夏、秋剝取樹皮；春、秋採根，洗淨切片曬乾。

性味功能　花：味甘淡，性涼，清熱利濕，解暑。樹皮：味微苦，性涼，祛風除濕，活血消腫。根：味微苦，性涼，散結止痛。

主治用法　花：腸炎，痢疾，暑天可作涼茶飲用。樹皮：風濕痹痛，跌打腫痛。根：胃痛，頸淋巴結結核。每用花 3 至 5 錢，樹皮 5 錢至 1 両，根 1 至 2 両。

方　　例　1. 痢疾：木棉花、金銀花、鳳尾草各 5 錢，水煎服。

2. 胃痛：木棉根或樹皮 1 両，兩面針根 2 錢，水煎服。

中國成藥　五花茶。

主要成分　樹皮及幼根含阿拉伯膠。

Habitat　On slopes and roadsides, also cultivated.

Preparation　Flowers collected in spring, dried; Bark collected in summer and autumn; Roots collected in spring and autumn, washed, sliced, and dried.

Characteristics　Flower: sweet, cool, antipyretic, diuretic. Bark: bitter, cool, diuretic, anti-swelling. Roots: bitter, cool, analgesic.

Indications　Flower: enteritis, dysentery, also use as tea drink in hot summer; Bark: rheumatism, contusion, hematoma; Roots: epigastric pain, tuberculous lymphadenitis.

Dose　Flower 10 – 15 gm.; Bark 15 – 30 gm.; Roots 30 – 60 gm.

Prescriptions　1. Dysentery: Gossampinus malabarica flowers, Lonicera confusa, Pteris multifida, 15 gm. each. Boil in water.

2. Epigastric pain: Gossampinus malabarica roots or bark 30 gm., Zanthoxylum nitidum roots 6 gm. Boil in water.

Chinese Patent Medicine　Wu-hua Medical Tea.

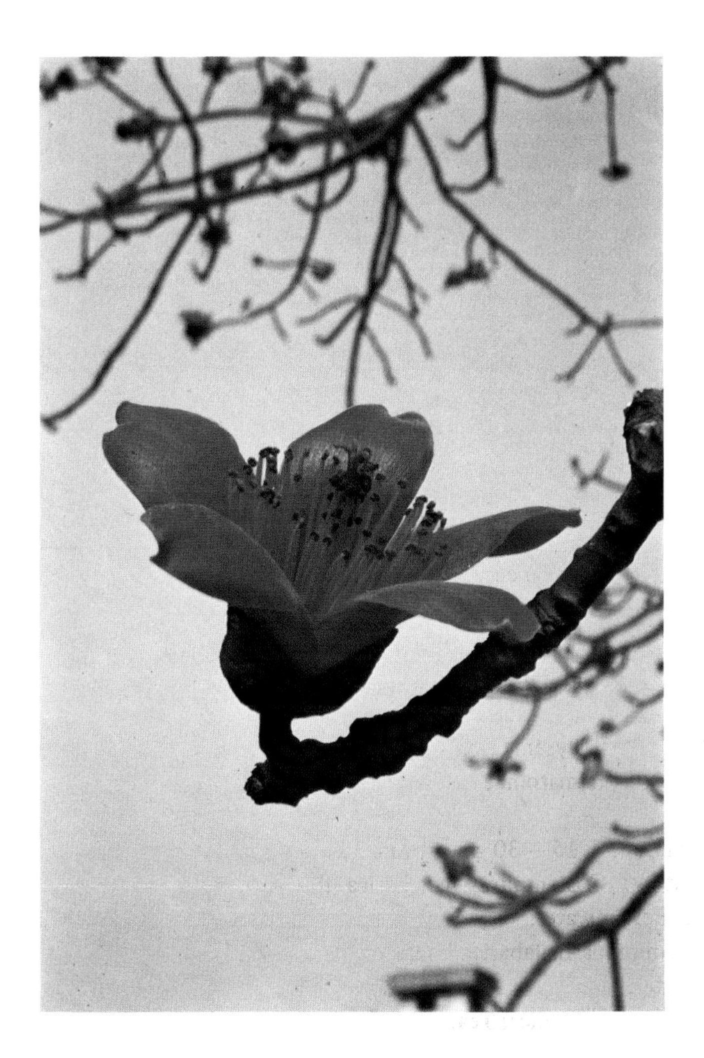

木棉爲木棉科落葉大喬木，高可達25米。幼樹幹或老樹枝條有短粗的圓錐狀刺，側枝平展。葉互生，爲掌狀複葉，小葉具柄，5至7片，長圓形至長圓狀披針形，長10至16厘米，寬4至5.5厘米，無毛，葉柄長12至18厘米，春天先開花後生葉。花大，紅色或橙紅色，肉質，5瓣，簇生於枝頂，花萼杯狀，長3至4.5厘米，厚，常5淺裂，雄蕊多數，合生成短管，排成3輪，最外輪的集生爲5束，子房5室。蒴果長圓形，長10至15厘米，木質，裂爲5瓣，內面有棉花，種子倒卵形，光滑。

山 芝 麻

Helicteres angustifolia Linn.

別　　名　山油麻、崗芝麻、假芝麻。

生長環境　喜生於荒山、坡地、路邊向陽乾旱地。

採集加工　藥用根或全株，全年可採，洗淨切片曬乾。

性味功能　味苦微甘，性寒。清熱解毒，消腫止癢。

主治用法　1. 感冒高熱，扁桃體炎，咽喉炎，腮腺炎；2. 痲疹，咳嗽，痢疾。外用治：1. 毒蛇咬傷；2. 外傷出血；3. 痔瘡，癰腫疔瘡。每用 3 至 5 錢，水煎服。

方　　例　1. 感冒高熱，咽喉腫痛：山芝麻、地胆頭、三椏苦、山大刀各5錢，水煎服。

2. 感冒咳嗽：山芝麻、火炭母各 5 錢，兩面針、枇把葉各3錢，水煎分2次服。

3. 癰瘡腫毒，腮腺炎：山芝麻乾根研粉以酒調勻敷患處。

主要成分　黃酮甙、酚類、鞣質。

附　　註　內服量過大，有瀉下、嘌心等副作用，用時宜愼。孕婦及體弱者忌服。

Habitat On hills, slopes, roadsides facing the sun, and dry soil.

Preparation Use roots or whole herb. Collect in all seasons. Wash, slice and dry.

Characteristics Bitter, mildly sweet, cool, antipyretic, antitoxic, anti-swelling, antipruritic.

Indications **1.** Influenzal high fever, tonsillitis, pharyngitis, parotitis. **2.** Measles, cough, dysentery. **3.** Externally in snake bites, wound bleeding, hemorrhoids, carbuncles.

Dose 10 – 15 gm. Boil in water.

Prescriptions **1.** Influenzal high fever, sorethroat: Helicteres angustifolia, Elephantopus scaber, Evodia lepta, Psychotria rubra, 15 gm. each. Boil in water.

2. Carbuncles, parotitis: Dried roots of Helicteres angustifolia, pulverize, add wine and apply topically.

Remarks Overdosage produces vomiting and diarrhea. Contraindicated in pregnancy and debility.

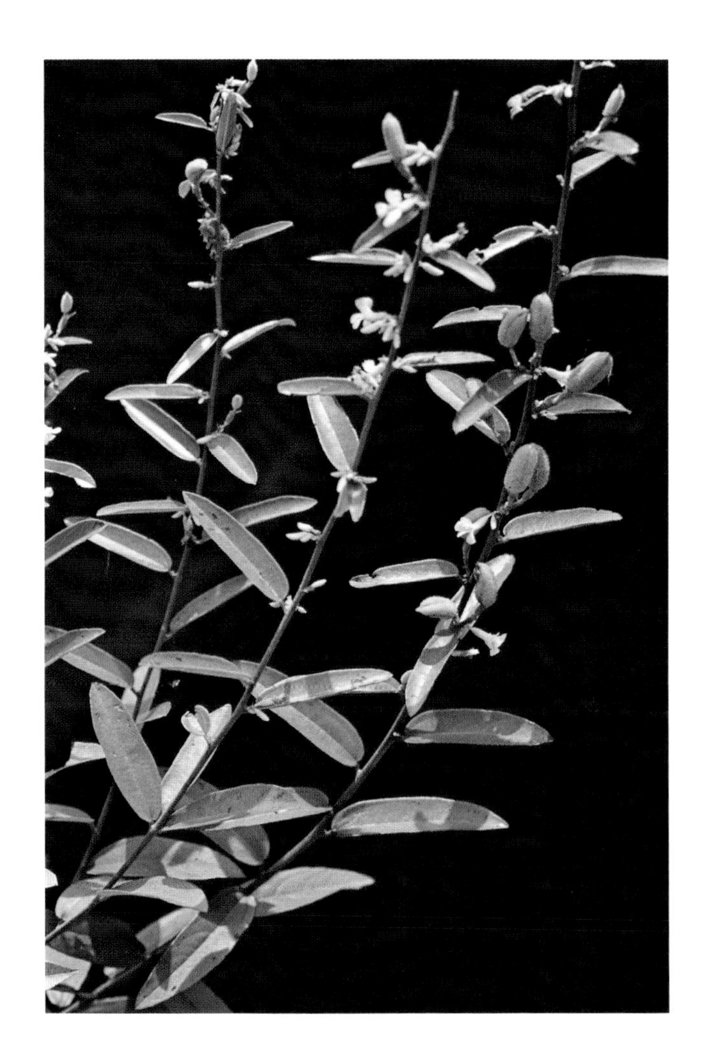

山芝麻為梧桐科小灌木，高約1米，分枝較少，小枝有絨毛，莖皮纖維豐富。葉互生，長圓狀披針形，長4至8厘米，寬1.5至2.5厘米，全緣，上面近無毛，背面有灰白色短毛，基出3脈。花淡紫色，生於葉腋，花瓣5，長約1厘米。蒴果外形如芝麻，長約1.5厘米，密被星狀毛。

黃 牛 茶

Cratoxylon ligustrinum (Spach) Bl.

別　　名　黃牛木、雀籠木、九芽木。

生長環境　生於山坡灌木叢中。

採集加工　藥用嫩葉、根、樹皮，全年可採。

性味功能　味甘淡微苦，性涼。清熱解暑，化濕消滯。

主治用法　1. 感冒發熱；2. 腸炎腹瀉；3. 咳嗽聲嘶；4. 防暑防痢(可代茶服)；5. 黃疸病。每用嫩葉、乾根或樹皮5錢至1両，水煎服。

方　　例　1. 暑天感冒：黃牛茶、鴨脚木、玉葉金花各1両，水煎服。

2. 腸胃濕熱，消化不良：黃牛茶、鷄屎藤各1両，爵床5錢，水煎服。

主要成分　含黃酮甙、酚類、氨基酸等。

Habitat　On slopes and among shrubs.

Preparation　Use young leaves, roots, bark.

Characteristics　Sweet, bitter, cool, antipyretic, diuretic.

Indications　**1**. Colds, fever. **2**. Enteritis, diarrhea. **3**. Cough, hoarseness. **4**. Prevention of heat stroke and dysentery. **5**. Jaundice.

Dose　15 – 30 gm. Boil in water.

Prescriptions　**1**. Influenza: Cratoxylon ligustrinum 30 gm., Schefflera octophylla 30 gm., Mussaenda pubescens 30 gm. Boil in water.

2. Enteric fever, dyspepsia: Cratoxylon ligustrinum 30 gm., Paederia scandens 30 gm., Justicia procumbens 15 gm. Boil in water.

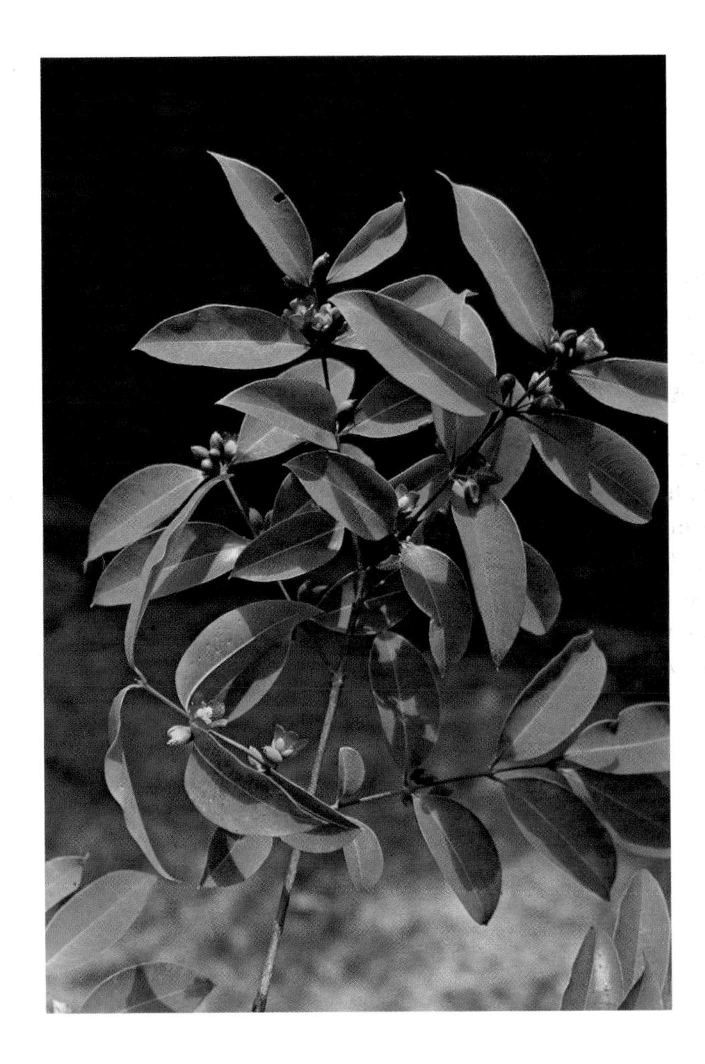

黃牛茶爲藤黃科灌木或小喬木，高2至10米。樹皮淡黃色，光滑，似黃牛皮，故名“黃牛木”。葉對生，薄革質或紙質，橢圓形或矩圓形，長5至9厘米，寬2至3厘米，頂端漸尖或急尖，基部楔形，全緣，兩面無毛，葉柄長2至3毫米。聚傘花序腋生，總花梗長1厘米，有花1至3朵，花粉紅色，直徑1厘米，花梗長2至3毫米，萼片5，橢圓形，花瓣5，長爲萼片的2倍。蒴果橢圓形，長8至12毫米，有宿存花萼，熟時3瓣裂。

匍伏堇

Viola diffusa Ging.

別　　名　匍匐堇、銀茶匙、提膿草、野白菜、黃瓜香。

生長環境　生於路邊草地或林下濕潤處。

採集加工　藥用全草，春、夏、秋採收，曬乾或鮮用。

性味功能　味苦微辛，性寒。清熱解毒，消腫排膿。

主治用法　1. 肝炎；2. 急性結膜炎；3. 百日咳。外用治 1. 急性乳腺炎，瘡癤腫痛，帶狀疱疹；2. 毒蛇咬傷；3. 跌打損傷。每用 5 錢至 1 両，水煎服；外用鮮品搗爛敷患處。

方　　例　1. 急性結膜炎：匍伏堇鮮品適量，搗爛，敷於患側太陽穴，每日換藥 2 次；另用鮮匍伏堇 1 両，水煎服。

2. 急性乳腺炎：鮮匍伏堇適量，搗爛敷患處，每日 1 次。

3. 瘡癤腫痛：鮮匍伏堇適量，搗爛，加白糖調勻外敷患處。另用鮮品 1 両，水煎服。

4. 毒蛇咬傷：鮮匍伏堇、鮮木芙蓉花各等量，加冷茶少許，搗爛外敷，每日換藥 2 次。同時內服清熱解毒藥物。

Habitat　On roadsides, lawns, or under trees in damp soil.

Preparatoin　Collect whole herbs in late spring and autumn, use dried or fresh.

Characteristics　Bitter, acrid, cool, antipyretic, antitoxic, anti-swelling.

Indications　**1.** Hepatitis. **2.** Acute conjunctivitis. **3.** Pertusis. **4.** External use in acute mastitis, furunculosis, herpes zoster, snake bite, traumatic injury.

Dose　15 – 30 gm.

Prescriptions　**1.** Acute conjunctivitis: Fresh Viola diffusa, mash and apply to the temple of the affected side. Change herb application twice daily. Also boil 30 gm. of the herb in water for oral use.

2. Acute Mastitis: Fresh Viola diffusa, crush and apply topically once daily.

3. Furunculosis: Fresh Viola diffusa, mash, add white sugar and apply topically; Also boil 30 gm. of the fresh herb for oral use.

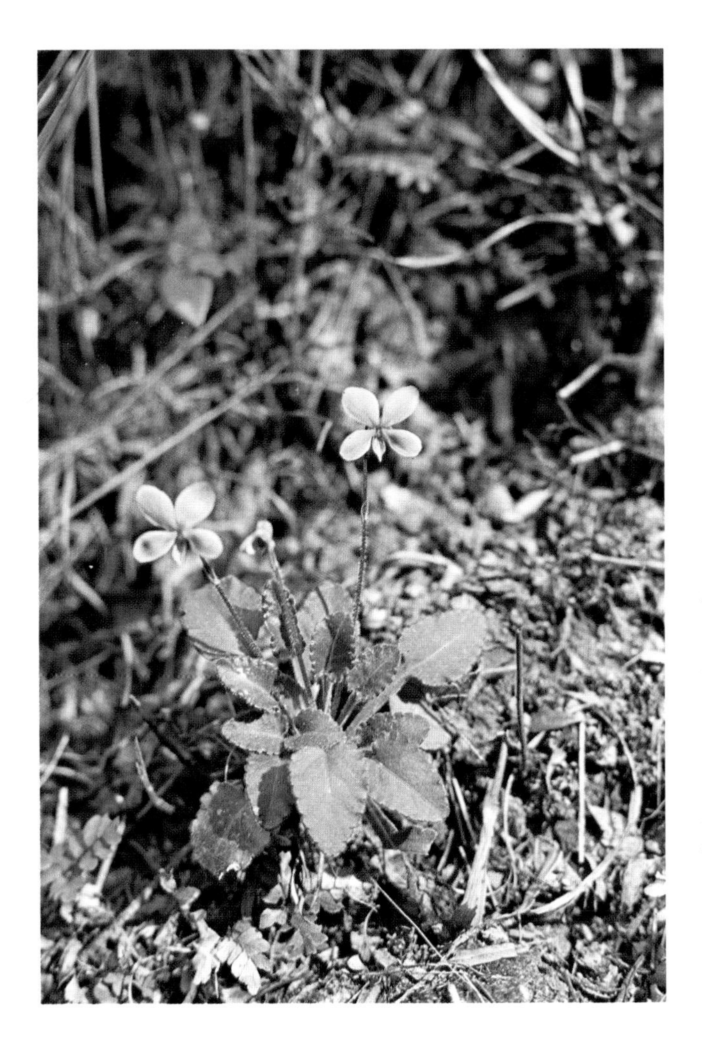

匍伏堇爲堇菜科一年生有長柔毛草本；地下莖短或稍長；基生葉和匍匐枝通常多數。基生葉卵形或矩圓狀卵形，長1.5—6.5厘米，較小，基部通常截形或楔形，少淺心形，明顯下延於葉柄上部，頂端圓、鈍或稍尖，邊有較細鈍齒，匍匐枝上的葉常聚生於枝端；托葉有睫毛狀齒或近於全緣。花小，兩側對稱；萼片5片，花白色或淺紫色。果橢圓形，長約7毫米，無毛。

裂葉秋海棠

Begonia laciniata Roxb.

別　　名　岩紅、紅孩兒、血蜈蚣。

生長環境　生於林下或有苔岩石等陰濕處。

採集加工　藥用全草，全年可採，鮮用或洗淨曬乾備用。

性味功能　味酸，性涼。清熱解毒，化瘀消腫。

主治用法　1. 感冒，急性支氣管炎；2. 風濕性關節炎；3. 跌打內傷瘀血，閉經；4. 肝脾腫大。外用治毒蛇咬傷，跌打腫痛。每用3至5錢，水煎服；外用適量，鮮品搗爛敷患處。

方　　例　1. 風濕性關節炎：裂葉秋海棠3斤，臭牡丹2斤，瓜子金6両。共研細粉，煉蜜爲丸，早晚各服3錢，用開水或酒送服。

2. 毒蛇咬傷，跌打腫痛：鮮品適量搗爛敷患處。

Habitat　Under shades in damp soil or rocks.

Preparation　Collect whole herbs in all seasons, use fresh or dried.

Characteristics　Sour, cool, antipyretic, antitoxic, anti-swelling.

Indications　**1**. Influenza, acute bronchitis. **2**. Rheumatic arthritis. **3**. Internal hematoma, amenorrhea. **4**. Hepatomegaly. **5**. External use for snake bites, traumatic injury.

Dose　10 – 15 gm. Boil in water for oral or topical use.

Prescriptions　**1**. Rheumatic arthritis: Begonia laciniata 1.5 kg, Clerodendron bungei 1 kg, Dischidia chinensis 180 gm., grind into fine powder and mix with honey to make pellets. Take 10 gm. each morning and evening with boiled water or wine.

2. Snake biles, swollen parts due to bone injuries: suitable quantities of fresh Begonia laciniata to be mashed and applied as poultice.

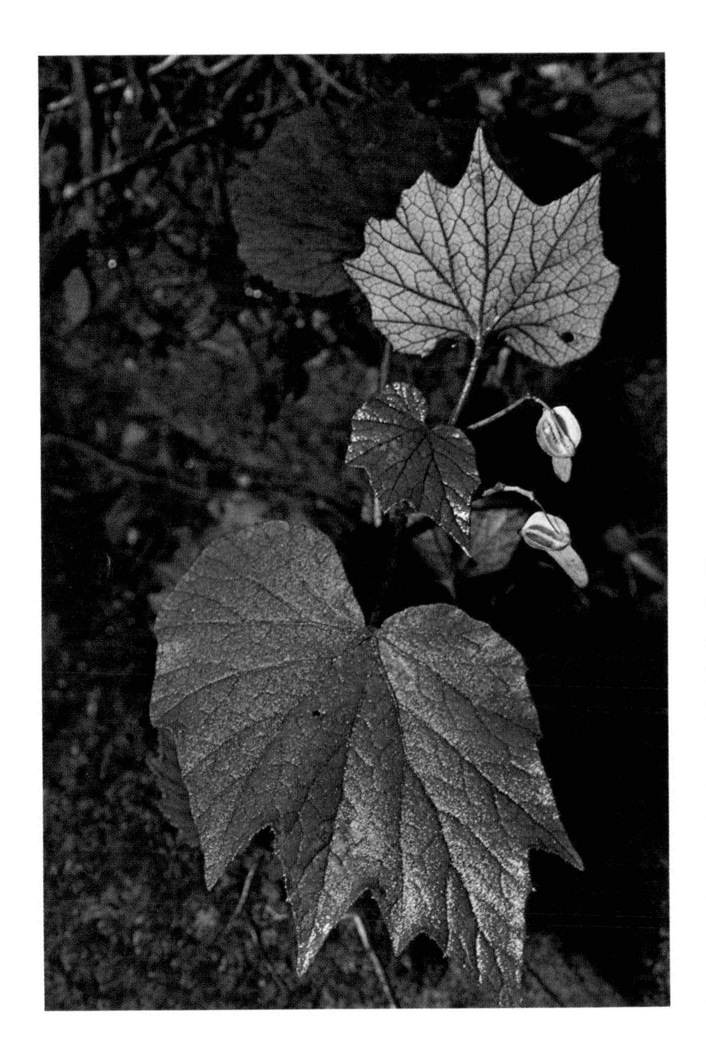

裂葉秋海棠爲秋海棠科多年生草本，高達60厘米。根狀莖粗長而橫走。莖直立，粗壯，有節，略有褐色綿毛，生有3至4葉。葉片薄紙質，寬卵形，基部心形，長12至20厘米，寬10至15厘米，不規則的5至7淺裂，邊緣有小鋸齒，下面淡綠色或淡紫色，葉柄長於葉片，有褐色柔毛。聚傘花序腋生，有3至4花，花粉紅色，雄花被片4，雌花被片5。蒴果長1至1.5厘米，有毛，具3翅，其中一翅特大。

仙 人 掌

Opuntia dillenii (Ker-Gawl.) Haw.

別　　名　仙巴掌、覇王樹、火掌、玉芙蓉。

生長環境　生於村邊、海濱沙灘地。

採集加工　藥用根莖，四季可採，去刺切片，多爲鮮用。

性味功能　味苦，性涼。清熱解毒，散瘀消腫，健胃，止痛，鎭咳，止瀉。果可食。

主治用法　1. 胃、十二指腸潰瘍；2. 急性痢疾；3. 咳嗽。外用治　1. 流行性腮腺炎，乳腺炎；2. 癤瘡癰腫；3. 蛇傷、燒燙傷。每用鮮品 1 至 2 両，水煎服；外用鮮品適量，去刺搗爛敷患處。

方　　例　1. 透掌疔：鮮莖適量，青黛粉少許，同搗外敷。

2. 流行性腮腺炎：鮮仙人掌適量，絞汁塗敷患處日 2 至 3 次。

3. 委中毒（膕部膿腫）、狗咬傷：鮮莖一塊，用火煨熱，縱切 2 片，將切開面外敷患處。

4. 癰腫，湯火燙傷：鮮莖一塊，搗爛外敷。

5. 足底深部膿腫：鮮莖一塊，刮去表皮，炭火烘熱外敷。

附　　註　根含黏液、甙素和酒石酸，有小毒，內服宜慎，孕婦忌服。抑菌試驗：對金黃色葡萄球菌，有高度抑菌作用。

Habitat　Along villages and beaches.

Preparation　Use root or stem. Collect in all seasons, remove thorns and slice. Use fresh.

Characteristics　Bitter, cool, antipyretic, antitoxic, reduces swelling and hematoma, analgesic, antitussive, antidiarrhea. Fruits are edible.

Indications　**1.** Gastric and duodenal ulcer. **2.** Acute dysentery. **3.** Cough. **4.** Externally for epidemic parotitis, mastitis, pyoderma. **5.** Snake bites, burns.

Dose　Fresh herb 30 – 60 gm. Boil in water. Externally use sufficient amount.

Prescriptions　**1.** Epidemic parotitis:Fresh Opuntia dillenii, mash and squeeze to get liquid and apply topically 2 – 3 times daily.

2. Popliteal abscess, dog bites: Heat the fresh stem, slice open and apply topically.

Remarks　Roots mildly toxic. Contraindicated in pregnancy. Bacteriostatic against Staph. aureus.

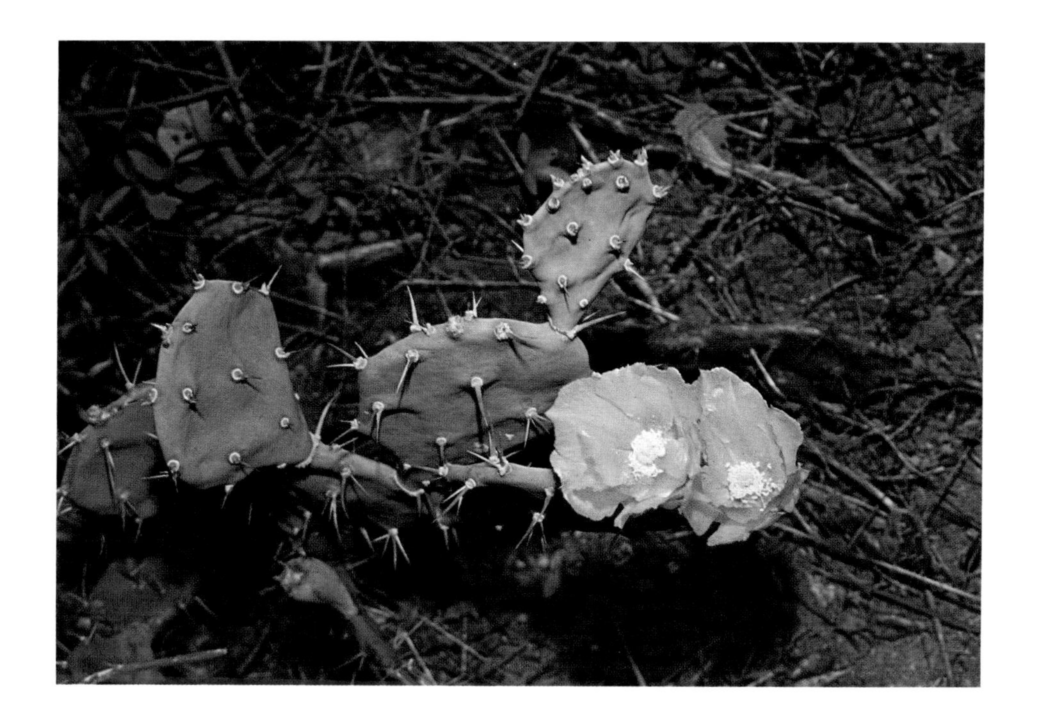

仙人掌爲仙人掌科耐旱肉質植物，常叢生，灌木狀，高0.5至2米。莖直立，老莖下部近木質，稍圓柱形，其餘均掌狀，扁平，長15至20厘米或更長，寬4至10厘米，綠色，散生小瘤體，小瘤體上簇生銳刺，葉退化成鱗片狀，生於刺束之下。花鮮黃色，單生或數朵聚生於頂節的邊緣。漿果肉質，卵形，或梨形，長5至8厘米，熟時紫紅色。

了 哥 王

Wikstroemia indica (Linn.) C.A. Mey.

別　　名　南嶺蕘花、地棉根、山豆了。

生長環境　生於村邊、路旁、山坡、荒地草叢中。

採集加工　藥用根，春秋採挖，切片經多次蒸曬去毒後備用。

性味功能　味苦，性寒，有毒。消腫散結，清熱解毒。

主治用法　1. 肺炎，腮腺炎，急性乳房炎，淋巴結核；2. 肝鬱，虛勞（表現萎弱、低熱、咳嗽）；3. 跌打損傷，疔瘡腫毒，蛇蟲咬傷，蜂窩組織炎，結核性膿瘍。每用 1 至 3 錢，宜久煎 5 小時以上，以減輕其毒性。

方　　例　1. 跌打損傷：了哥王根二層皮（內皮），每 3 分研粉製成蜜丸，每日服 1 丸。

2. 子宮頸炎：10% 了哥王煎劑作陰道冲洗和宮頸濕敷。

中國成藥　消炎清毒片、消炎清毒膏。

主要成分　黃酮類、揮發油、酚性成分、樹脂、多糖等。

附　　註　本品中毒症狀爲嘔吐、腹瀉。內服量不宜過大，孕婦忌服。其有毒部分主要是種子、葉、莖皮，故一般不作內服用。但可煎水外洗或搗爛外敷，以治跌打，疔瘡腫毒、皮炎等。

Habitat　In villages, roadsides, slopes, vacant lots.

Preparation　Use roots.

Characteristics　Bitter, cool, poisonous, antiphlogistic, antipyretic, antitoxic.

Indications　**1.** Pneumonia, parotitis, acute mastitis, tuberculous lymphadenitis. **2.** Debility. **3.** Traumatic injury, furunculosis, insect stings, cellulitis, tuberculous abscesses.

Dose　3 – 10 gm. Boil for at least 5 hours to lessen toxicity.

Prescription　Contusion injury: Use the second inner layer of Wikstroemia indica roots. Grind into powder and mix with honey to make pills containing 1 gm. of root layer per pill. Take one pill per day.

Chinese Patent Medicine　Antidon pill. Antidon ointment.

Remarks　Symptoms of toxicity consist of vomiting and diarrhea. Contraindicated in pregnancy.

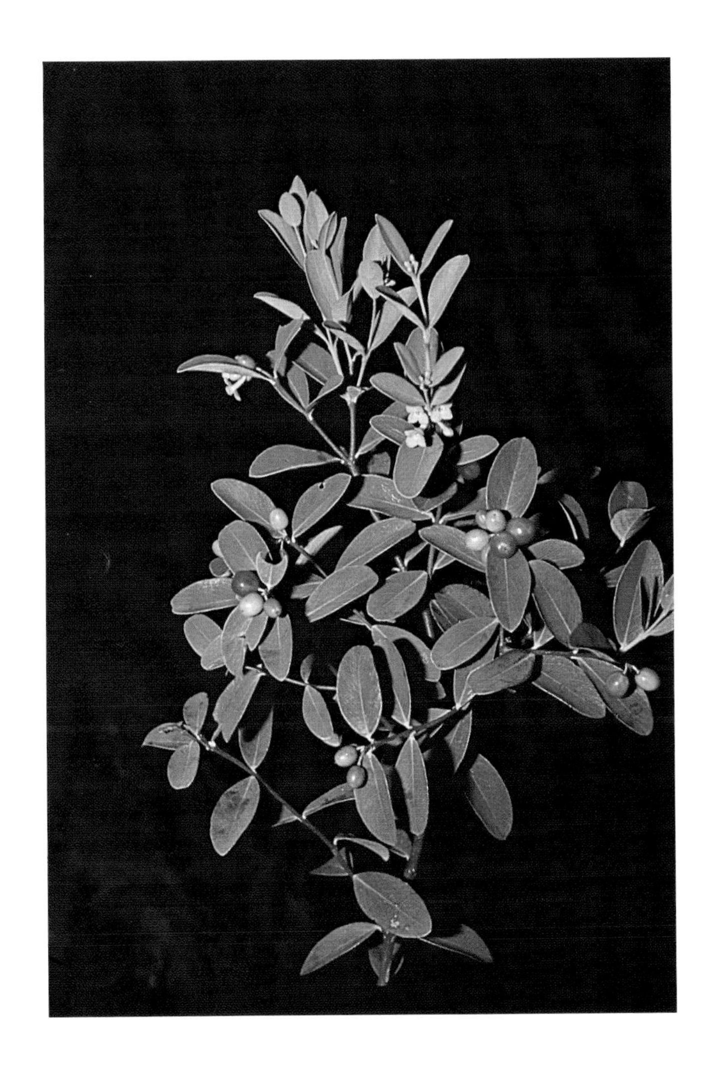

了哥王爲瑞香科直立灌木，高0.6至2米。莖枝紅褐色，無毛，皮部纖維豐富。葉對生，矩圓形或倒卵形，長1.5至5厘米，寬0.8至1.8厘米，無毛，葉脈的特點是側脈很纖細，多條。花黃綠色，數朵組成頂生的短總狀花序，總花梗長達10毫米，無毛，花被筒狀，長6至8毫米，幾無毛，裂片4，寬卵形至矩圓形，頂端鈍尖，雄蕊8，2輪，花盤通常深裂成2或4鱗片，子房倒卵形或長橢圓形，頂端被淡黃色茸毛或無毛。果實橢圓形，綠豆大小，熟時暗紅色。

土 沉 香

Aquilaria sinensis (Lour.) Gilg.

別　　名　沉香、女兒香、白木香。

生長環境　山地常綠林中。

採集加工　四季可採。用刀在樹幹上順砍數刀，傷口深 3 至 4 厘米，數年後在傷口處有黑色的樹脂積聚就是中藥的沉香。取下沉香曬乾後，用刀挖去黏附在其上面的白色木片即成。

性味功能　味辛苦，性微溫。降氣，調中，暖胃，止痛。

主治用法　1. 胸腹脹痛，嘔吐呃逆；2. 氣逆喘促。每用 3 分至 1 錢，多爲用水磨粉曬乾後作丸散用。

方　　例　1. 月經不調，虛寒血滯所致的小腹痛，臍下覺有氣動和冷感用沉香降氣散加減：沉香末 8 分（沖服），台烏 3 錢，檳榔 3 錢，木香 1 錢（後下），延胡索 2 錢，香附 1 錢，水煎服。

2. 胃寒而致呃逆、嘔吐：沉香 5 分（沖服），豆蔻 1 錢，蘇葉 3 錢，水煎服。

3. 支氣管哮喘：沉香 5 分，側柏葉 1 錢，研末，睡前服。

主要成分　含揮發油，主要爲苄基丙酮、對甲氧基苄基丙酮。

附　　註　氣虛下陷或陰虛火旺者不宜用沉香。

Habitat　On hills and evergreen forest.

Preparation　Resin collected by cutting into the tree trunk for 3 – 4 cm. deep, wait a few years for a black sticky substance to collect at the cut areas. Remove the substance and dry, scrap the wood pieces that stick on the resin.

Characteristics　Bitter, warm, analgesic.

Indications　Chest and abdominal distention, vomiting and belching.

Dose　1 – 3 gm.

Prescriptions　**1.** Cold stomach causing belching and vomiting: Aquilaria sinensis 1.5 gm., Alpinia katsumadai 3 gm., Perilla frutescens 10 gm. Boil in water.

2. Asthmatic bronchitis: Aquilaria sinensis 1.5 gm., Biota orientalis 3 gm., pulverize and take at bedtime.

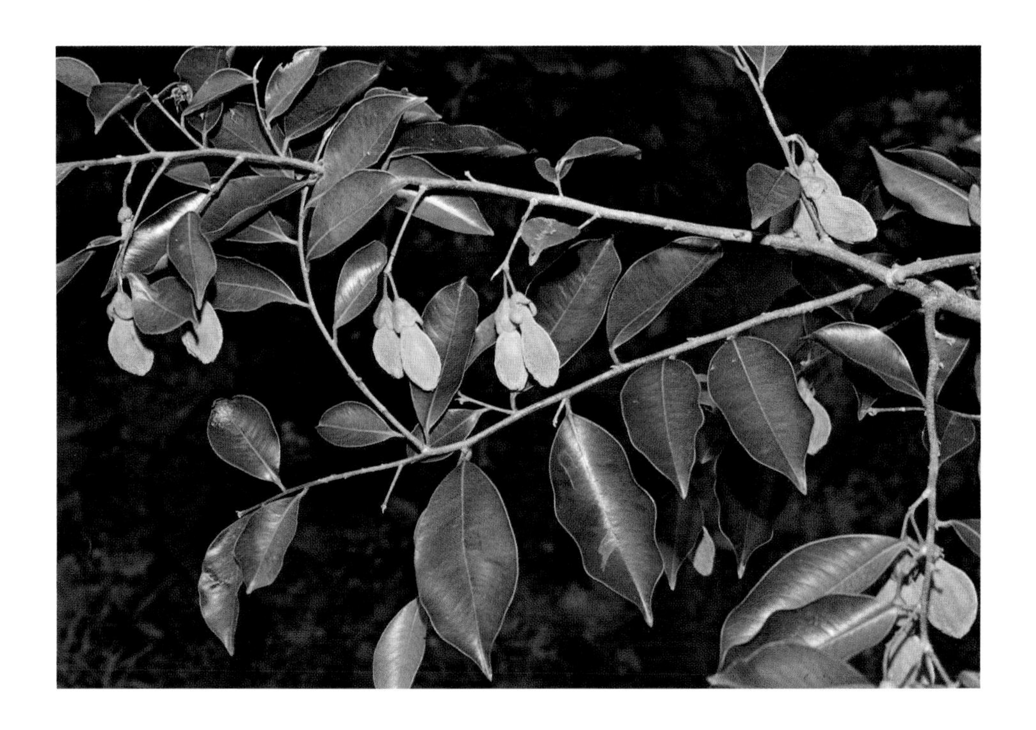

土沉香爲瑞香科細小常綠喬木，高達4.5米，小枝及花序被細小柔毛。葉互生，革質，有光澤，卵形，頂端短漸尖，側脈14至24對，疏密不等，葉長５至11厘米，寬３至９厘米。花細小，芳香而黃綠色，成傘形花序頂生或腋生，花萼淺鐘狀，裂片５，近卵形，兩面均有短柔毛，花瓣10，鱗片狀，有毛；雄蕊10，１輪，子房卵狀，２室，每室胚珠１顆。蒴果木質，壓扁卵形，長約2.5厘米，被灰黃色短柔毛，基部有宿存萼；２瓣裂開，種子１或２顆，基部有長約２厘米的尾狀附屬物。

喜　　樹

Camptotheca acuminata Decne

別　　名　旱蓮木、野芭蕉、千張樹、水桐樹。

生長環境　多爲栽培。

採集加工　藥用果、根、樹皮及枝葉。果實於秋冬季成熟時採收，曬乾；根與樹皮、樹枝四季可採，洗淨曬乾；葉春至秋季均可採，鮮用或曬乾。

性味功能　味苦，性寒，有毒。抗癌，殺蟲止癢。

主治用法　1. 抗癌：多用於白血病，胃癌，膀胱癌，結腸癌，尤以對慢性粒細胞性白血病治療較好。2. 外用與局部注射治牛皮癬。臨床上多提取喜樹鹼用，用量每日10至20毫克；煎劑則用果或根皮 2 至 3 錢，樹根及樹枝用5錢至1両半。*

主要成分　本品含有喜樹鹼，羥基喜樹鹼，甲氧基喜樹鹼。

附　　註　本品毒性較大，可出現噁心、嘔吐、消化道出血、腹瀉、膀胱炎、白細胞減少、血尿、脫髮等副作用及毒性反應。嚴重者可引致死亡。

*《中醫方藥學》資料。

Habitat　Mainly cultivated.

Preparation　Use dried fruits, leaves, branches, bark, and roots.

Characteristics　Bitter tasting, cool, toxic, antineoplastic, insectididal, antipruritic.

Indications　**1.** Antineoplastic: Leukemia, gastric cancer, bladder cancer, colon cancer. Especially effective in chronic granulocytic leukemia. **2.** Topical application and local injection for psoriasis.

Dose　Alkaline extract of Camptotheca acuminata Decne. 10 – 20 gm. For decoction, use fruits or root membrane 6 – 10 gm., roots and branches 15 – 45 gm.

Remarks　Toxic effects include nausea, vomiting, gastrointestinal bleeding, diarrhea, cystitis, leukopenia, hematuria, alopecia. Severe intoxication may be fatal.

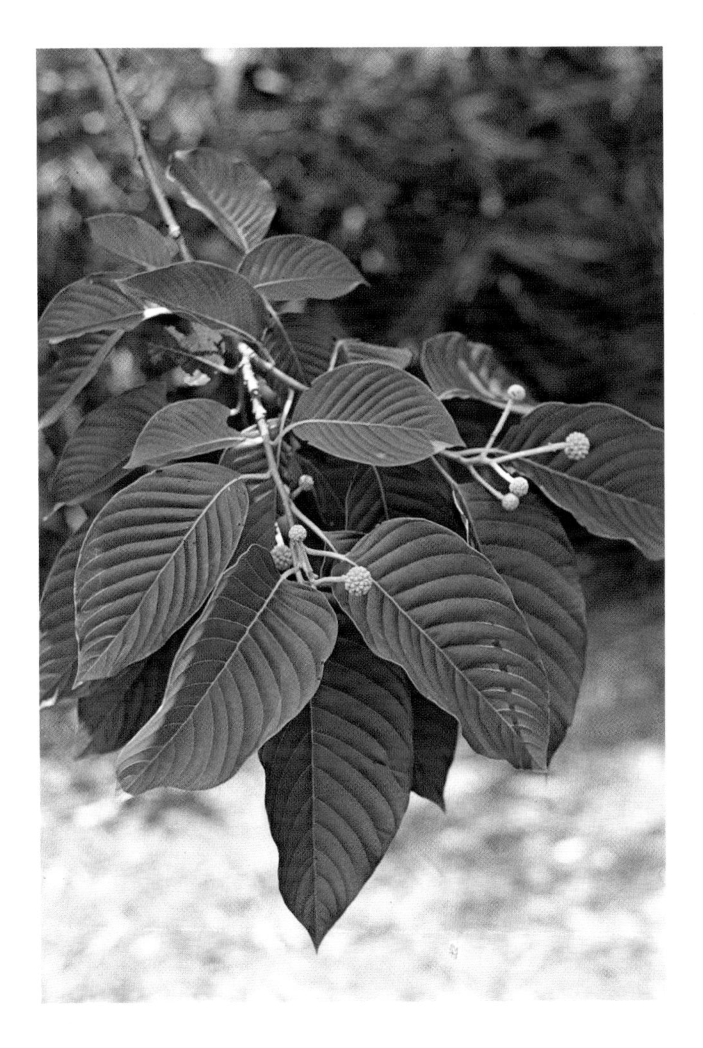

喜樹爲珙桐科落葉喬木，高20—25米；樹皮灰色。葉互生，紙質，長卵形，長12—28厘米，寬6—12厘米，先端漸尖，基部寬楔形，全緣或微呈波狀，上面亮綠色，下面淡綠色，疏生短柔毛，脈上較密。花單性同株，多數排成球形頭狀花序，雌花頂生，雄花腋生；苞片3，兩面被短柔毛；花萼5裂，邊緣有纖毛；花瓣5，淡綠色，外面密被短柔毛；花盤微裂；雄花有雄蕊10，兩輪，外輪較長；雌花子房下位，花柱2—3裂。瘦果窄矩圓形，長2—2.5厘米，頂端有宿存花柱，有窄翅。

使 君 子

Quisqualis indica Linn.

別　　名　留求子。

生長環境　生於山野、林間。

採集加工　藥用種子，秋季果皮由綠變黑色時採收曬乾。

性味功能　味甘，性溫，有小毒。殺蟲消積。

主治用法　1. 蛔蟲，蟯蟲；2. 小兒疳積。每用錢半至 3 錢，水煎服；用時去殼生用或炒香用，或連殼打碎入湯劑。

方　　例　1. 驅蛔蟲、蟯蟲：使君子、鶴虱、檳榔各 3 錢，水煎服。

2. 小兒疳積：使君子、夜明砂各 2 錢，黨參、白朮各 3 錢，水煎服。

中國成藥　五疳肥兒丸。

主要成分　種子含脂肪油15%，主要成分爲棕櫚酸及甘油脂，並含蘋果酸，檸檬酸等，其驅蟲有效成分爲使君子酸鉀。

附　　註　本品過量服用，可引起呃逆、眩暈、精神不振、嘔吐等不良反應；若與茶同服，亦會引起呃逆。

Habitat　In forests and mountains.

Preparation　Use seeds, gather in autumn when fruits become dark in colour, dry under the sun.

Characteristics　Sweet tasting, tonic but poisonous. Anthelmintic.

Indications　**1.** Round-worms and threadworms. **2.** Infantile malnutrition.

Dose　3 – 9 gm. Boil in water.

Prescriptions　**1.** Treatment of ascariasis and oxyuriasis: Quisqualis indica 10 gm., Carpesium abrotanoides fruits 10 gm., Areca catechu seeds 10 gm.

2. Infantile malnutrition: Quisqualis indica 6 gm., Vespertilios murinus (bat) droppings 6 gm., Atractylodes macrocephala rhizomes 10 gm., Codonopsis pilosula roots 10 gm. Boil in water.

Chinese Patent Medicine　Wu Kan Fei Urh Wan

Remarks　Over dose may cause nausea, dizziness, weakness, and vomiting. When taken with tea may also cause nausea.

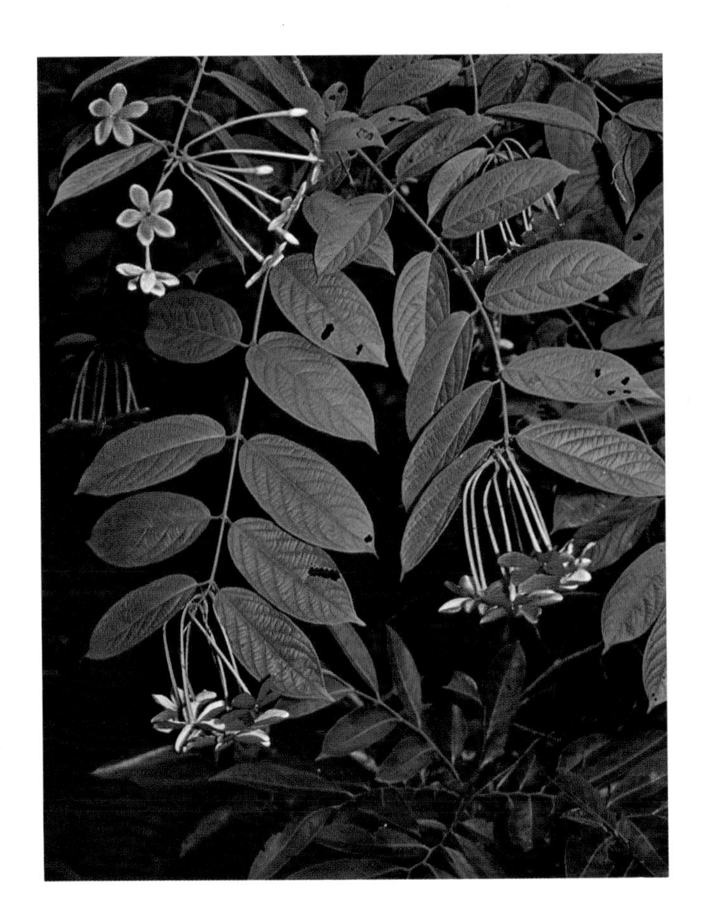

使君子爲使君子科落葉藤狀灌木，高約2至8米。嫩枝和幼葉有黃褐色短柔毛。葉對生，薄紙質，長圓形或卵狀披針形，長6至13厘米，寬3至5.5厘米，邊緣有時呈波狀，兩面有黃褐色短柔毛，脈上尤多，葉柄長約1厘米，當葉脫落後葉柄基部殘存堅硬的刺狀體。花初白色，後變紅或淡紅色，穗狀花序頂生，下垂，苞片早落，花萼筒綠色，細管狀，長達7厘米，頂端5齒，具柔毛，花瓣5，矩圓形至倒卵狀矩圓形，長約1.5至2厘米，雄蕊10，2輪排列，子房下位。果近橄欖核狀，長2.5至4厘米，有5棱，熟時黑色，有1顆白色種子。

崗　　　　松

Baeckea frutescens Linn.

別　　名　羊脷木、鐵掃把、石松草。

生長環境　生於山坡旱地。

採集加工　藥用全草，全年可採，洗淨曬乾備用。

性味功能　味辛，性溫，氣香。祛風行氣，解毒止痛。

主治用法　1. 胃痛腹脹，腸炎腹瀉；2. 風濕骨痛；3. 濕疹搔癢，香港脚，皮炎；4. 蛇蟲咬傷。每用根 5 錢至 1 両，水煎服。

方　　例　1. 香港脚，皮膚搔癢：崗松全草適量，煎水浸洗。

2. 風濕筋骨痛：每用根 5 錢至 1 両，水煎服。

3. 胃痛腹脹、腸炎腹瀉：每用根 5 錢至 1 両，水煎服。

主要成分　本品含揮發油，曾分離出小茴香醇。

Habitat　On slopes and grassland.

Preparation　Use whole plant. Gather at all seasons.

Characteristics　Acrid tasting, tonic in nature and aromatic, antispasmodic, antitoxic, analgesic.

Indications　**1.** Epigastric discomfort, diarrhea. **2.** Rheumatism. **3.** Pruritus, Tinea Pedis, dermatitis. **4.** Snake-bites.

Dose　Use roots 15 – 30 gm. Boil in water.

Prescriptions　**1.** Pruritus and tinea pedis: A suitable quantity of Baeckea frutescens (whole plants). Boil in water and wash the affected area.

2. Rheumatism: Use roots 15 – 30 gm. Boil in water as oral dose.

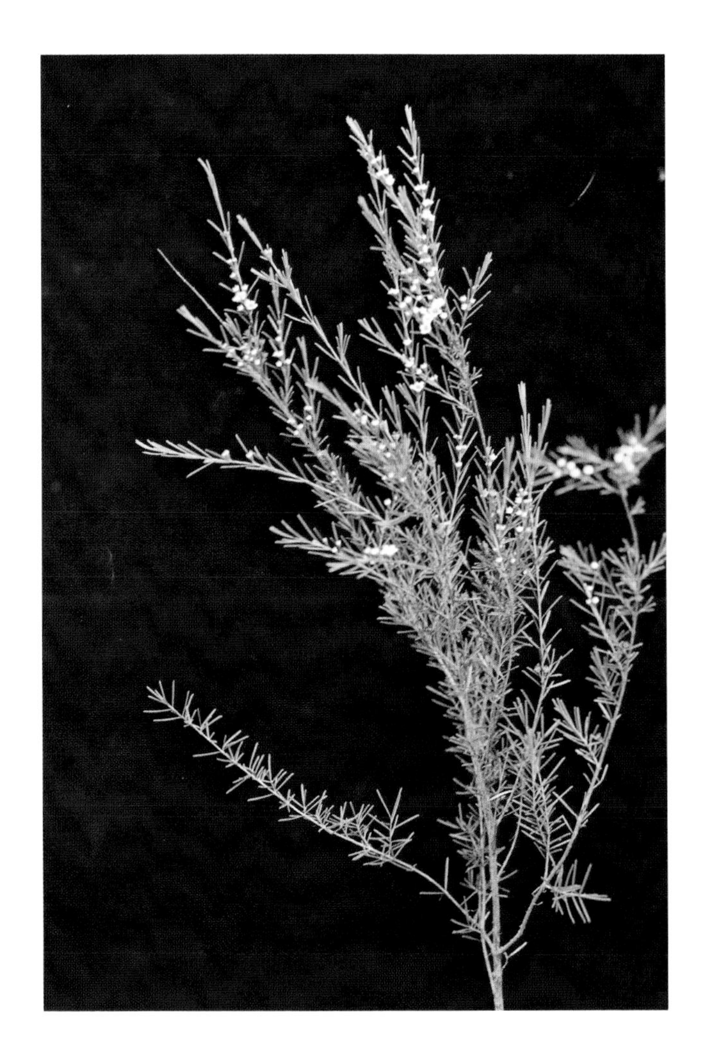

崗松為桃金娘科小灌木，高 1 至 2 米，民間常用作掃帚，全株揉之有香氣。葉對生，線形，長 5 至 8 毫米，寬僅0.4至0.6毫米，頂端急尖，上面有槽，下面隆起，具短柄。花白色，單生於葉腋。直徑約 2 至 3 毫米，花梗長約 1 毫米，基部有 2 枚小苞片，萼筒鐘形，長約 1 毫米，裂片 5 ，膜質，三角形，宿存，花瓣 5 ，近圓形，長約 1 毫米，雄蕊10，較少 8 ，短於花瓣，子房下位，3 室，每室有 2 胚珠。蒴果很小，長約 1 毫米，上部開裂，種子有角。

崗　　稔

Rhodomyrtus tomentosa (Ait.) Hassk.

別　　名　山稔、桃金娘。

生長環境　生於丘陵、坡地、山路旁。

採集加工　藥用根、果、葉。全年採根，洗淨切片曬乾用；秋季採果，蒸熟曬乾用；夏季採葉，鮮用或曬乾用。

性味功能　味甘澀，性平。收斂止瀉，祛風活絡，補血安神。

主治用法　1. 急性胃腸炎，每用乾葉5錢至1両；2. 慢性痢疾，肝炎，腰肌勞損，每用乾根 5 錢至 1 両；3. 孕婦貧血，病後體虛，神經衰弱，每用乾果 3 至 5 錢，水煎服。

方　　例　1. 貧血，病後體弱，神經衰弱：崗稔果、鷄血藤、首烏各 5 錢，水煎服。

2. 急慢性肝炎，肝腫大疼痛：崗稔根 1 両，白背葉根 5 錢，鷹不泊根 1 両，水煎服。

3. 慢性泄瀉，下痢：崗稔葉 1 両，野牡丹 5 錢，水煎服。

中國成藥　肝復寧。

主要成分　果含黃酮甙、氨基酸等；根含酚類、鞣質等。

Habitat　On hills, slopes, roadside.

Preparation　Use fruits, leaves, roots. Leaves collected in summer, fresh or dried. Fruits collected in autumn, steamed and dried. Roots collected in all seasons, washed, sliced, dried.

Characteristics　Sweet, antidiarrheal, tranquilizing.

Indications　1. Acute gastroenteritis: dry leaves 15 – 30 gm. 2. Chronic dysentery, hepatitis, low back pain: use dry roots 15 – 30 gm. 3. Anemia of pregnancy, debility after illness, neurasthenia: dried fruits 10 – 15 gm. Boil in water.

Prescriptions　1. Anemia, debility, neurasthenia: Rhodomyrtus tomentosa fruits 15 gm., Millettia reticulata 15 gm., Polygonum multiflorum 15 gm. Boil in water.

2. Acute and chronic hepatitis, hepatomegaly: Rhodomyrtus tomentosa roots 30 gm., Mallotus apelta roots 15 gm., Zanthoxylum avicennae dry roots 30 gm. Boil in water.

Chinese Patent Medicine　Kongfulin.

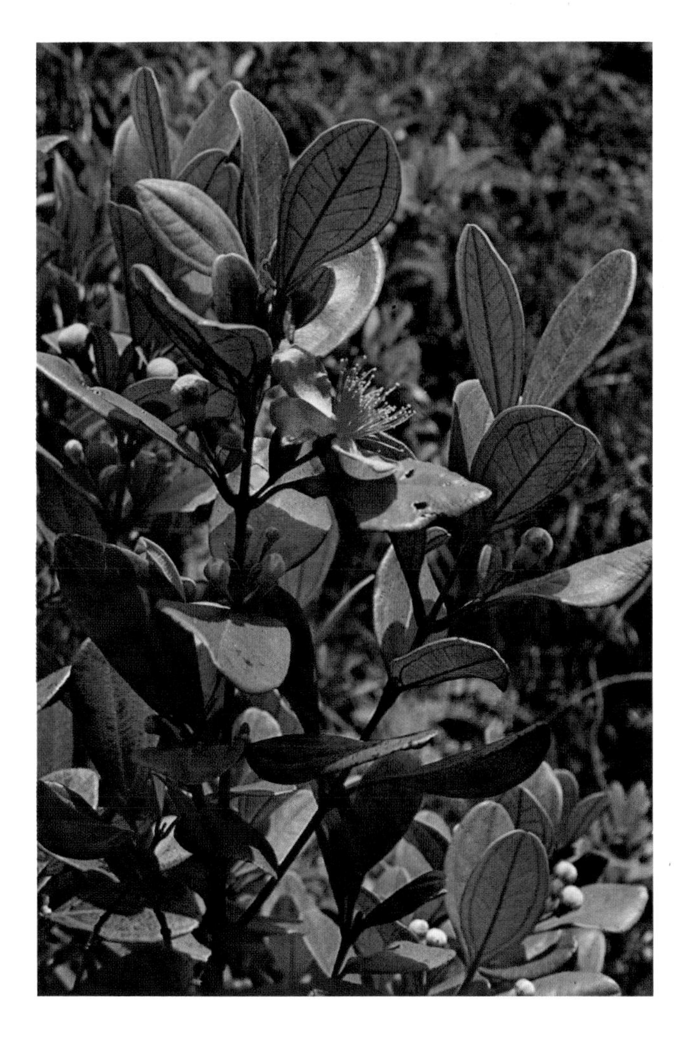

崗稔爲桃金娘科小灌木，高0.5至2米，幼枝有短絨毛。葉對生，革質，橢圓形或倒卵形，長3至6厘米，寬1.5至3厘米，上面光滑，下面被短絨毛，有離基三出脈，側脈7至8對，葉柄4至7毫米。聚傘花序腋生，有花1至3朵，花紫紅色，直徑約2厘米，小苞片2，卵形，萼筒鐘形，長5至6毫米，裂片5，圓形，不等長，花瓣5，倒卵形，長約1.5厘米，雄蕊多數，子房下位，3室。漿果似杯狀，有宿存萼片，熟時紫紅色，味甜可食。

地　　稔

Melastoma dodecandrum Lour.

別　　名　山地稔、鋪地稔、地茄乾。

生長環境　喜生於山坡、路旁和草叢。

採集加工　藥用根、果或全草；秋季採根或全草，洗淨曬乾。

性味功能　味甘澀，性平。清熱解毒，袪風利濕，補血止血。

主治用法　1. 預防流行性腦脊髓膜炎；2. 腸炎，菌痢；3. 腰腿痛，風濕骨痛；4. 孕婦貧血，胎動不安，月經過多。每用乾根或全草 1 至 2 両，果 2 至 4 錢，水煎服。

方　　例　1. 月經過多，胎動不安：地稔、崗稔各 5 錢，水煎服。

2. 預防流行性腦脊髓膜炎：50%鮮地稔煎劑噴喉，每次 2 毫升，滴鼻每側每次 0.5毫升。

3. 血虛所致的月經不調：地稔、益母草、五月艾各 3 錢，水煎服。

4. 風濕痺痛，腰腿痛：地稔 3 錢，半楓荷、鷄血藤各 5 錢，水煎服。

主要成分　酚類、氨基酸、鞣質及糖類反應。

Habitat　Near roadsides, slopes, or thickets.

Preparation　Use root, fruit, or whole plant. Gather in autumn and dry under the sun for storage.

Characteristics　Sweet tasting, antipyretic, antitoxic, diuretic and hemostatic.

Indications　**1.** Preventing cerebrospinal meningitis. **2.** Enteritis, bacillary dysentery. **3.** Lumbago, rheumatism. **4.** Anemia of pregnancy, fetal distress, menorrhagia.

Dose　Use roots or whole plant 30 – 60 gm., fruits 6 – 12 gm. Boil in water.

Prescriptions　**1.** Menorrhagia or fetal distress: Melastoma dodecandrum 15 gm., Rhodomyrtus tomentosa 15 gm.

2. Rheumatism: Melastoma dodecandrum 10 gm., Pterospermum heterophyllum 15 gm. and Millettia reticulata 15 gm. Boil in water.

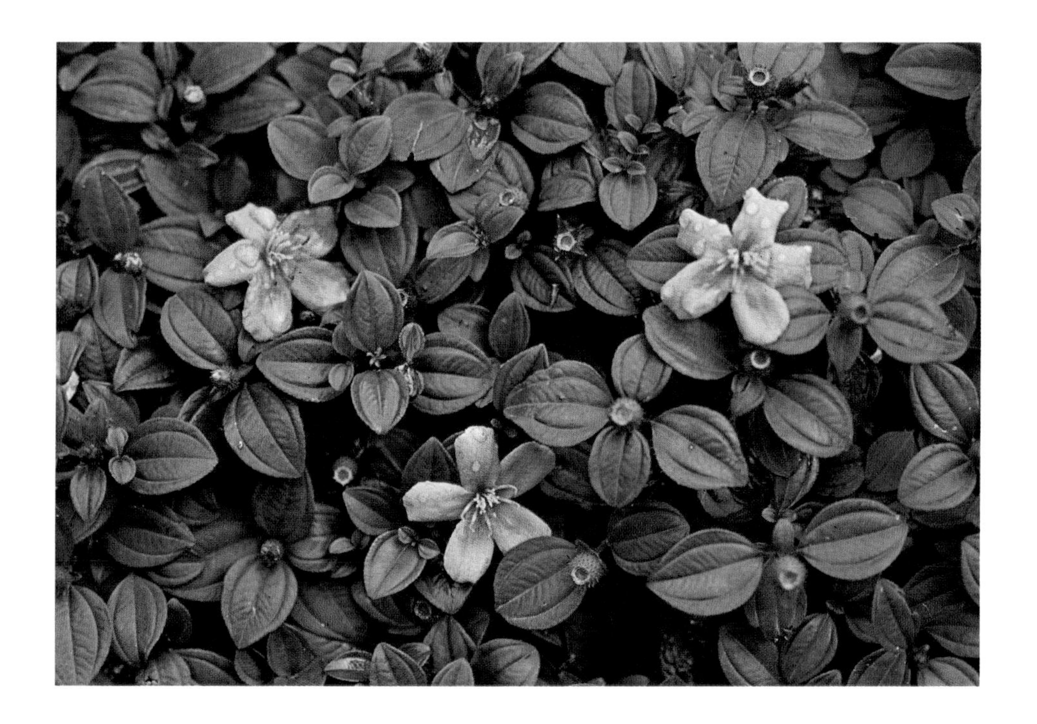

地稔為野牡丹科半灌木或草本，莖披散或匍匐狀鋪地，長10至30厘米，節着地生不定根，故稱地稔。葉對生，卵形或橢圓形，長1至4厘米，寬0.8至3厘米，僅上面邊緣和下面脈上生極疏的糙伏毛，主脈3至5條，葉柄長2至6毫米，有毛。花淡紫色，5瓣，1至3朵生於枝端，萼筒長5至6毫米，疏生糙伏毛，裂片5，花瓣5，長約1厘米，雄蕊10，不等大，子房下位，5室。果實球形，熟時紫黑色，長約7至9毫米，生疏糙伏毛，種子多數，彎曲。

野 牡 丹

Melastoma candidum D. Don

別　　名　豬古稔、豬𪘨稔、大金香爐、高脚地稔。

生長環境　生於山坡、路旁灌木叢中。

採集加工　藥用全株；秋季採根，夏秋採葉。

性味功能　味苦澀，性平。清熱利濕，消腫止痛，散瘀止血。

主治用法　1. 消化不良，腸炎，菌痢，肝炎；2. 衄血，便血；3. 血栓閉塞性脈管炎，每用根 1 至 2 両，水煎服；葉外用治跌打損傷，外傷出血，燒傷，鮮葉搗爛或乾品研粉敷患處。

方　　例　1. 細菌性痢疾：野牡丹，火炭母各 2 両。水煎，分 3 次服，每日 1 劑。亦可用同樣劑量保留灌腸。

2. 燒傷：野牡丹熬成膏狀，加油外塗創面。

主要成分　皂甙、黃酮甙。

Habitat　Growing on slopes or in roadside thickets.

Preparation　Use whole plant. Gather root in autumn and leaf in summer.

Characteristics　Bitter tasting, antipyretic, diuretic, anti-swelling, analgesic, promotes blood circulation and hemostatic.

Indications　**1.** Dyspepsia, enteritis, bacillary dysentery, hepatitis. **2.** Nose-bleeding, Melena. **3.** Thromboangiitis.

Dose　Use roots 30 – 60 gm. Boil in water and take orally. Leaves (fresh or dry) after mashing or grinding can be applied on burns and bleeding wounds.

Prescription　Bacillary dysentry: Melastoma candidum and Polygonum chinense, 60 gm. each. Boil in water.

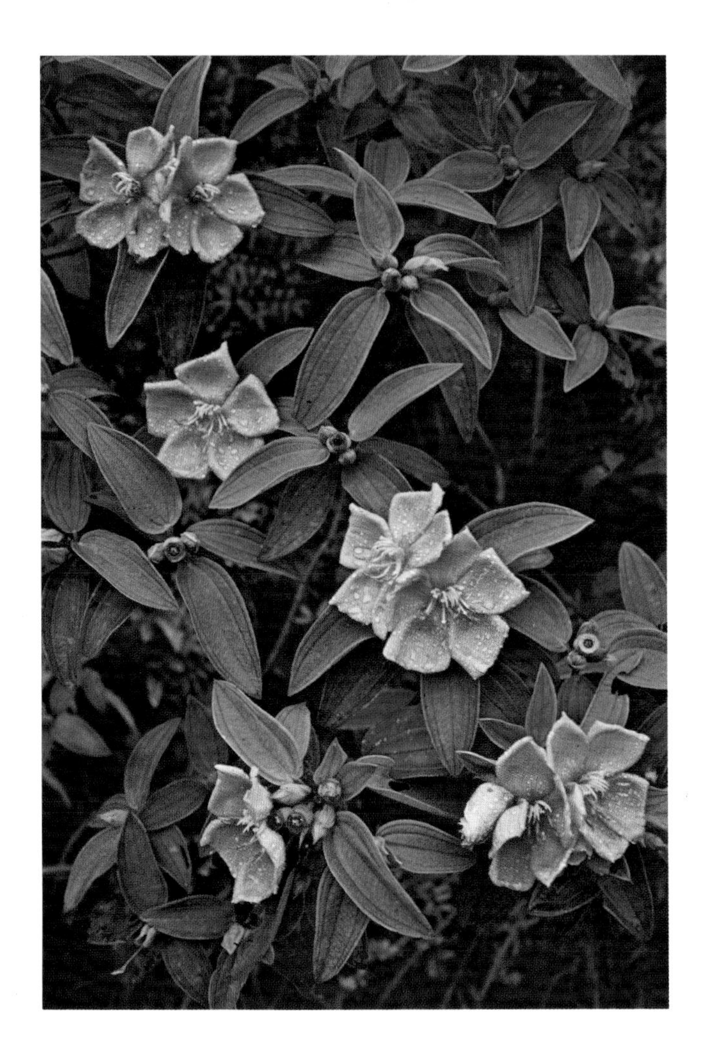

野牡丹爲野牡丹科灌木，高1至1.5米，枝條有伏貼或稍伏貼的鱗片狀毛。葉對生，寬卵形，長4至10厘米，寬3至6厘米，上面有緊貼的粗毛，背面密被長柔毛，主脈5至7條，葉柄長1至1.5厘米。花大，粉紅色，1至5朵聚生於枝頂，似牡丹花，花瓣5，萼筒長約8至10毫米，密生鱗片狀毛，裂片5，與萼筒近等長，亦有毛，花瓣長可達3厘米，雄蕊10，子房下位，5室。果實稍肉質，不開裂，長約1至1.5厘米，密生伏貼的鱗片狀毛，種子多數，彎曲。

毛　稔

Melastoma sanguineum Sims

別　　名　豺狗舌、紅爆牙狼。

生長環境　生於荒野、灌木叢中。

採集加工　藥用全株，全年可採。根洗淨切片曬乾備用；葉曬乾研末備用。

性味功能　味澀，性微溫。收斂止血，消食止痢。

主治用法　1. 水瀉，便血，婦女月經過多，外傷出血，每用乾根 1 至 3 両，水煎服。2. 外傷出血，用葉曬乾研成細粉敷。

主要成分　葉含黃酮甙、酚類、糖類；全草含黃酮甙、酚類、氨基酸、糖類。

Habitat　Growing in forests or thickets.

Preparation　Use whole plant. Gather at all seasons. Wash and dry under the sun. Leaves may be ground into powder.

Characteristics　Bitter tasting, hemostatic, digestive and anti-dysenteric.

Indications　**1.** Diarrhea. **2.** Melena. **3.** Menorrhagia. **4.** Wound bleeding.

Dose　Roots 30 – 90 gm. Boil in water.　Grind dry leaves into powder for external use in wound bleeding.

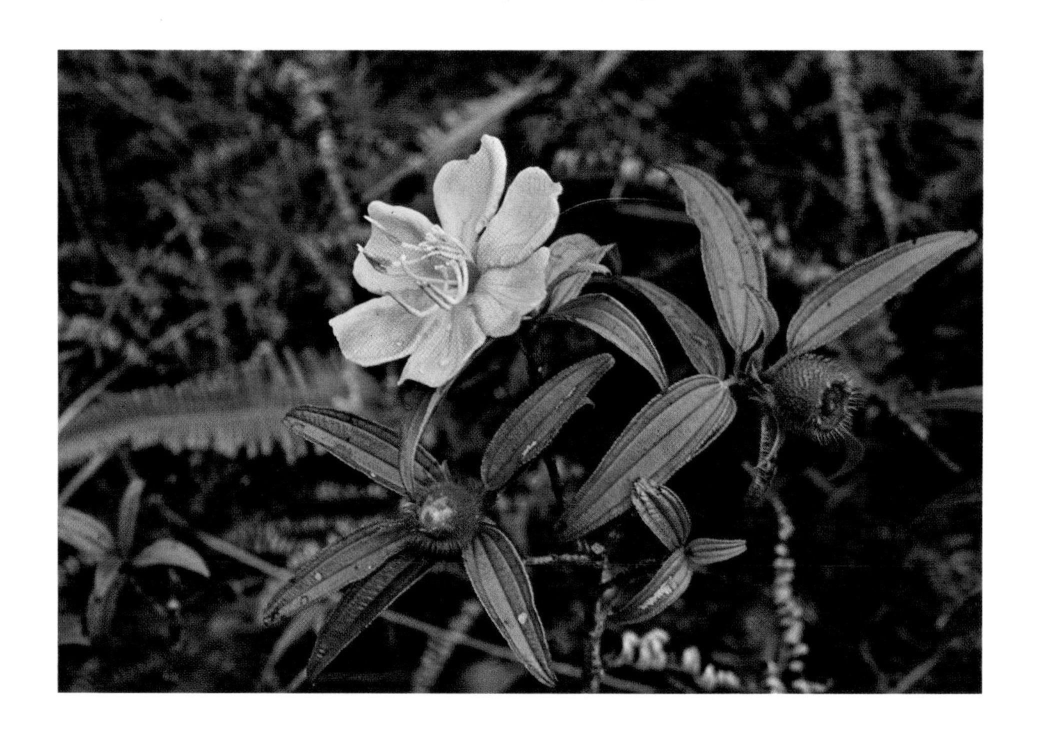

毛稔爲野牡丹科直立灌木，植株高達1至2米，莖枝被散生，擴展的長粗毛。葉對生，卵狀披針形，先端尖銳，長10至14厘米，寬2.5至5厘米，上面深綠色，背面常呈紅色，主脈通常有5，由葉背凸起，常爲紅色，葉柄亦通常爲紅色而被稀疏之刺毛。花淡紫紅色，大，單生或3朵聚生於枝條之末端，花瓣有5片至8片，但最普遍是7片。果杯形，有紅色長而硬的粗毛。

天　香　爐

Osbeckia chinensis Linn.

別　　名　金錦香、仰天鐘、金鐘草。

生長環境　生於山地草叢。

採集加工　藥用全草，夏、秋採集，洗淨曬乾備用。

性味功能　味淡，性平。清熱利濕，消腫解毒，止咳化痰。

主治用法　1. 細菌性痢疾，腸炎，闌尾炎；2. 感冒咳嗽，咽喉腫痛，小兒支氣管哮喘，肺結核咯血；3. 毒蛇咬傷，疔瘡癤腫。每用量 5 錢至 2 両；外用適量，鮮草搗爛敷患處。

方　　例　1. 痢疾，腸炎：天香爐根 2 至 4 両，水煎服。

2. 阿米巴痢疾：天香爐 1 至 2 両，水煎，早晚空腹各服 1 次。服藥期忌食豆腐、鷄蛋等食物。

3. 小兒支氣管哮喘：天香爐 1 両，豬瘦肉 4 両，水燉服，連服 6 劑。

4. 阿米巴肝膿瘍：天香爐 1 両，生白朮 5 錢，紅棗5枚，水煎 2 次，早晚分服，每日 1 劑。

主要成分　全草顯黃酮類、氨基酸、酚類的反應。

Habitat　On hills and grassland.

Preparation　Use whole plant. Collect in summer and autumn.

Characteristics　Antipyretic, diuretic, anti-swelling, antitussive, expectorant.

Indications　**1.** Bacillary dysentery, enteritis, appendicitis. **2.** Cold, cough, sorethroat, asthmatic bronchitis, pulmonary tuberculosis, hemoptysis. **3.** Snake bites, furunculosis.

Dose　15 – 60 gm. for topical use, crush fresh herb.

Prescriptions　**1.** Dysentery, enteritis: Osbeckia chinensis 60 – 100 gm. Boil in water.

2. Asthmatic bronchitis: Osbeckia chinensis 30 gm., lean pork 120 gm. Boil in water. Take six doses.

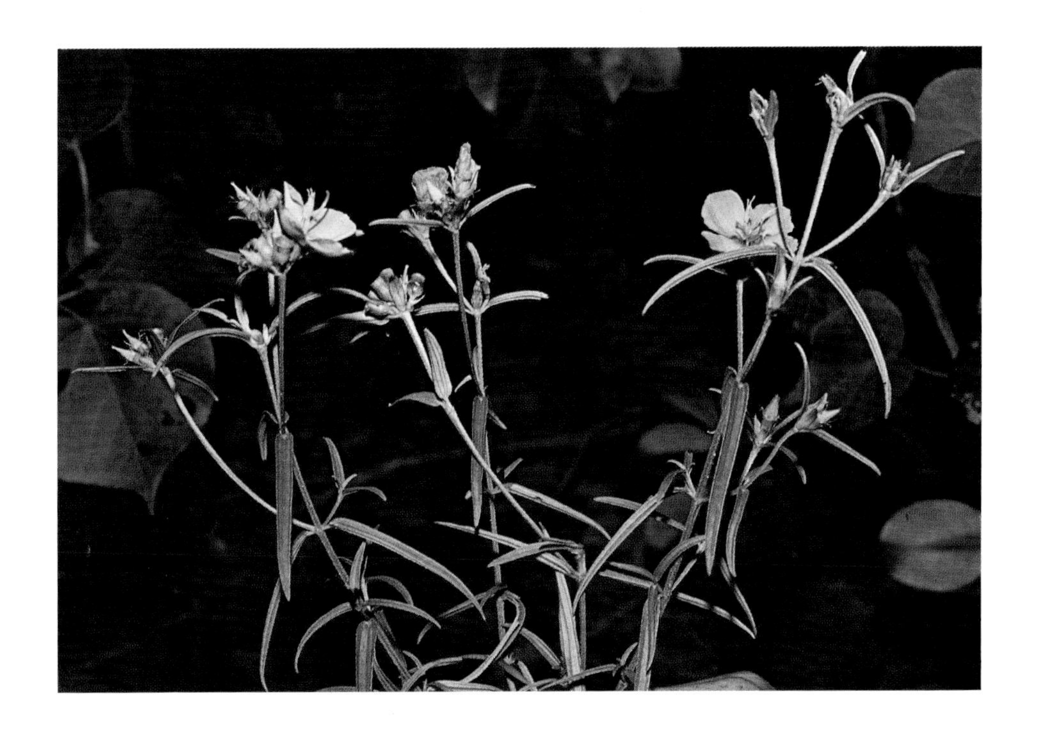

天香爐爲野牡丹科半灌木或草本，高10至60厘米。莖直立，四棱形，有緊貼粗毛。葉對生，條形至披針形，長 2 至 4 厘米，寬 3 至15毫米，兩面有粗毛，主脈 3 至 5 ，有短葉柄。頭狀花序頂生，生 2 至10朵花，基部有葉狀總苞片 2 至 5 枚，苞片卵形，花兩性，淡紫色或白色，萼筒長 5 至 6 毫米，無毛，裂片 4 ，有睫毛，花瓣 4 ，長約 1 厘米，雄蕊 8 ，等大，偏於一側，花絲分離，內彎，花藥頂端單孔開裂，有長喙，藥隔基部不膨大，子房下位，頂端有剛毛16條， 4 室。蒴果罐狀，長約 6 毫米，似小香爐，故名天香爐。種子多數，馬蹄形彎曲。

崩 大 碗

Centella asiatica (Linn.) Urban

別　　名　積雪草、落得打、雷公根、燈盞草、破銅錢。

生長環境　生於草地、田邊、溝邊低濕處。

採集加工　藥用全草，全年可採，曬乾備用或鮮用。

性味功能　味甘，性涼。消炎解毒，涼血生津，清熱利濕。

主治用法　1. 傳染性肝炎，痲疹；2. 感冒，扁桃體炎，咽喉炎，支氣管炎；3. 尿路感染、結石；4. 斷腸草、砒霜、蕈中毒。每用 5 錢至 2 両；外用治毒蛇咬傷、疔瘡腫毒、外傷出血，鮮品搗敷患處。

方　　例　1. 扁桃體炎：鮮品搗汁，調醋少許，慢慢嚥下。

2. 血熱吐衄，尿血：崩大碗 1 両，旱蓮草、側柏葉各 5 錢，水煎服。

3. 新舊外傷疼痛：崩大碗曬乾研末，每服 5 分，每日 3 次。

4. 泌尿系結石：崩大碗、天胡荽、海金沙、車前草，均用鮮品各 1 両，水煎分 2 次服，每日 1 劑。

5. 食物中毒或木薯中毒：鮮崩大碗、蕹菜根各半斤，共搗爛取汁，冲開水服。

Habitat　Growing in the meadow, fields, or streamsides.

Preparation　Use whole plant, gather at all seasons.

Characteristics　Sweet-cool tasting. Anti-infectious, antitoxic, antipyretic and diuretic.

Indications　**1.** Infectious hepatitis, measles. **2.** Common cold, tonsillitis, sore throat, bronchitis. **3.** Urinary tract infection or stone. **4.** Poisoning from Gelsemium elegans, arsenic. External use for snake-bite, furunculosis and bleeding wounds.

Prescriptions　**1.** Tonsillitis: Mash and squeeze the fresh plant to get juice, mix with vinegar and swallow slowly.

2. Hematemesis, hematuria: Centella asiatica 30 gm., Eclipta alba (whole herbs) and Biota orientalis leaves 15 gm. each.

3. New or old contusion or pain: Centella asiatica (dry powder) 1.5 gm. to be taken thrice daily.

4. Food poisoning: Centella asiatica 250 gm. and Ipomoea reptans (water spinach) root 250 gm. Squeeze together to get liquid and mix with boiling water to drink.

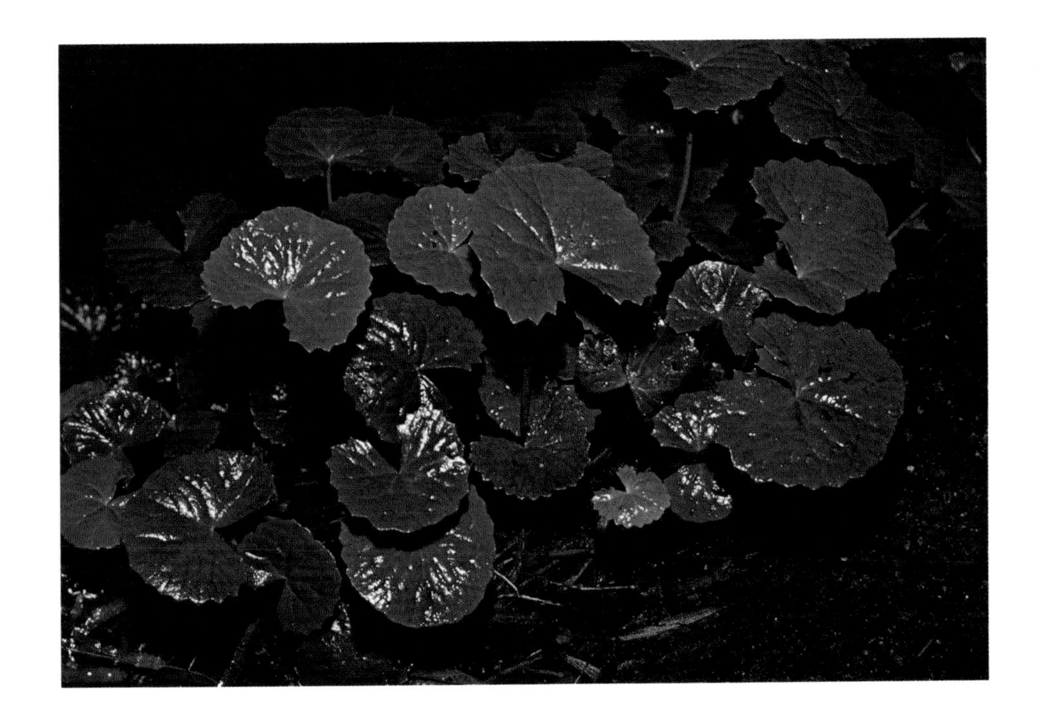

崩大碗爲傘形科多年生草本，莖纖細，匍匐，節上生根，無毛或稍有毛。單葉互生，腎形或近圓形，直徑 1 至 5 厘米，基部凹心形，如缺口的飯碗，所以叫崩大碗，邊緣有寬鈍齒，無毛或疏生柔毛，具掌狀脈，有長葉柄，5 至15厘米，基部鞘狀，無托葉。花紫紅色，爲單傘形花序，生於葉腋，總花梗長2至8 毫米，總苞片 2 ，卵形，花梗極短。雙懸果扁圓形，長2至2.5毫米。

沙　　參

Glehnia littoralis F. Schmidt

別　　名　珊瑚菜、北沙參、海沙參。

生長環境　生於海邊疏鬆沙質土壤。

採集加工　藥用根，秋季葉枯黃時挖採。

性味功能　味甘淡，性微寒。潤肺止咳，養胃生津。

主治用法　1. 慢性支氣管炎，咳嗽；2. 陰虛內熱，口渴。每用2—3錢，水煎服。

方　　例　1. 慢性支氣管炎，咳嗽，痰不易吐出：沙參、貝母、麥冬各3錢，甘草2錢，水煎服。

2. 陰虛咳嗽，久咳音啞：沙參、玄參、知母、牛蒡子各3錢，生地5錢，水煎服。

3. 肺胃燥熱，咳嗽，咽乾口渴：沙參、麥冬、玉竹、天花粉、桑葉各3錢，水煎服。

主要成分　根和全草含揮發油，根並含有三萜酸、豆甾醇、β-谷甾醇、生物鹼和澱粉。

附　　註　本品不可與藜蘆同用。

Habitat　At seashore and soft sandy soil.

Preparation　Roots collected in autumn when leaves turned yellow.

Characteristics　Mildly sweet, cool, expectorant and thirst quenching action.

Indications　**1.** Chronic bronchitis, cough. **2.** Dry, hot, thirsty feeling.

Dose　10 – 15 gm.

Prescriptions　**1.** Chronic bronchitis, cough, difficult expectoration: Glehnia littoralis 30 gm., Liriope graminifolia 10 gm., Glycyrrhiza uralensis 6 gm. Boil in water.

2. Chronic cough and hoarseness: Glehnia littoralis 10 gm., Scrophularia ningpoensis 10 gm., Anemarrhena asphodeloides 10 gm., Arctium lappa 10 gm., Rehmannia glutinosa 15 gm. Boil in water.

Remarks　Should not be used together with Veratrum nigrum.

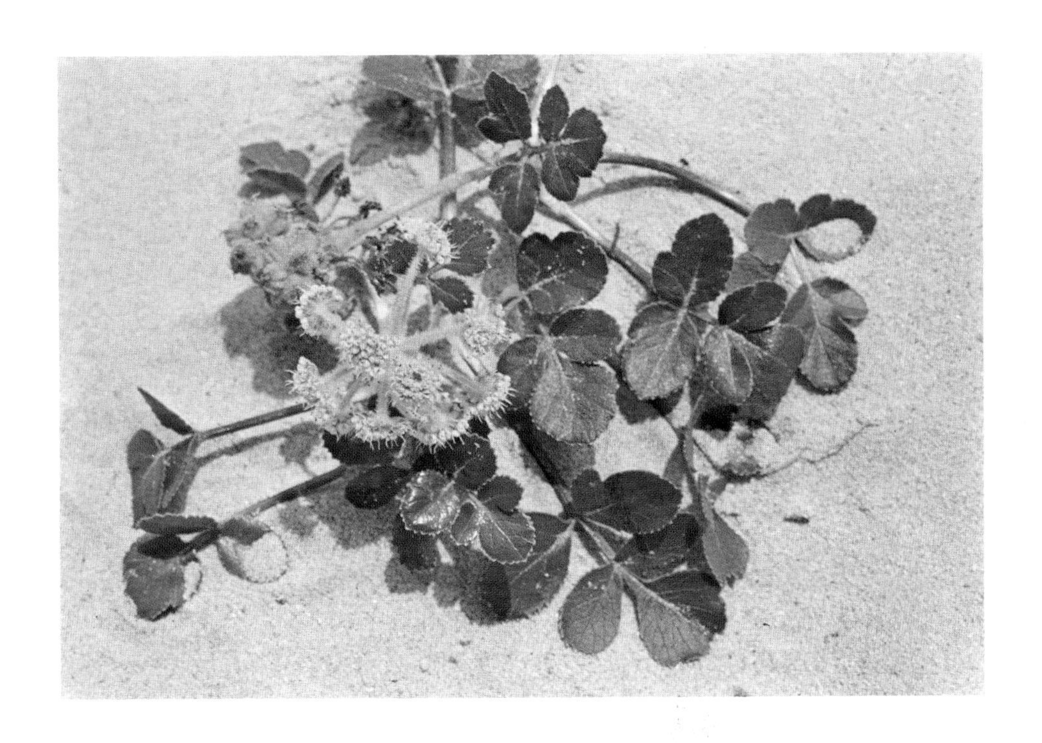

沙參為傘形科多年生草本，高 5 至20厘米，全體有灰褐色絨毛。主根圓柱形，直徑0.5至1.5厘米，細長，莖部分露於地面。基生葉稍帶革質，有長柄，卵形，或寬三角狀卵形，長 6 至10厘米，寬2.5至4厘米，三出式羽狀分裂或二至三回羽狀深裂，莖上部葉卵形，邊緣有鋸齒。花小，白色，多數密聚於枝頂成複傘形花序，總梗長 4 至10厘米，無總苞，傘幅10至14，不等長，小總苞片 8 至12，條狀披針形，花梗15至20。雙懸果圓球形或橢圓形，直徑 6 至10毫米，5 果棱具木栓質翅，有棕色粗毛。

朱　砂　根

Ardisia crenata Sims

別　　名　大羅傘、鳳凰腸、大涼傘。

生長環境　生於山坡林下或陰濕灌木叢中。

採集加工　藥用根、葉，秋冬採挖，切片曬乾備用。

性味功能　味苦辛，性平。活血祛風，解毒消腫。

主治用法　1. 上呼吸道感染，咽喉腫痛，扁桃體炎，支氣管炎；2. 風濕性關節炎，腰腿痛，跌打損傷；3. 丹毒，淋巴結炎。每用1至3錢；外用治外傷腫痛骨折，毒蛇咬傷，鮮根葉搗敷。

方　　例　1. 慢性氣管炎：鮮朱砂根全草 1 両，矮地茶 2 錢，豬肺半具，將藥切碎放入豬氣管內，扎緊管口，加水600毫升，煎至200毫升，先服湯，後吃肺，每日 1 劑，療程十天。

2. 跌打損傷或腰腿酸痛：朱砂根 5 錢，水、酒各半煎服。

3. 扁桃體炎，白喉，丹毒，淋巴結炎：朱砂根 2 至 4 錢，水煎服。

4. 咽喉腫痛：朱砂根 3 錢，射干 2 錢，甘草 1 錢，水煎服。

主要成分　本品含酚類、氨基酸、糖類、皂甙。

附　　註　本品如服至 5 錢至 1 両時，可出現噁心，厭食。

Habitat　Growing in the slope or damp bush.

Preparation　Use root or leaf, gather in autumn and winter.

Characteristics　Bitter and acrid tasting. Promotes blood circulation, antitoxic and anti-swelling.

Indications　**1.** Upper respiratory tract infections, sorethroat, tonsillitis, bronchitis. **2.** Rheumatic arthritis, contusion. **3.** Lymphadenitis, scarlet fever.

Dose　3 – 10 gm. Mash root or fresh leaf as poultice for external use.

Prescriptions　**1.** Chronic bronchitis: Ardisia crenata (whole fresh plant) 30 gm.; Ardisia japonica Bl. 6 gm. Chop and put into the bronchus of half a pork lung. Tie the opening of the bronchus and boil in 600 c.c. of water until a residue of 200 c.c. remains. Take the soup and the pork lung once daily for 10 days.

2. Contusion: Ardisia crenata 15 gm. Boil in a mixture of wine and water.

3. Lymphadenitis: Ardisia crenata 6 – 12 gm. Boil in water.

Remarks　A high dose 15 – 30 gm. can cause nausea and anorexia.

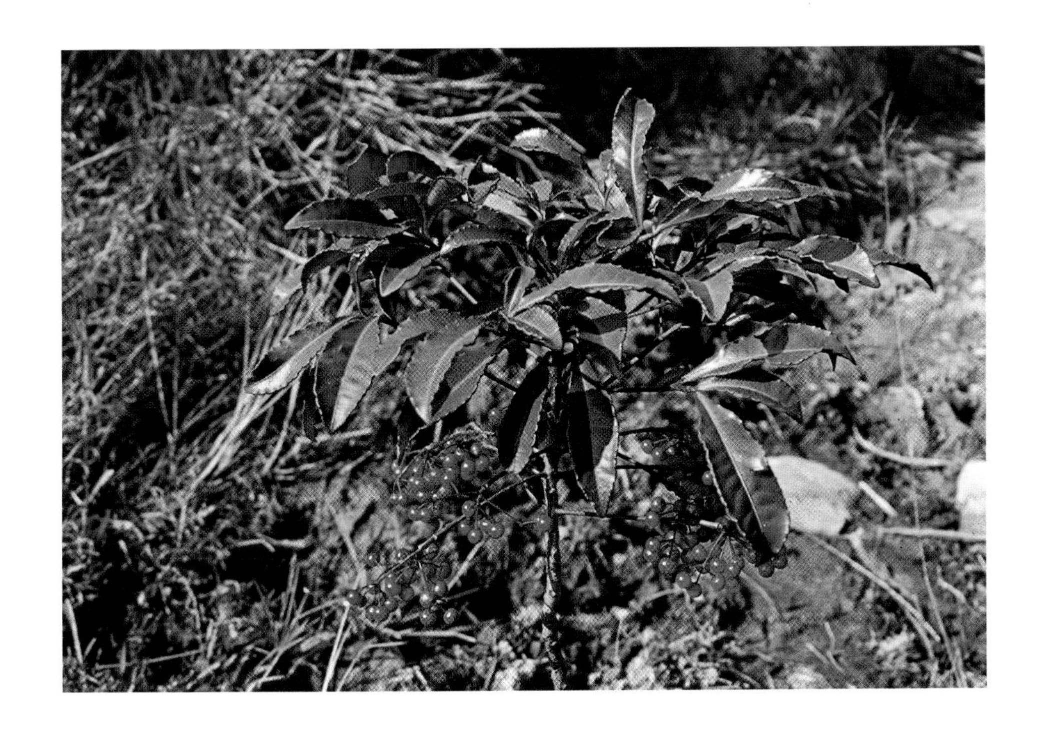

朱砂根爲紫金牛科常綠灌木，高 1 至 2 米。匍匐根狀 莖柔軟，肉質，表面稍帶紅色，斷面有小血點，故名。葉互生，堅紙質，長橢圓形，長 8 至15厘米，寬2至3.5厘米，急尖或漸尖，邊緣有波狀鈍齒，兩面有突起腺點，側脈10至20多對。花白色或粉紅色，頂生或腋生，花序傘形或聚傘狀，長 2 至 4 厘米，花長 6 毫米，萼片卵形或矩圓形，鈍，長1.5毫米，或更短些，有黑腺點，雄蕊短於花冠裂片，花藥披針形，背面有黑腺點，雌蕊與花冠裂片幾等長。果球形，黃豆大，熟時紅色，有稀疏黑腺點。

補 血 草

Limonium sinense (Girald) O. Kuntze

別　　名　匙葉草、海蘿蔔、海金花、海赤芍。

生長環境　多生於海灘附近。

採集加工　藥用根或全草；根全年可採，鮮用或曬乾用。

性味功能　味苦，性微寒。祛濕，清熱，止血。

主治用法　1. 血淋，濕熱便血，脫肛；2. 血熱月經過多、濕熱帶下；3. 背 癰。每用鮮根 1 至 2 両，水煎服。

方　　例　1. 痔瘡下血：補血草鮮根 2 両，豬肉，水燉服。

2. 脫肛：補血草鮮全草 4 両，水煎坐浴。

3. 濕熱帶下：補血草鮮根 5 至 7 錢，冰糖 5 錢，水煎服。

4. 背 癰：補血草鮮根 2 両，酒燉服；渣調糯米飯搗爛外敷。

Habitat　On beaches.

Preparation　Use roots or whole plant.

Characteristics　Bitter, cool, antipyretic, hemostatic.

Indications　**1.** Gonorrhea, melena, prolapse rectum. **2.** Menorrhagia, leucorrhea. **3.** Carbuncle.

Dose　Fresh roots 30 – 60 gm. Boil in water.

Prescriptions　**1.** Bleeding hemorrhoids: Fresh roots 60 gm. Add pork and water and steam through a bath of water.

2. Prolapse rectum: Fresh herb 120 gm. Boil in water and use as sitz-bath.

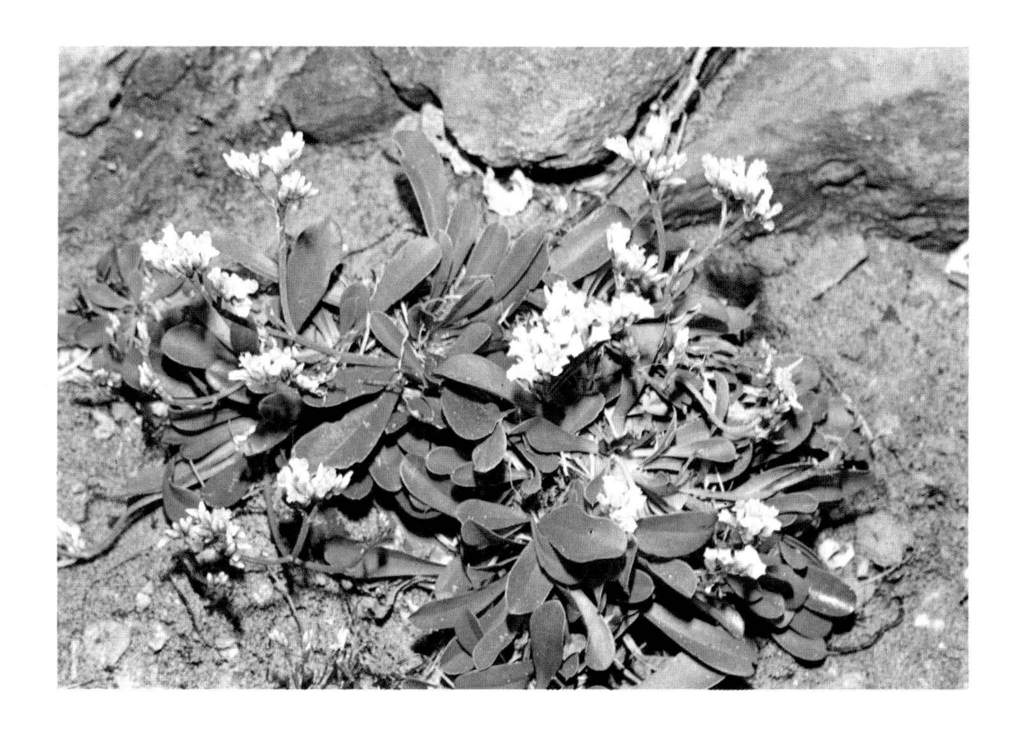

補血草爲藍雪科多年生草本，高15—60厘米，全株無毛。基生葉矩圓狀披針形至倒卵狀披針形，長３—９厘米，寬１—２厘米，頂端鈍而具短尖頭，基部楔形下延爲寬葉柄。花常２—３朵組成聚傘花序，穗狀排列於花序分枝頂端形成圓錐狀花序；花序枝具顯著棱槽，常無不育小枝；苞片紫褐色，花萼漏斗狀，長５—７毫米，裂片５，白色或稍帶黃色；花瓣５，黃色，基部連合。

白　花　丹

Plumbago zeylanica Linn.

別　　名　白雪花、一見消、假茉莉、山波苓。

生長環境　多生於陰濕小溝邊或村邊路旁曠地。

採集加工　藥用根葉，全年可採；根切片曬乾，葉多鮮用。

性味功能　味苦，性微溫，有毒。祛風止痛，散瘀消腫。

主治用法　根：風濕骨痛，跌打腫痛，胃痛，肝脾腫大。葉：外用治跌打腫痛，扭挫傷，體癬。每用根 3 至 5 錢，久煎 4 小時以上；葉搗敷患處，不宜超過30分鐘。

方　　例　1. 關節扭傷，軟組織挫傷：白花丹葉 5 片，田基黃 5 至 7 錢，松樹二層皮，苦楝樹葉鮮品各適量，搗爛加酒，炒後趁熱外敷(避開傷口)，每日 1 次，每次約30分鐘。

2. 白血病：白花丹根(先煎)、葵樹子、白花蛇舌草、馬鞭草各 1 両，夏枯草 5 錢，久煎，製成18小丸，每服 6 丸，日 3 次。

主要成分　葉和根含有毒成分藍雪素，氫化藍雪甙等。

附　　註　皮膚中毒可用硼酸水洗滌，硼酸軟膏外敷。孕婦忌服。部分病人服後會發生嘔吐及泄瀉，可服蛋清，糖水解毒。

Habitat　Growing in the damp areas of streams or villages.

Preparation　Use roots and leaves, gather at all seasons.

Characteristics　Bitter tasting, tonic but poisonous. Anti-swelling and analgesic.

Indications　**1.** Rheumatic arthritis, bruises. **2.** Stomach-ache. **3.** Ring worm infection, sprains. Use roots 10 – 15 gm. Boil in water for over 4 hours. Apply mashed leaves to the affected part, preferably not longer than 30 minutes.

Prescriptions　**1.** Sprains and strains: Plumbago zeylanica leaves 5 pieces, Hypericum japonicum 15 – 20 gm., the second inner layer of Pine tree and some fresh leaves of Melia azedarach. Mash together, add some wine and roast. Apply the mixture to the affected part while hot for about 30 minutes daily, taking care to avoid all wounds.

2. Blood cancer: Plumbago zeylanica roots (boil first), Livistona chinensis seeds, Oldenlandia diffusa and Verbena officinalis, 30 gm. each, Spica prunellae 15 gm. Boil long and make 18 pills, take 6 pills ,three times daily.

Remarks　Contraindicated in pregnancy. Use boric acid to wash skin areas that are intoxicated.

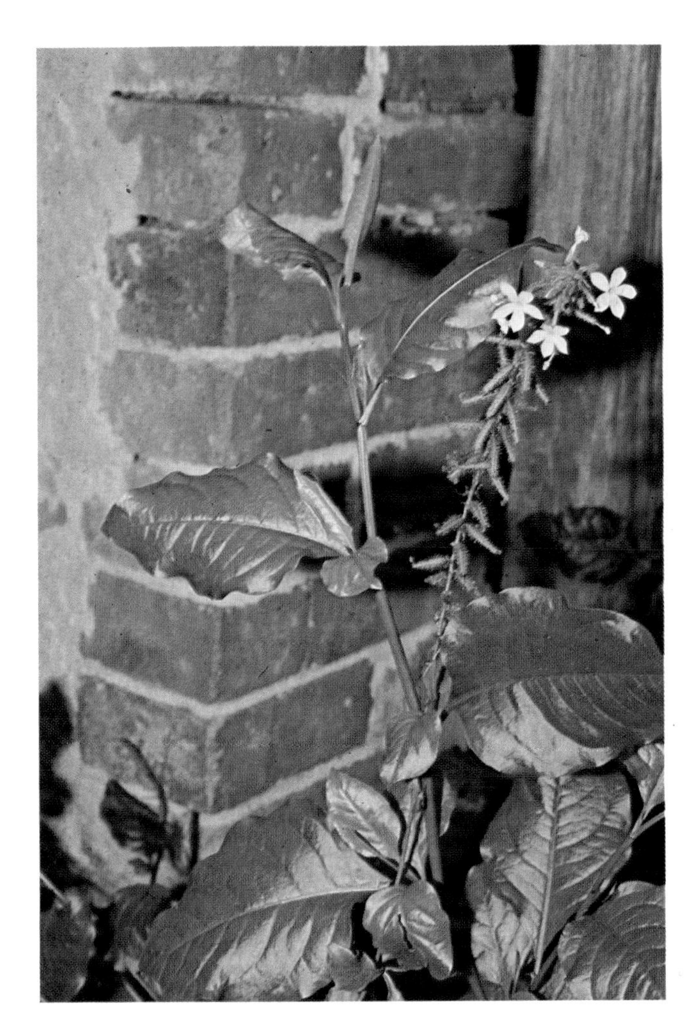

白花丹爲藍雪科攀援狀半灌木，高1至3米。莖圓柱形，常有縱棱。葉互生，卵狀披針形，長4至10厘米，寬2至5厘米，頂端急尖至漸尖，基部寬楔形，全緣或微波形，葉柄基部抱莖。花高脚碟形，白色，或略帶藍色，集成頂生或腋生的穗狀花序，特點是萼管有黏毛，具有黏性，花序長5至25厘米，花序軸具腺體，苞片短於花萼，花萼綠色，長約1厘米，頂端5裂，具5棱，棱間乾膜質，具腺毛，花冠筒長約2厘米，頂端5裂，雄蕊5，與花冠裂片對生，花柱合生，無毛，子房矩圓形。蒴果膜質，蓋裂。

卵葉娃兒藤

Tylophora ovata (Lindl.) Hook. et Steud.

別　　名　三十六根、雙飛蝴蝶、老虎鬚、多鬚公。

生長環境　生於山坡、路旁草叢或灌木叢中。

採集加工　藥用根或全草，全年可採，洗淨曬乾備用。

性味功能　味辛，性溫，氣香，有小毒。祛風除濕，止咳定喘，散瘀止痛，解蛇毒。

主治用法　1. 風濕筋骨痛，跌打瘀積腫痛；2. 哮喘；3. 毒蛇咬傷。每用 1 至 3 錢，水煎服。

方　　例　1. 風濕筋骨痛：卵葉娃兒藤根適量，浸酒外擦患處，對老年人風濕痛效果可靠。

2. 跌打瘀積腫痛：卵葉娃兒藤根 5 錢，大羅傘 1 両，滿山香 1 両，山枝子 5錢，榕樹鬚 3 錢，浸於 2 至 3 斤酒中約 3 個月，去渣，外擦患處，忌服。

3. 毒蛇咬傷：將鮮品全草搗爛調酒，由上而下擦患處。

附　　註　本品有毒，成分為生物碱。中毒症狀：頭昏、嘔吐、呼吸困難，嚴重者心臟停止而死亡。孕婦和體虛者忌用。

Habitat　On slopes, roadsides, or in bushes.

Preparations　Use roots or whole plant.

Characteristics　Acrid, warm, fragrant, mildly toxic, antitussive, anti-asthmatic, antiphlogistic, analgesic.

Indications　**1.** Rheumatism, contusion, hematoma. **2.** Asthma. **3.** Poisonous snake bite.

Dose　3 – 10 gm. Boil in water.

Prescriptions　**1.** Rheumatism: Soak roots in wine for external application. Very effective for rheumatism in the aged.

2. Poisonous snake bite: Crush fresh herb, mix with wine, apply topically.

Remarks　Toxic symptoms include dizziness, vomiting, and dyspnea. Severe cases may develop cardiac arrest and death. Contraindicated in pregnancy and debilitated state.

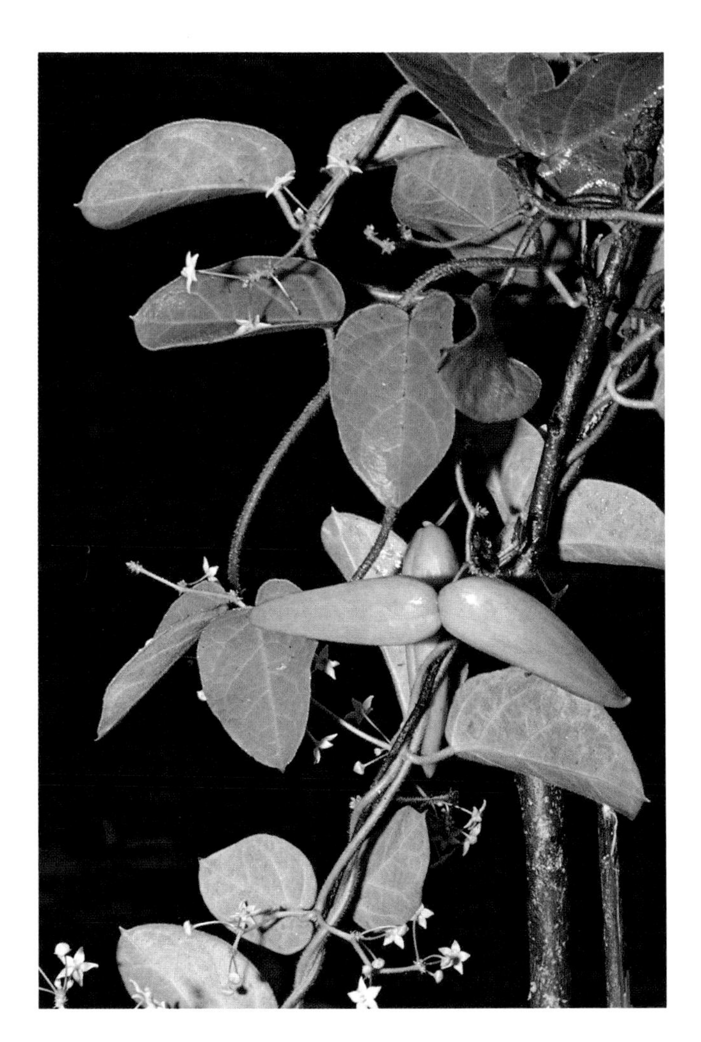

卵葉娃兒藤爲蘿藦科纏繞藤本；莖、葉、葉柄、總花梗、花梗及花萼外面均被銹色柔毛。葉對生，卵形，長2.5—6厘米，寬2—5.5厘米。聚傘花序傘房狀，腋生，通常不規則兩歧，有花多朶，花萼裂片卵形，內面無腺體；花冠淡黃色或黃綠色，輻狀，直徑5毫米；副花冠裂片卵形，隆腫，貼生於合蕊冠上，鈍頭，高達花葯一半；花粉塊每室1個，平展。蓇葖果披針狀圓柱形，長4—7厘米，直徑0.7—1.2厘米，無毛，綠帶紫色；種子卵形，頂端具白絹質種毛，種毛長3厘米。

徐 長 卿

Cynanchum paniculatum (Bunge) Kitagawa

別　　名　寮刁竹、英雄草、千雲竹。

生長環境　生於高山乾旱的草地上。

採集加工　藥用全草，春至秋採集，曬半乾後陰乾備用。

性味功能　味辛，性溫，氣香。解毒消腫，溫經通絡，祛風止痛。

主治用法　1. 毒蛇咬傷，風濕骨痛，心胃氣痛，跌打腫痛，帶狀疱疹；2. 肝硬化腹水；3. 月經不調，經痛。每用 1 至 5 錢，水煎服或浸酒服。

方　　例　1. 含神經毒的毒蛇咬傷：徐長卿、蛇王藤、半邊蓮、七星劍各5錢，水煎，冲白酒適量趁熱服。

2. 胃脘寒痛（如胃、十二指腸潰瘍）或虛寒腹痛：徐長卿研末服 5 分，或徐長卿 3 錢，香附、甘草各 2 錢，水煎服。

3. 跌打損傷、風濕痛：徐長卿 3 至 5 錢，虎杖 5 錢，黃酒一両，加水 5 碗煎成半碗，飯前服。

中國成藥　丹皮酚注射液。

主要成分　根含丹皮酚、黃酮甙、糖類、氨基酸。

Habitat　On hill tops and dry grasslands.

Preparation　Dried whole plant.

Characteristics　Warm, fragrant. Antitoxic, antiphlogistic and analgesic.

Indications　**1**. Snake bites, rheumatism, chest pain, traumatic injury, herpes zoster. **2**. Ascites, cirrhosis. **3**. Irregular menses, dysmenorrhea.

Prescriptions　**1**. Poisonous snake bite: Cynanchum paniculatum 15gm., Polygonum cuspidatum 15 gm., Lobelia chinensis 15 gm., Microsorium fortunei 15 gm. Boil in water, add white wine and take while hot.

2. Gastric or duodenal ulcer: Cynanchum paniculatum 9 gm., Cyperus rotundus 6 gm., Glycyrrhiza uralensis 6 gm. Boil in water.

Chinese Patent Medicine: Paeonoli Injectio.

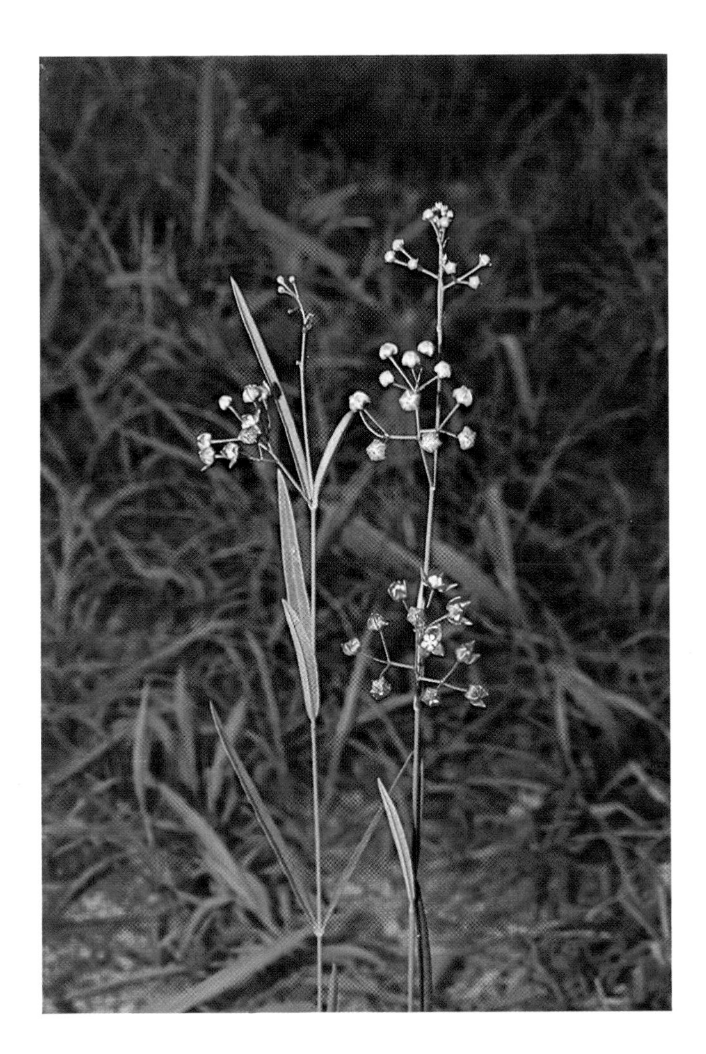

徐長卿爲蘿藦科多年生草本，高約1米。莖直立，少分枝，有節，無毛或被微毛，折斷後有白色乳汁。根鬚狀，多至50餘條，細長粉質，嘗之有辛辣感，嗅之甚芳香。葉對生，細長，長5至13厘米，寬5至15毫米，兩端銳尖。圓錐狀聚傘花序生於頂生的葉腋內，長達7厘米，有花10餘朵，花冠黃綠色，近輻狀，副花冠裂片5枚，基部增厚，頂端鈍。結兩個羊角形小果，長6厘米，直徑6毫米，內藏多數頂端帶長毛的種子。

牡　　荊

Vitex cannabifolia Sieb. et Zucc.

別　　名　布荊，五指柑。

生長環境　生於山坡、路旁。

採集加工　藥用葉、果實、根莖，四季可採；葉果陰乾備用。

性味功能　葉：味苦，性涼，清熱解表，化濕截瘧；果實：味苦辛，性溫，止咳平喘，理氣止痛；根莖：味苦微辛，性平，清熱止咳，化痰截瘧。

主治用法　葉：1. 感冒，瘧疾；2. 腸炎，痢疾；3. 泌尿道感染。外用治濕疹，皮炎。果實（牡荊子）：1. 咳嗽哮喘；2. 胃痛，消化不良；3. 腸炎，痢疾。根，莖：1. 支氣管炎；2. 瘧疾；3. 肝炎。每用根、莖、葉3錢至1両，果實1至3錢。

方　　例　1. 感冒食滯：牡荊葉、火炭母、布渣葉各1両，水煎服。

2. 急性腸胃炎：牡荊葉、鳳尾草、馬齒莧各1両，水煎服。

3. 急慢性氣管炎：牡荊葉1両，枇杷葉5錢，甘草2錢，水煎服。

4. 咳嗽，哮喘：牡荊子5分至1錢，水煎服，或製糖漿服。

中國成藥　牡荊丸。

附　　註　另一種黃荊，與牡荊相似，但葉背密被白絨毛，呈粉白色，葉緣無鋸齒或只有小鋸齒，功用相同。

Habitat　On slopes and roadsides.

Preparation　Use leaves, fruits, roots, stem. Collect in all seasons, dry under shade.

Characteristics　Leaves: bitter, cool, antipyretic, diuretic, antimalarial. Fruit: bitter, acrid, warm, antitussive, antiasthmatic, analgesic. Roots and stem: bitter, acrid, antipyretic, antitussive, antimalarial.

Indications　Leaves: influenza, malaria, enteritis, dysentery, genitourinary tract infection, eczema, dermatitis. Fruits: cough, asthma, epigastric pain, dyspepsia, enteritis, dysentery. Roots and stem: bronchitis, malaria, hepatitis.

Dose　Roots, stem, leaves: 10 – 30 gm.; Fruit: 3 – 10 gm.

Prescriptions　1. Influenza, dyspepsia: leaves of vitex cannabifolia, Polygonum chinense and Microcos paniculata each 30 gm., boil in water.

2. Cough, asthma: Seeds of Vitex cannabifolia 1.5 – 3 gm.　Boil in water or make into a syrup.

Chinese Patent Medicine　Mu Jing Wan

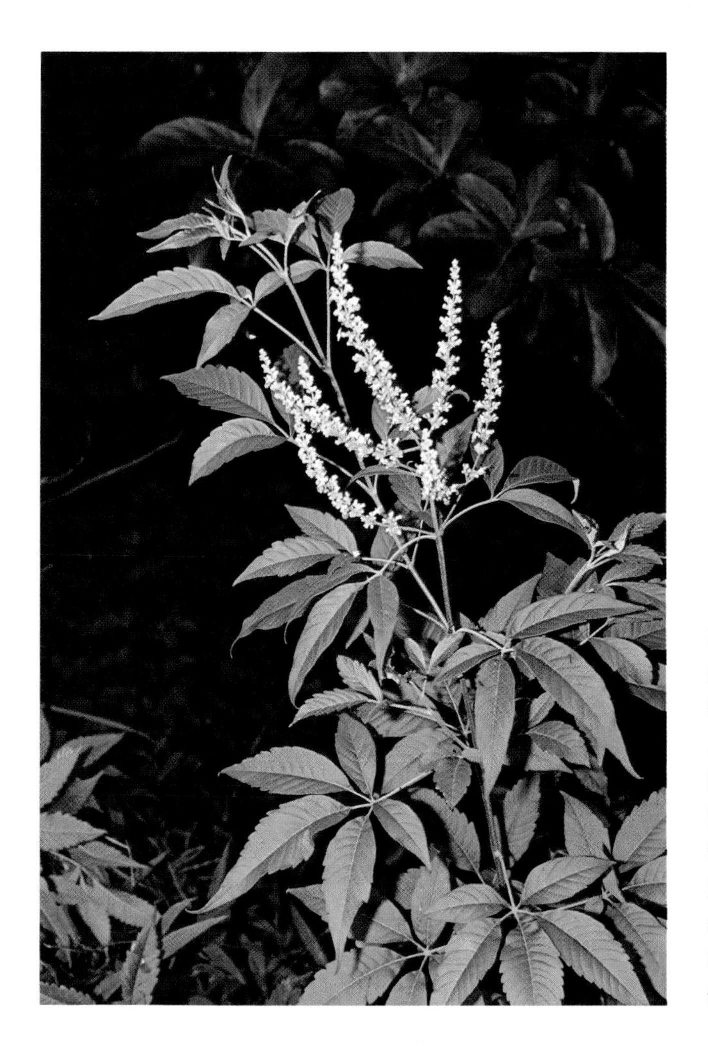

牡荊爲馬鞭草科落葉灌木或小喬木，高2至5米，枝四方形，嫩枝有灰色絨毛。葉對生，掌狀複葉，小葉5片，間有3片，小葉片披針形或橢圓狀披針形，頂端漸尖，邊緣有粗鋸齒，表面綠色，下面淡綠色或灰白色，無毛或有毛，葉有香氣。圓錐花序頂生，長10至20厘米，花冠淡紫色。果實球形，黑色。

長葉紫珠

Callicarpa loureiri Hook. et Arn.

別　　名　勞萊氏紫珠、賊公葉、毛紫珠。

生長環境　生於山坡、林邊。

採集加工　藥用根、葉。夏秋採葉，曬乾或鮮用；根全年可採，切片曬乾。

性味功能　味辛苦，性平。散瘀止血，消腫止痛。

主治用法　葉：吐血，咯血，衄血，便血；外用治外傷出血。根：跌打腫痛，風濕骨痛。每用葉、根 5 錢至 1 両；葉外用適量，乾葉研粉撒敷患處。

方　　例　1. 腎石血尿：金錢草、長叶紫珠各 1 両，貓鬚草 6 錢，冬葵子 1 両，熟地 6 錢，水煎服。

主要成分　葉顯黃酮甙、糖類及鞣質的反應。

Habitat　On slopes and in forests.

Preparation　Use roots and leaves, fresh or dried.

Characteristics　Acrid, bitter, hemostatic, anti-swelling, analgesic.

Indications　Leaves: hemoptysis, hematemesis, epistaxis, melena, wound bleeding. Roots: traumatic injury, rheumatism.

Dose　15 – 30 gm.

Prescription　Hematuria from renal stones: Desmodium styracifolium 30 gm., Callicarpa loureiri 30 gm., Orthosiphon aristatus 18 gm., Malva verticillata 30 gm., Rehmannia glutinosa 18 gm. Boil in water.

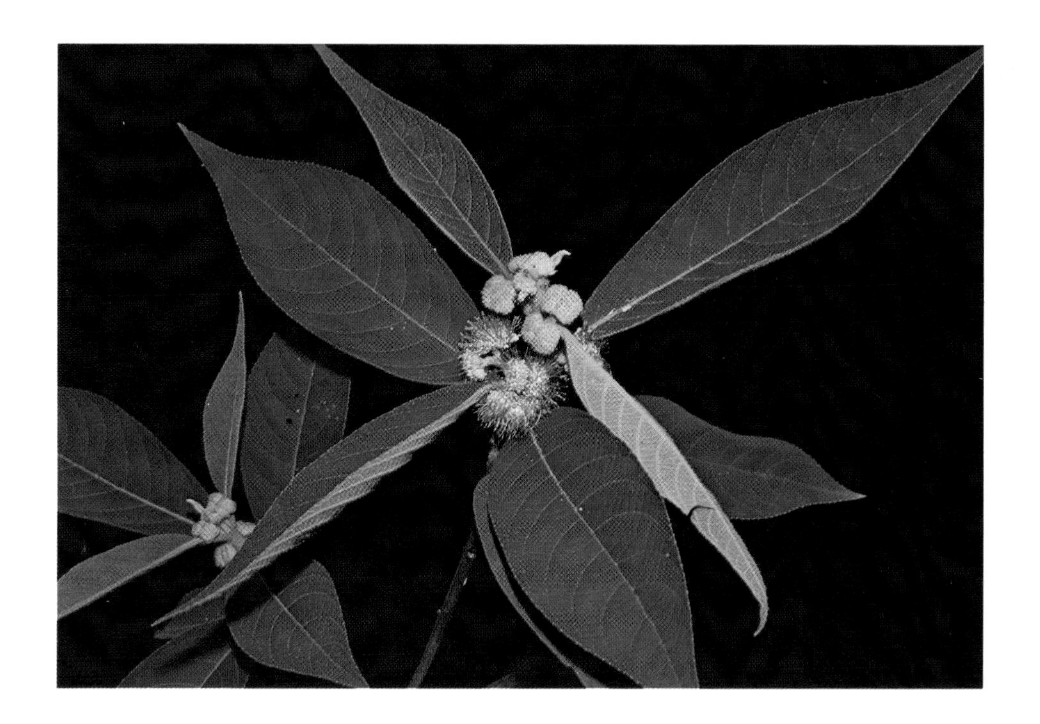

長葉紫珠爲馬鞭草科灌木，高約 3 米，小枝密生棕褐色長茸毛。葉片卵狀橢圓形或長橢圓狀披針形，長12—25厘米，寬 4 — 9 厘米，頂端漸尖，基部楔形，邊緣有細鋸齒，上面脈上有毛，下面密生黃褐色茸毛，兩面都有金黃色透明腺點；葉柄長 1 — 3 厘米。聚傘花序腋生，總花梗長 1 — 2 厘米；花無柄，密集於花序分枝的頂端；花萼筒狀，頂端 4 裂，裂齒長約 2 毫米，外面有茸毛；花冠紅色，頂端 4 裂；雄蕊 4 ，藥室縱裂。果實成熟時藏於宿存花萼內。

裸花紫珠

Callicarpa nudiflora Hook. et Arn.

生長環境 生於草坡、灌木叢中。

採集加工 藥用葉、根。葉夏秋採集，曬乾研粉或鮮用；根全年可採。

性味功能 味微辛苦，性平。散瘀止血，消腫止痛，清熱解毒。

主治用法 1. 消化道出血，咯血，衄血，便血，創傷出血；2. 燒傷；3. 跌打腫痛，風濕骨痛；4. 急性傳染性肝炎。每用 5 錢至 1 両，水煎服或研粉外敷。

方　　例 1. 燒傷：用100%的裸花紫珠煎液作創面噴霧、塗佈或濕敷，能防治創面感染。外敷化膿性皮膚潰瘍亦有良效。

2. 多種內外傷出血：單用或裸花紫珠葉、花蕊石各 4 分，烏賊骨、血餘炭各 1 分，研末內服或外敷。

3. 急性傳染性肝炎：每日用裸花紫珠 2 両水煎，分 3 次服。

4. 結膜炎、角膜炎、角膜潰瘍、砂眼：用10%裸花紫珠生理鹽水滴眼，每日數次。

附　　註 裸花紫珠對毛細血管有收縮作用，又能縮短出血時間及凝血時間，因此，臨床上對內外出血，均有較好療效。

Habitat On grassland and in thickets.

Preparation Collect leaves in summer and autumn. Dry, pulverize or use fresh; Roots may be collected all year round.

Characteristics Acrid, bitter, hemostatic, reduces swelling, analgesic, antitoxic.

Indications **1.** Gastrointestinal bleeding, hemoptysis, epistaxis, wound bleeding. **2.** Burns. **3.** Traumatic injury, rheumatism. **4.** Acute infectious hepatitis.

Dose 15 – 30 gm. Boil in water for oral use or pulverize for topical use.

Prescriptions **1.** Burns: use 100% extract of Callicarpa nudiflora as spray, paint, or compress, on burn surface. Effective in preventing infection. Also useful in cutaneous ulcer and pyodermas.

2. Acute infectious hepatitis: Use Callicarpa nudiflora 60 gm. daily, boil in water and take in three doses.

Remarks Callicarpa nudiflora has vasoconstricting action, reduces bleeding time and clotting time. Consequently, it is useful clinically in internal and external bleeding.

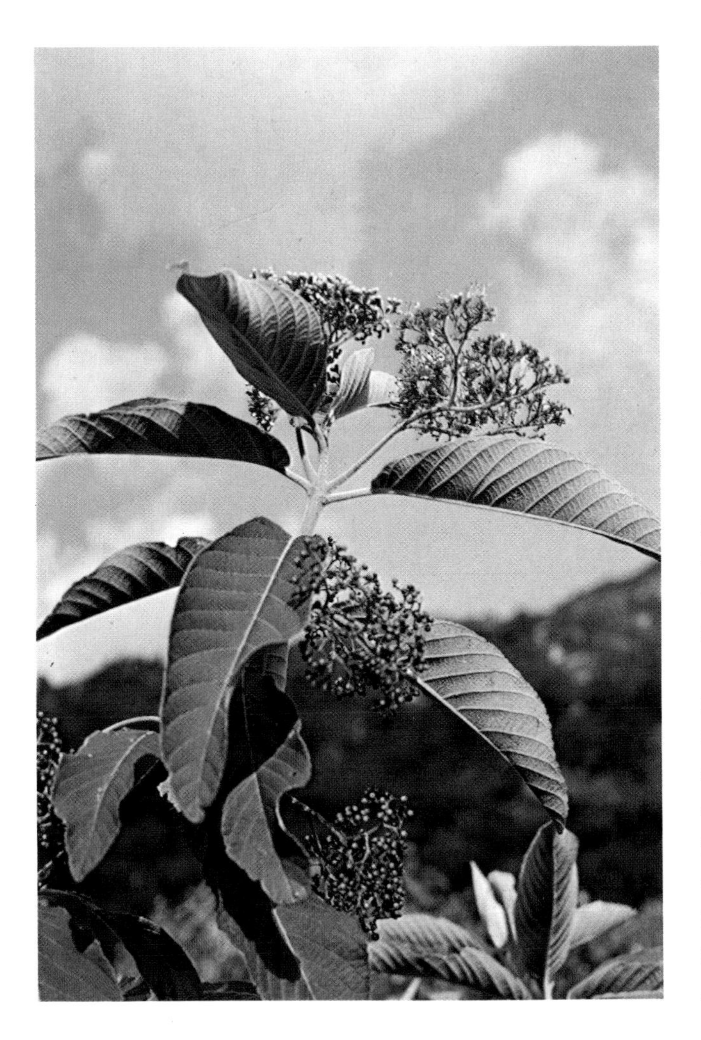

裸花紫珠爲馬鞭草科灌木至小喬木，老枝暗灰色，有明顯的皮孔，小枝有灰褐色絨毛。葉片卵狀披針形或矩圓形，長10—22厘米，寬3—7厘米，邊緣有不規則的細鋸齒，上面深綠色，乾後變黑色，下面有灰褐色絨毛；葉柄長1—2厘米。聚傘花序開展，6—9次分歧，寬8—13厘米，總花梗長3.5—10厘米；花萼頂端有4個細齒或近無齒，無毛或在基部有少數星狀毛；花冠紫色。果實成熟後變黑色。

杜 虹 花

Callicarpa pedunculata R. Br.

別　　名　紫珠草。

生長環境　生於山坡、灌木叢中。

採集加工　藥用葉、嫩莖、根。春、夏、秋採葉及嫩莖，鮮用、曬乾或研末備用；根全年可採，切片曬乾備用。

性味功能　味苦澀，性平。止血，散瘀，消炎。

主治用法　1. 衄血，咯血，胃腸出血，子宮出血；2. 上呼吸道感染，扁桃體炎，肺炎，支氣管炎；3. 外傷出血。每用 3 至 5 錢，水煎服或研粉用。

方　　例　1. 肺結核咯血，胃、十二指腸出血：杜虹花葉、白芨各等量，共研細末，每服 2 錢，每日 3 次。

2. 血小板減少性出血症(紫癜、咯血、衄血、牙齦出血、胃腸出血)：杜虹花葉、側柏各 2 両，水煎服，每日 1 劑。

3. 上呼吸道感染，扁桃體炎，肺炎，支氣管炎：杜虹花葉、紫金牛各 5 錢，秦皮 3 錢，水煎服，每日 1 劑。

4. 外傷出血：杜虹花葉，研成細粉，撒於傷口。

附　　註　杜虹花葉中提出止血成分是一種黃酮類縮合鞣質。

Habitat　On slopes and in thickets.

Preparation　Roots collected all year round. Collect leaves and young stems in spring, summer and winter, use fresh or dried and pulverized.

Characteristics　Bitter, astringent, hemostatic, reduces hematoma, anti-inflammatory.

Indications　**1**. Epistaxis, hemoptysis, gastrointestinal bleeding, uterine bleeding. **2**. Upper respiratory tract infection, tonsillitis, pneumonitis, bronchitis. **3**. Wound bleeding.

Dose　10 – 15 gm.

Prescriptions　**1**. Pulmonary tuberculosis with hemoptysis, gastric and duodenal bleeding: Callicarpa pedunculata leaves and equal amounts of Bletilla striata. Pulverize and take 6 gm. three times daily.

2. Wound bleeding: Callicarpa pedunculata leaves, pulverize and apply to wound.

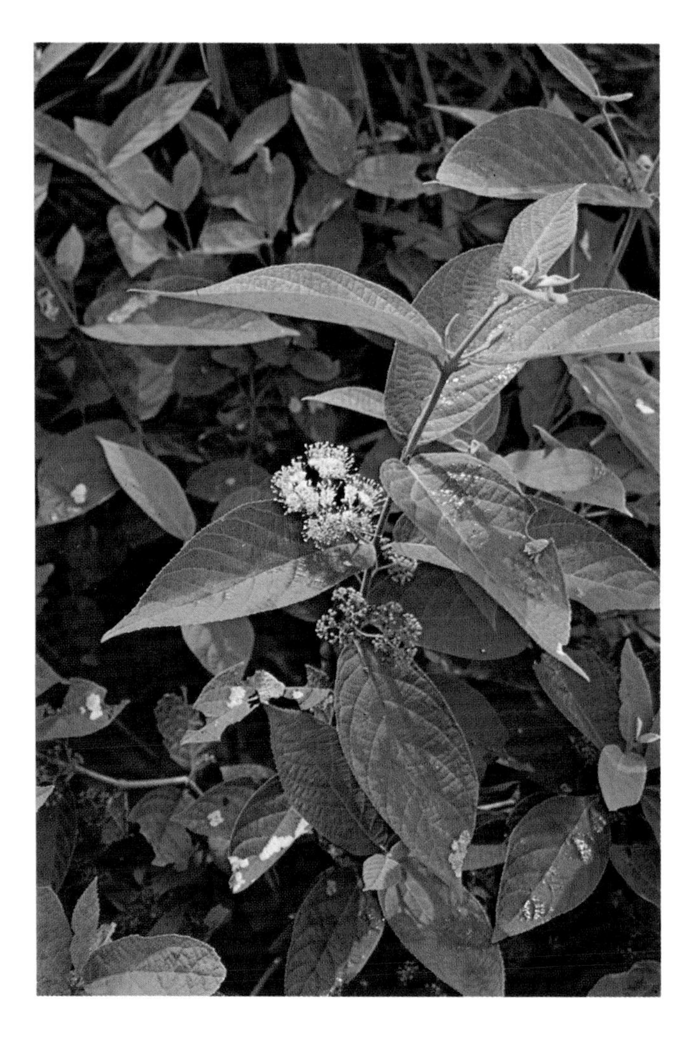

杜虹花爲馬鞭草科灌木，小枝密生黃色星狀毛。葉片卵狀橢圓形或橢圓形，長6—14厘米，寬3—5厘米，頂端漸尖，基部楔形或鈍圓，邊緣有鋸齒，上面有糙毛，下面密生黃褐色星狀毛和金黃色透明腺點；葉柄長0.5—1厘米。聚傘花序腋生，5—7次分歧，總花梗長1—2.5厘米，密生黃褐色星狀毛；苞片小；花萼頂端4裂，裂齒鈍三角形，有星狀毛和腺點；花冠淡紫色，上部有毛或無毛。果實藍紫色，光滑。

尖 尾 楓

Callicarpa longissima (Hemsl.) Merr.

生長環境 生於山坡、灌木叢中。

採集加工 藥用葉，全年可採，陰乾備用或鮮用。

性味功能 味辛辣，性溫。散瘀活血，行氣止痛，祛風消腫。

主治用法 1. 咯血，吐血，外傷出血；2. 跌打損傷，骨折，風濕性腰腿痛；3. 毒蛇咬傷。每用 3 錢至 1 両，水煎服或研末用。

方　　例 1. 內外傷出血：尖尾楓外用適量，研末敷患處。

2. 跌打損傷，骨折，風濕性腰腿痛，毒蛇咬傷：尖尾楓乾葉研末配他藥外敷，亦可用鮮葉適量搗爛外敷。

Habitat On slopes and in thickets.

Preparation Use leaves, collect in all seasons, dry under shade or use fresh.

Characteristics Acrid, hot, hematoma reducing, analgesic, anti-swelling.

Indications **1.** Hemoptysis, hematemesis, wound bleeding. **2.** Traumatic injury, fractures. **3.** Rheumatism. **4.** Snake bites.

Dose 10 – 30 gm.

Prescriptions **1.** Wound bleeding: Apply pulverized Callicarpa longissima topically.

2. Traumatic injury, fracture, rheumatism, snake bite: Topically, apply dried pulverized leaves or mashed fresh herb.

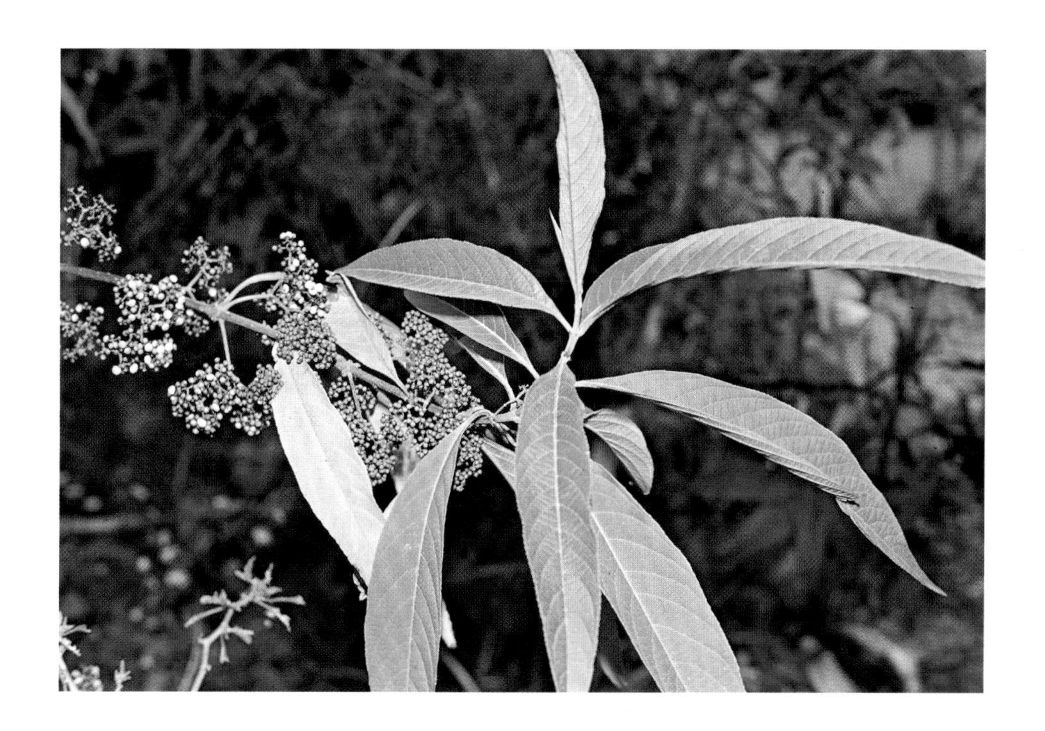

尖尾楓爲馬鞭草科灌木至小喬木；小枝四方形，除節上有一圈柔毛外，其餘都無毛。葉片披針形至狹橢圓形，長14—23厘米，寬 2 — 6 厘米，邊緣有不明顯的細鋸齒或近全緣，上面僅在脈上有毛，下面無毛，有明顯或不顯的金黃色腺點，乾時下面成小窩狀；葉柄長 1 — 2 厘米。聚傘花序腋生， 5 — 7 次分歧，總花梗長於葉柄或近等長；苞片條形；花萼無毛，萼齒不明顯；花冠無毛，紫紅色；藥室縱裂。果實扁球形，有紅色腺點。

五 色 梅

Lantana camara Linn.

別　　名　馬纓丹、臭花草、如意花、頭暈花。

生長環境　生於山坡、路旁。

採集加工　藥用根、葉、花，全年可採，曬乾備用。

性味功能　根：味淡，性涼，清熱解毒，散結止痛。枝葉：味苦，性涼，具臭氣，有小毒，祛風止癢，解毒消腫。花：味甘淡，性涼，止血。

主治用法　根：1. 感冒高熱，久熱不退；2. 頸淋巴結核；3. 風濕骨痛，跌打損傷。枝葉：外用治1. 濕疹，皮炎，皮膚搔癢；2. 癤腫，跌打損傷。花：肺結核咳血。每用根 1 至 2 兩，枝葉外用適量煎水洗或用鮮葉搗敷患處。

方　　例　1. 感冒高熱：五色梅根、算盤子根、崗梅根各 1 兩，水煎服。

2. 皮炎，濕疹，疥瘡，癤腫：鮮五色梅葉煎水外洗。

3. 跌打扭傷，外傷出血：五色梅鮮葉搗爛外敷。

4. 肺結核咳血：五色梅乾花 2 至 3 錢，水煎服。

主要成分　根含黃酮甙、酚類、氨基酸。

附　　註　內服過量有頭暈、嘔吐等副作用。

Habitat　Commonly seen on roadsides and slopes.

Preparation　Use leaves, flowers, and roots. Dry.

Characteristics　Roots: bland, cool, antipyretic, antitoxic, analgesic. Leaves: bitter, cool, foul odour, mildly toxic, antipruritic, antitoxic, anti-swelling. Flower: sweet, cool, hemostatic.

Indications　Roots: Influenzal high fever, scrofula, rheumatism, traumatic injury. Flower: Tuberculosis with hemoptysis.

Dose　Roots: 30 – 60 gm. Leaves: mash fresh leaves for topical application, and boil sufficient amount in water for washing.

Prescriptions　**1.** Dermatitis, eczema, tinea, furuncles: boil fresh leaves of Lantana camara for external washing.

2. Traumatic injury, wound bleeding: crush fresh leaves for topical application.

3. Hemoptysis of pulmonary tuberculosis: dried flowers of Lantana camara 6 – 10 gm. Boil in water.

Remarks　Overdosage produces dizziness and vomiting.

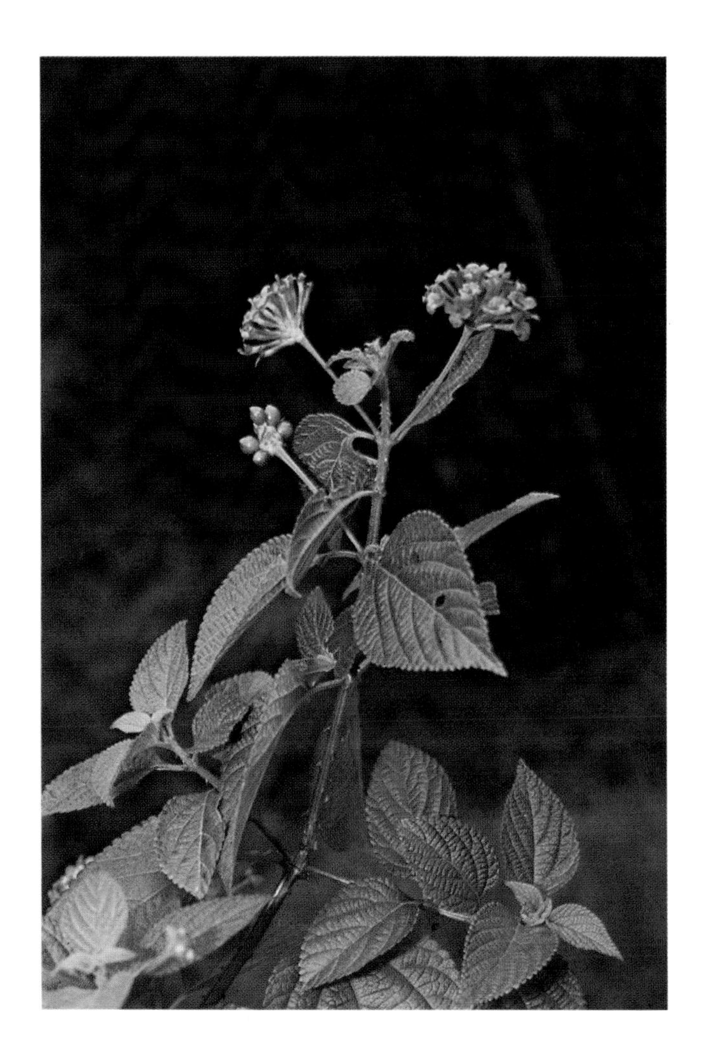

五色梅爲馬鞭草科直立或半藤狀灌木，高1至2米。莖四方形，有糙毛，無刺或有下彎的鈎刺。葉對生，有柄，卵形至卵狀矩圓形，長3至9厘米，寬1.5至5厘米，邊緣有鋸齒，兩面都有糙毛，葉揉碎後有臭味，故又名臭花草。腋生稠密頭狀花序，花高脚碟形，紅色，橙色，粉紅色，黃色均有，故名五色梅，總花梗長於葉柄1至3倍，苞片披針形，有短柔毛，花萼筒狀，頂端有極短的齒。果實肉質圓球形，成熟時紫黑色。

血 見 愁

Teucrium viscidum Bl.

別　　名　山藿香、皺面草、方枝苦草。

生長環境　生於荒地、田邊、半陰的草叢中。

採集加工　藥用全草，夏季採集，洗淨。鮮用或曬乾備用。

性味功能　味苦微辛，性涼。涼血止血，散瘀消腫，解毒止痛。

主治用法　1. 吐血，衄血，便血；2. 痛經，產後瘀血腹痛；3. 狂犬咬傷。外用治跌打損傷，瘀血腫痛，外傷出血，癰腫疔瘡，毒蛇咬傷，風濕關節炎，鮮品適量搗爛敷患處或煎水外洗。

方　　例　1. 跌打腫痛：血見愁、九層塔、透骨消、莪朮各 3 錢，水煎服。

2. 肺癰，咳血，吐血，衄血：血見愁鮮品 1 至 2 両，冰糖 1 両，水煎服。

3. 狂犬咬傷：血見愁鮮品 1 斤，加少許開水搗爛絞汁，一次燉服；如已發狂加榕樹鬚等量搗爛絞汁燉服。

主要成分　全草顯酚類、氨基酸、有機酸、糖類的反應。

Habitat　On vacant lots, fields, and under shades.

Preparation　Use whole herb, fresh or dried.

Characteristics　Bitter, acrid, cool, hemostatic, anti-swelling, antitoxic, analgesic.

Indications　**1.** Hematemesis, epistaxis, melena. **2.** Dysmenorrhea. **3.** Rabid dog bite. **4.** Contusion, hematoma, wound bleeding, furunculosis, snake bites, rheumatic arhthritis.

Prescriptions　**1.** Traumatic injury: Teucrium viscidium, Ocimum basillicum, Glechoma hederacea, Curcuma zedoaria, each 9 gm. Boil in water.

2. Pulmonary empyema, hemoptysis, hematemesis, epistaxis: Fresh Teucrium viscidium 30 – 60 gm., brown sugar 30 gm. Boil in water.

3. Rabid dog bite: Fresh Teucrium viscidium 1 catty, add small amounts of water and mash to get juice, boil in double boiler for oral use. If rabid symptoms have appeared, add equal amount of Ficus microcarpa aerial roots, mash, and squeeze juice for boiling.

Dose　Crush fresh herb for topical application or boil in water for washing.

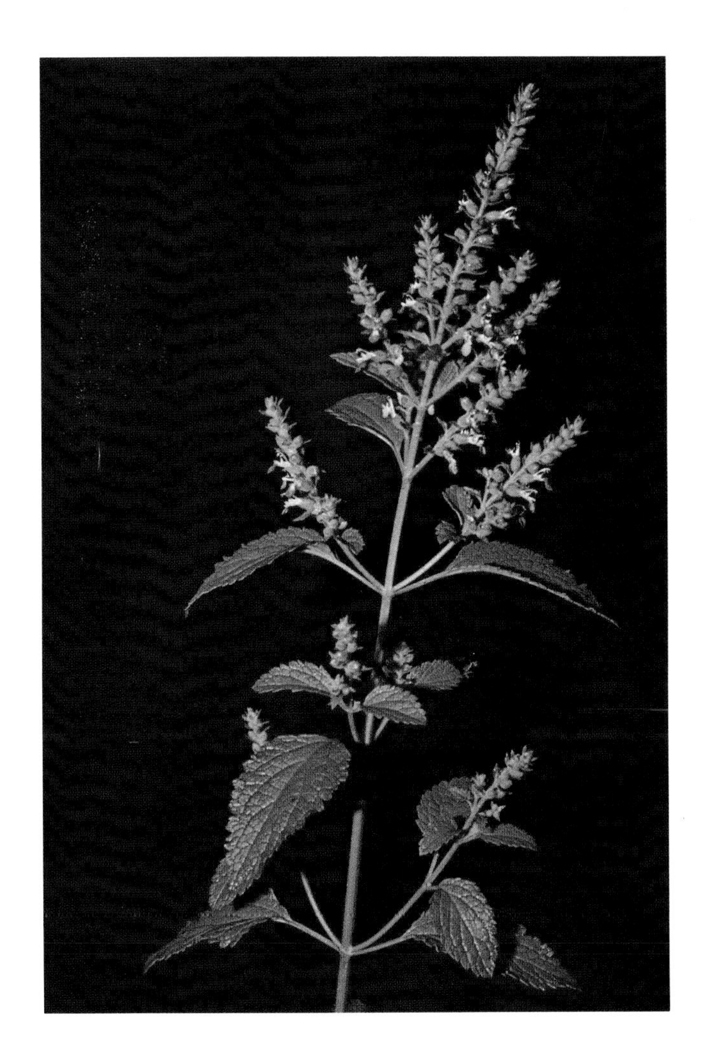

血見愁爲唇形科多年生草本，高30至70厘米。莖方形，下部常伏地，上部直立，上部被混生腺毛的短柔毛。葉對生，卵形，長 3 至10厘米，寬1.5至4.5厘米，兩面近無毛或有極稀的微柔毛，邊緣有粗鈍齒，上面有皺紋，故又名皺面草，有葉柄。假穗狀花序頂生及腋生，頂生者自基部多分枝，密被腺毛，苞片全緣，花長不及1厘米，花萼筒狀鐘形，5齒近相等，花冠白，淡紅色或淡紫色。小堅果扁圓形。

野　茄　樹

Solanum verbascifolium Linn.

別　　名　假煙葉、野煙葉、茄樹。

生長環境　多生於村邊、曠地。

採集加工　藥用根、葉。

性味功能　味苦辛，性微溫，有小毒。解毒，止痛，收斂。

主治用法　根：胃痛，腹痛，骨折，跌打損傷，慢性粒細胞性白血病。葉：外用治癰癤腫毒，皮膚潰瘍，外傷出血。每用根 2 至 5 錢；葉外用適量，搗爛敷患處。

方　　例　1. 慢性粒細胞性白血病：野茄樹根 3 至 5 錢，水煎分 3 次服。*

主要成分　本品含微量茄解碱、澳洲茄邊碱、龍葵甙。

附　　註　本品有毒成分爲龍葵甙，中毒後，口腔，咽喉，食道及胃有燒灼感，重則神志失常，脈搏遲緩，呼吸急促，最後呼吸衰竭死亡。應立即給以催吐劑，洗胃，並內服鞣酸水，及對症治療。

*《中醫方藥學》資料。

Habitat　Along villages and on vacant lots.

Preparation　Use roots and leaves.

Characteristics　Bitter and acrid tasting, mildly warm, slightly toxic, antitoxic, analgesic.

Indications　Roots: for stomachache, fractures, traumatic injury, chronic granulocytic leukemia. Use 6 – 15 gm. Leaves: topical use in pyodermas, ulcer, cuts and abrasions.

Prescription　Chronic granulocytic leukemia: Solanum verbascifolium 10 – 15 gm. Boil in water and divide into three doses.

Remarks　Toxic effects include burning sensations of the mouth, throat, esophagus, and stomach. Severe intoxication produces dementia, slow pulse, tachypnea, and respiratory failure. Treatment includes antiemetic, gastric lavage, or taking diluted tannic acid orally.

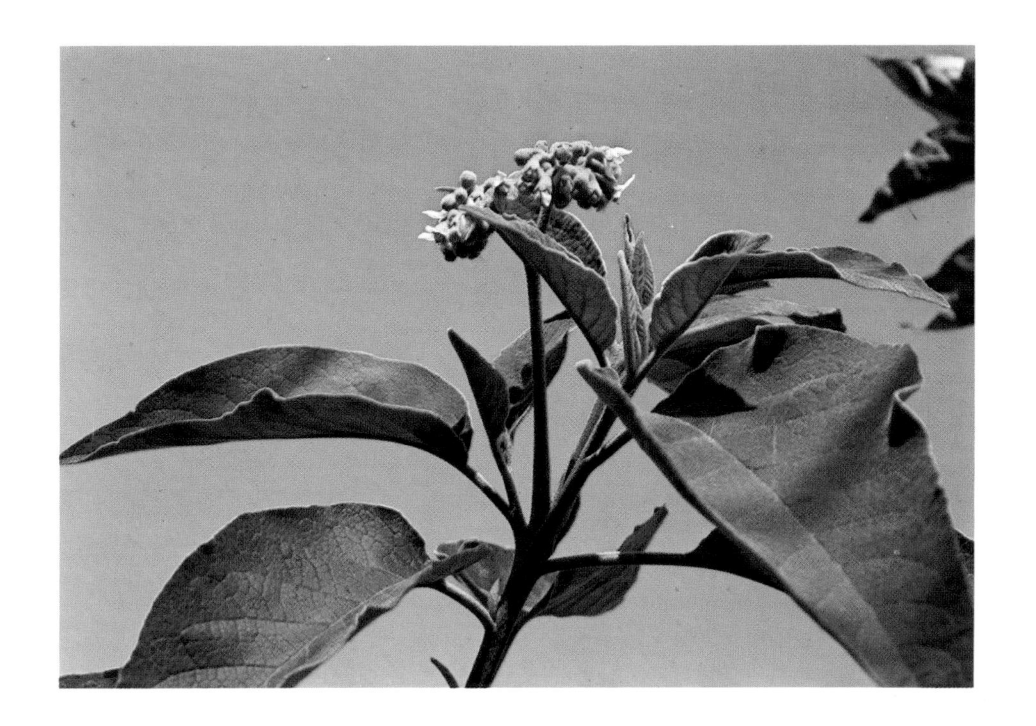

野茄樹爲茄科灌木至小喬木，高1.5至10米，全株均有灰白色粉狀毛。葉互生，有時對生，葉大而厚，全緣或略波狀，葉背蒼白色，密披柔毛，形似煙葉，葉長10至19厘米，寬4至12厘米，葉柄粗壯，長1.5至5.5厘米。花多，白色，成復聚傘花序，頂生或側生，總花梗長3至10厘米，花梗長3至5毫米，花直徑約1.5厘米，萼鐘狀，5中裂，果時宿存，花冠檐部5裂，裂片矩圓形，長6至7毫米，雄蕊5，花藥頂孔略向內，子房卵形。漿果球狀，黃褐色，直徑約1.2厘米，初生星狀絨毛而後漸脫落，種子扁平。

老 鼠 簕

Acanthus ilicifolius Linn.

別　　名　軟骨牡丹，水老鼠簕。

生長環境　多生於沙灘、水溝或潮濕之地。

採集加工　藥用根，全年可採，洗淨切片曬乾備用。

性味功能　味微苦，性微寒。祛瘀散結。

主治用法　1. 急慢性肝炎，肝脾腫大，淋巴結腫大；2. 胃痛；3. 哮喘；4. 癌症。每用 1 至 2 両，水煎服。

方　　例　1. 癌症：每日用 1 至 4 両，瘦肉 2 至 4 両，加水10斤煎6小時以上，煎成一碗，分兩次服。*

2. 治瘰瘰癧如淋巴結核，淋巴結炎等：老鼠簕 1 両，夏枯草、連翹各 5 錢，水煎服。

3. 肝脾腫大：老鼠簕 1 両，排錢草 4 錢，穿破石 6 錢，水煎服。

主要成分　本品含黃酮甙、酚類、氨基酸等。

*《中醫方藥學》資料。

Habitat　By beaches, brooks, and in damp soil.

Preparation　Use dried roots, sliced.

Characteristics　Bitter tasting. Antiphlogistic and expectorant action.

Indications　**1.** Hepatitis, hepatosplenomegaly, lymphadenopathy, asthma. **2.** Gastric pain. **3.** Malignancy.

Dose　30 – 60 gm.

Prescriptions　**1.** Cancer: Acanthus ilicifolius 30 – 120 gm., lean pork 60 – 120 gm. Boil in 500 gm. water for at least six hours until one bowl of decoction remains. Take orally in two doses per day.

2. Hepatosplenomegaly: Acanthus ilicifolius 30 gm., Desmodium pulchellum 12 gm. Forsythia suspensa 15 gm. Boil in water.

3. Scrofula and lymphadenitis: Acanthus ilicifolius 30 gm., Desmodium pulchellum 13 gm., Cudrania cochinchinensis 19 gm. Boil in water.

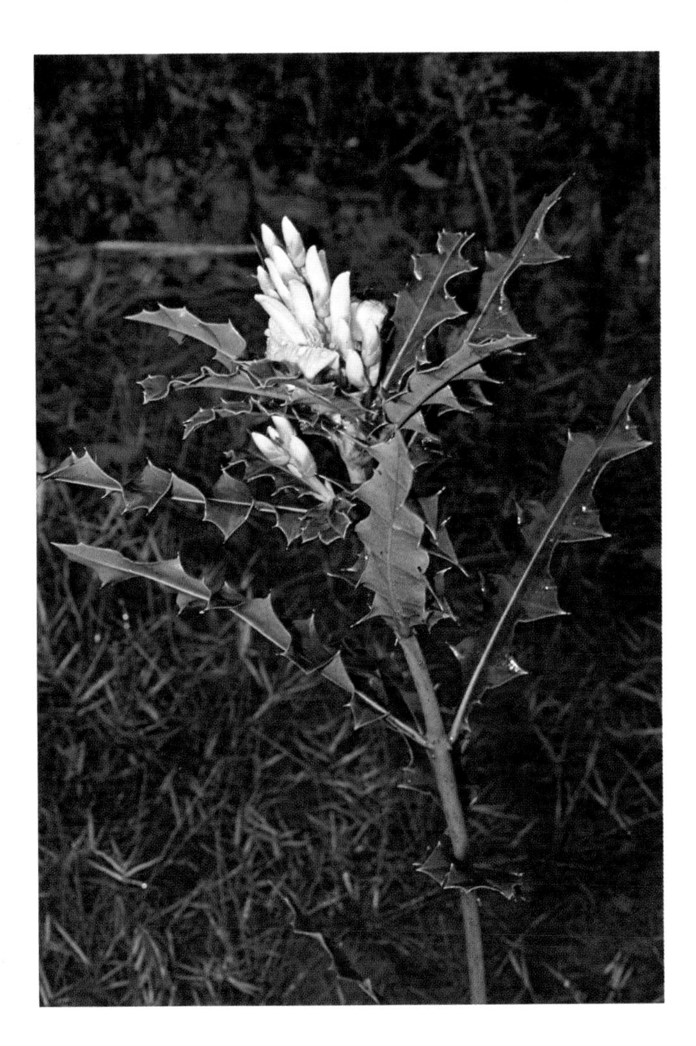

老鼠簕爲爵牀科有刺灌木，高0.5至1.5米。莖圓柱形，光滑，淡綠色。葉對生，質硬，多爲矩圓形，長9至14厘米，邊緣有深波狀帶刺的齒，葉柄短，基部有一對銳利的刺。花唇形，淡藍色，爲頂生穗狀花序，苞片極早落，無刺，小苞片寬卵形，長約5毫米，革質，花萼裂片4，兩兩相對，寬卵形至寬倒卵形，裏面2片較長，長1至1.3厘米，革質，花冠筒極短，上唇退化，下唇長約3厘米，薄革質，頂端3微裂，雄蕊4，花絲粗厚，花藥1室，有2列密柔毛。蒴果橢圓形，長2.5至3厘米，種子2至4顆，扁平，圓腎形，有一疏鬆種皮。

穿 心 蓮

Andrographis paniculata (Burm. f.) Nees

別　　名　欖核蓮、一見喜、圓錐鬚藥草、苦胆草等。

生長環境　多爲栽種，本品極易繁殖。

採集加工　藥用全草。夏秋採集，洗淨切碎曬乾備用。

性味功能　味極苦，性寒。淸熱解毒，消腫止痛。

主治用法　1. 急性菌痢，胃腸炎；2. 感冒發熱，扁桃體炎，肺炎；3. 瘡癤腫毒，外傷感染；4. 肺結核；5. 毒蛇咬傷等。每用 3 — 5 錢；粉劑 2 — 4 分。

方　　例　支氣管肺炎：蓮勞湯：穿心蓮 5 錢，十大功勞葉 5 錢，陳皮 2 錢，水煎，一日分兩次服。

中國成藥　抗炎片、穿心蓮片、穿心蓮抗炎片、炎得平、穿心蓮針劑、穿心蓮膏、穿心蓮眼膏等。

主要成分　穿心蓮內酯和新穿心蓮內酯、穿心蓮甲、乙、丙素。

附　　註　本品抗感染作用較强，能提高白細胞對細菌的吞噬能力，但體外試驗，抗菌結果不一致。據報導：用 1 %穿心蓮注射液50—100毫升，稀釋於 5—10%葡萄糖液內，靜脈滴注，治療絨毛膜上皮癌與惡性葡萄胎，有一定療效。

Habitat　Mostly cultivated, easily propagated.

Preparation　Use whole plant, gathered in summer and autumn.

Characteristics　Bitter tasting, antipyretic, antitoxic, analgesic, anti-swelling.

Indications　**1.** Bacillary dysentery, gastroenteritis. **2.** Common cold, tonsillitis, pneumonitis. **3.** Furunculosis, wound infection. **4.** Pulmonary tuberculosis. **5.** Snake bites.

Dose　Taken orally, dried form 10 – 15 gm.

Prescription　Pulmo-bronchitis: Andrographis-Mahonia Tang (tea): consisting of Andrographis paniculata 15 gm., Mahonia japonica leaves 15 gm., Chen-pi (preserved citrus peel) 6 gm. Boil in water and take daily in two portions.

Chinese Patent Medicines　Kang Yan Tablets, Chuanxinlian Tablets, Chuan Xin Lian Antiphologistic Pill, Yamdepieng, Chuanxinlian Ruangas & Injection.

Remarks　The herb is rather effective against infections, and can promote phagocytosis. Experiments into anti-bacterial effect in vitro carry varying results.

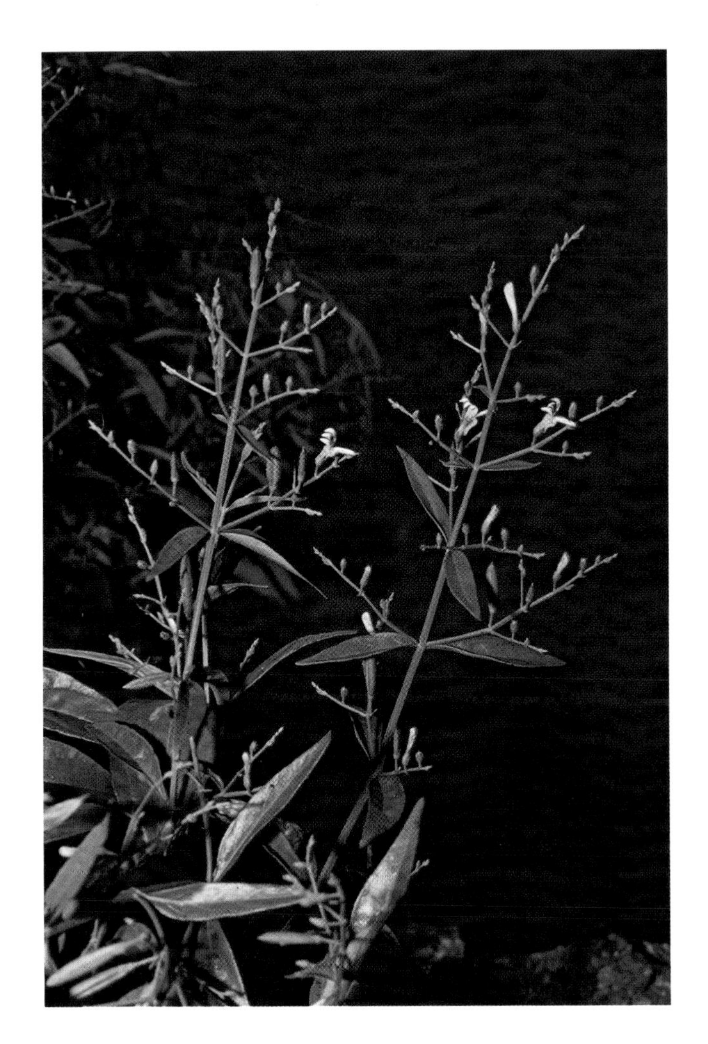

穿心蓮爲爵牀科，穿心蓮屬一年生草本；莖高50—80厘米，四棱形，下部多分枝，節膨大。葉卵狀矩圓形至矩圓狀披針形，長4—8厘米，頂端略鈍。總狀花序頂生和腋生，集成大型圓錐花序；苞片和小苞片微小，長約1毫米；花萼裂片三角狀披針形，長約3毫米，有腺毛和微毛；花冠白色而下唇帶紫色斑紋，長約12毫米，外有腺毛和短柔毛，2唇形，上唇微2裂，下唇3深裂，花冠筒與唇瓣等長；雄蕊2，花藥2室，1室基部和花絲一側有柔毛。蒴果扁，中有1溝，長約10毫米，疏生腺毛；種子12顆，4方形，有皺紋。

白　馬　骨

Serissa serissoides (DC.) Druce

別　　名　六月雪、滿天星、路邊薑、鷄骨柴。

生長環境　多生於林邊、路旁、灌木叢中。

採集加工　藥用全草，全年可採，鮮用或曬乾備用。

性味功能　味淡微辛，性涼。疏風解表，清熱利濕，舒筋活絡。

主治用法　1. 感冒，咳嗽，牙痛；2. 急性扁桃體炎，咽喉炎；3. 急慢性肝炎；4. 腸炎，痢疾；5. 小兒疳積；6. 高血壓頭痛，偏頭痛；7. 風濕性關節炎；8. 白帶。每用 5 錢至 1 両，水煎服；莖燒灰點眼治目翳。

方　　例　1. 流行性感冒：白馬骨、千里光、廣東土牛膝、白茅根各 5 錢，留蘭香 1 錢。水煎，分 2 次服，每日 1 劑。

2. 牙科炎症（牙周炎、牙齦炎、冠周炎、牙髓炎）：白馬骨、蒲公英、犂頭草各 5 錢，威靈仙 3 錢，水煎 2 次，早晚各服 1 次。

3. 急性黃疸型傳染性肝炎：白馬骨 2 両，山梔根 1 両，紫金牛 5 錢，水煎服，每日 1 劑。

主要成分　根含有皂甙。

Habitat　On roadsides and in thickets.

Preparation　Use whole plant, fresh or dried.

Characteristics　Acrid, cool, antipyretic, diuretic.

Indications　**1.** Colds, cough, toothache. **2.** Acute tonsillitis, pharyngitis. **3.** Hepatitis, enteritis, dysentery. **4.** Infantile malnutrition. **5.** Hypertension, headache, rheumatic arthritis. **6.** Leucorrhea.

Dose　15 – 30 gm.

Prescriptions　**1.** Epidemic influenza: Serissa serisoides, Senecio scandens, Eupatorium chinense, Imperata cylindrica, 15 gm. each, Mentha viridis 3 gm. Boil in water and divide into two doses daily.

2. Dental infections: Serissa serisoides, Taraxacum officinale, Viola inconspicua 15 gm. each, Clematis chinensis 10 gm. Boil in water twice and take in morning and evening.

3. Infectious hepatitis: Serissa serisoides 60 gm., Gardenia jasminoides 30 gm., Ardisia japonica 15 gm. Boil in water and take once daily

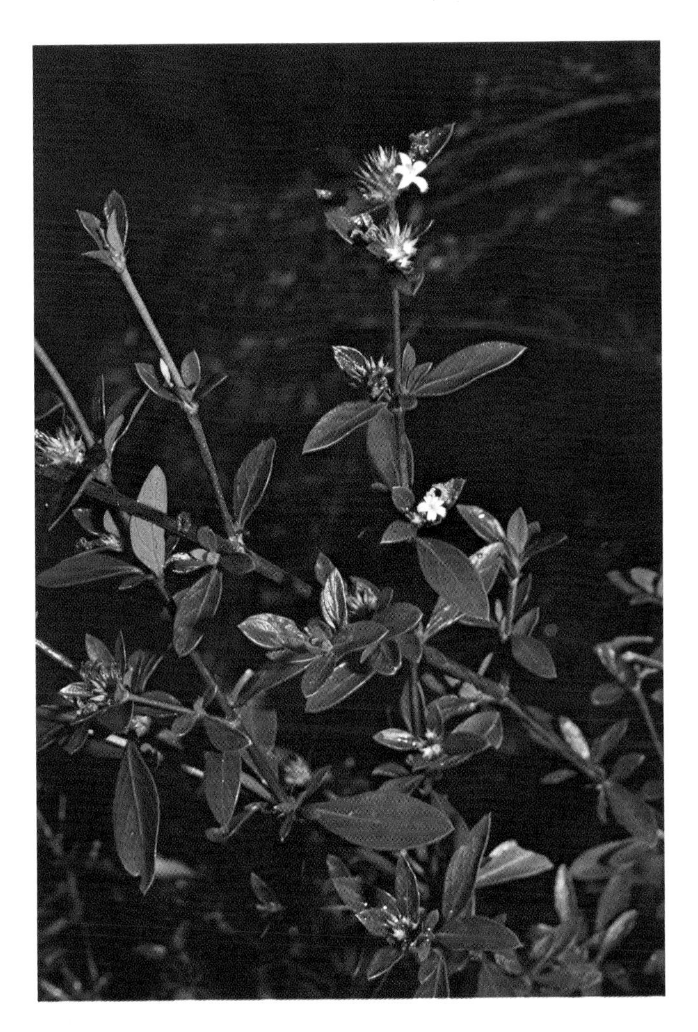

白馬骨爲茜草科多枝灌木，通常高1—1.5米。葉對生，有短柄，常聚生於小枝上部，形狀變異很大，通常卵形至披針形；長1—3厘米或更長，寬0.3—1.5厘米左右，頂端急尖至稍鈍，兩面無毛或下面被疏毛，側脈約3或4對；托葉膜質，基部寬，頂有幾條刺狀毛。花白色，近無梗，多朵簇生小枝頂；花萼裂片5，銳尖，有睫毛；花冠長約7毫米，花冠筒與萼裂片近等長。核果近球狀，有2個分核。

牛　白　藤

Oldenlandia hedyotidea (DC.) Hand. – Mazz.

別　　名　阿婆巢、土加藤、甜茶、大葉龍胆草。

生長環境　多生於近村山坡、山谷之灌木叢中。

採集加工　藥用全草，洗淨切碎，曬乾備用。

性味功能　味甘淡，性涼。清熱解暑，祛風除濕，解毒。

主治用法　1. 防治中暑，感冒咳嗽；2. 胃腸炎；3. 痔瘡出血，癤瘡癰腫，皮膚濕疹；4. 腰腿痛。每用 5 錢至 1 両，水煎服。

方　　例　1. 急性風濕性關節炎：走馬箭、牛白藤、大葉風沙藤、走馬胎、山蒼根各 1 両，每天 1 劑，水煎服。

2. 牛白藤，在本港鄉間的村民，多稱作爲阿婆茶，通常取作涼茶之用，常配以金銀花，野菊花，布渣葉等量同用。

3. 防治中暑：可用牛白藤多量，用葉製成涼茶飲用。

4. 胃腸炎，腹痛，腹瀉：牛白藤 1 両，千里光 5 錢，金花草 1 両，水煎服。

5. 癰瘡，帶狀疱疹：牛白藤鮮草適量，搗敷或煎水外洗。

Habitat　On hill slopes near villages and in thickets.

Preparation　Use whole plant, wash, chop, and dry.

Characteristics　Sweet, cool, antipyretic, antitoxic.

Indications　**1.** Prevention of heat strokes, colds, cough. **2.** Gastroenteritis. **3.** Bleeding hemorrhoids, furuncles, abscess, eczema. **4.** Lumbago.

Dose　Use 15 – 30 gm. Boil in water.

Prescriptions　**1.** Prevention of heat stroke: use plenty of Oldenlandia hedyotidea leaves as tea drink.

2. Gastroenteritis, stomachahe, diarrhea: Oldenlandia hedyotidea 30 gm., Senecio scandens 15 gm., Stenoloma chusanum 30 gm. Boil in water.

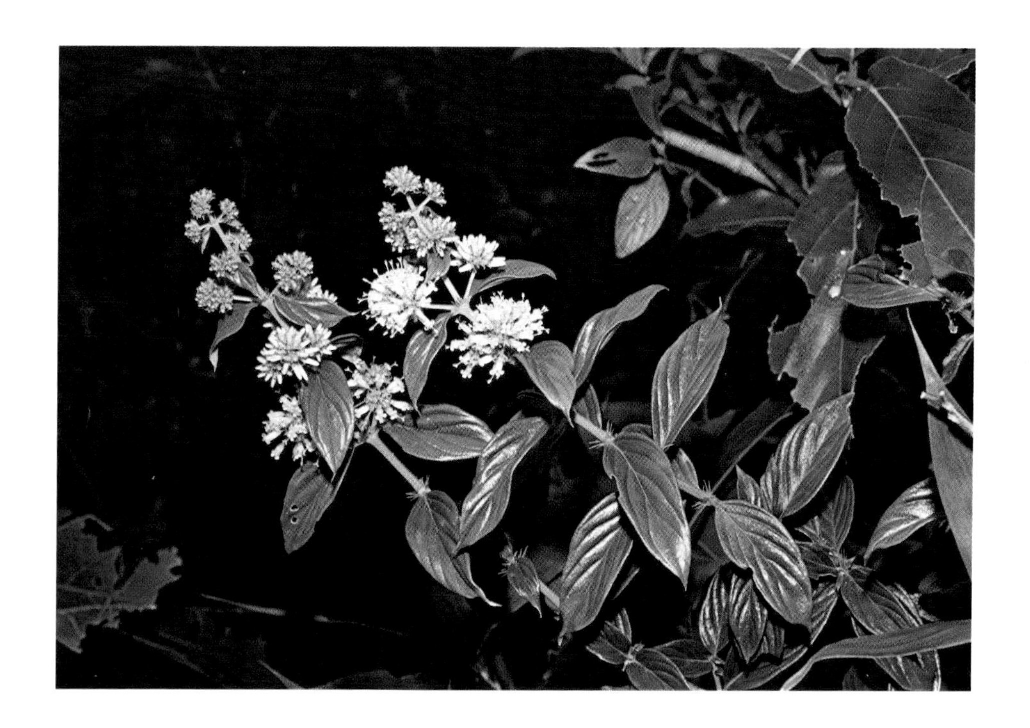

牛白藤爲茜草科粗壯藤狀灌木，觸之粗糙；幼枝四棱形，密被粉末狀柔毛。葉對生，卵形或卵狀矩圓形，長 4 —10厘米，上面粗糙，下面在脈上有粉末狀柔毛，側脈明顯；葉柄長 3 —10毫米；托葉長 4 — 6 毫米，有 4 — 6 條刺毛。花序球形，長 5 —10厘米，被微柔毛；花具短梗，萼筒陀螺狀，長約1.5毫米，裂片條狀披針形，長2.5毫米，外反，常在裂罅處有 2 — 3 條刺毛，花冠白色，長1.5厘米，裂片披針形，長4—4.5毫米，外反；雄蕊二型，伸出或內藏。蒴果近球形，直徑約 2 毫米，頂部極隆起，有宿存萼裂片，開裂。

水 楊 梅

Adina pilulifera (Lam.) Franch ex Drake

別　　名　水團花、假楊梅、穿魚柳。

生長環境　生於溪邊、濕地。

採集加工　藥用根、莖皮、葉、花、果；根、莖皮全年可採，6至8月採花，9至11月採果，夏秋採葉，曬乾或鮮用。

性味功能　味苦澀，性涼。清熱解毒，散瘀止痛。

主治用法　根：1. 感冒發熱，上呼吸道炎；2. 腮腺炎。花果：1. 痢疾，急性胃腸炎；2. 陰道滴蟲病。葉：1. 跌打扭傷，骨折；2. 癰腫，皮膚濕疹。每用根5錢至1両，花果3至5錢，水煎服；葉、莖皮外用適量。

方　　例　1.感冒高熱，咽喉腫痛，風熱咳嗽：水楊梅根1両，廣東土牛膝5錢，火炭母1両，榕樹葉3錢，水煎服。

2. 痢疾：水楊梅全株1両，水煎服；或花、果序5錢，水煎服。

3. 牙痛：水楊梅1両，兩面針3錢，煎水含漱。

中國成藥　水楊梅片。

主要成分　β-谷甾醇、三萜類化合物、水楊梅甲素等。

Habitat　By the side of stream or damp area.

Preparation　Use roots, skin of stems, leaves, flowers or fruits. Roots and skin of stems may be gathered at all seasons. Flowers are gathered between June and August. Fruits are gathered from September to November. Leaves can be gathered between summer and autumn.

Characteristics　Bitter tasting, antipyretic, antitoxic, promoting blood circulation and analgesic.

Indications　Roots: **1**. Common cold, upper respiratory tract infection. **2**. Parotitis. Flowers and fruits: **1**. Dysentery, acute gastroenteritis. Leaves: **1**. Contusion, **2**. Carbuncles, eczema.Use roots 15 – 30 gm. Flowers and fruits: 10 – 15 gm. Boil in water.

Prescriptions　1. Dysentery: whole plant 30 gm. or flowers and fruits 15 gm. Boil in water.

2. Contusion: The mashed fresh leaves of Adina pilulifera can be applied to the affected area.

Chinese Patent Medicine　Shuiyangmei Pian.

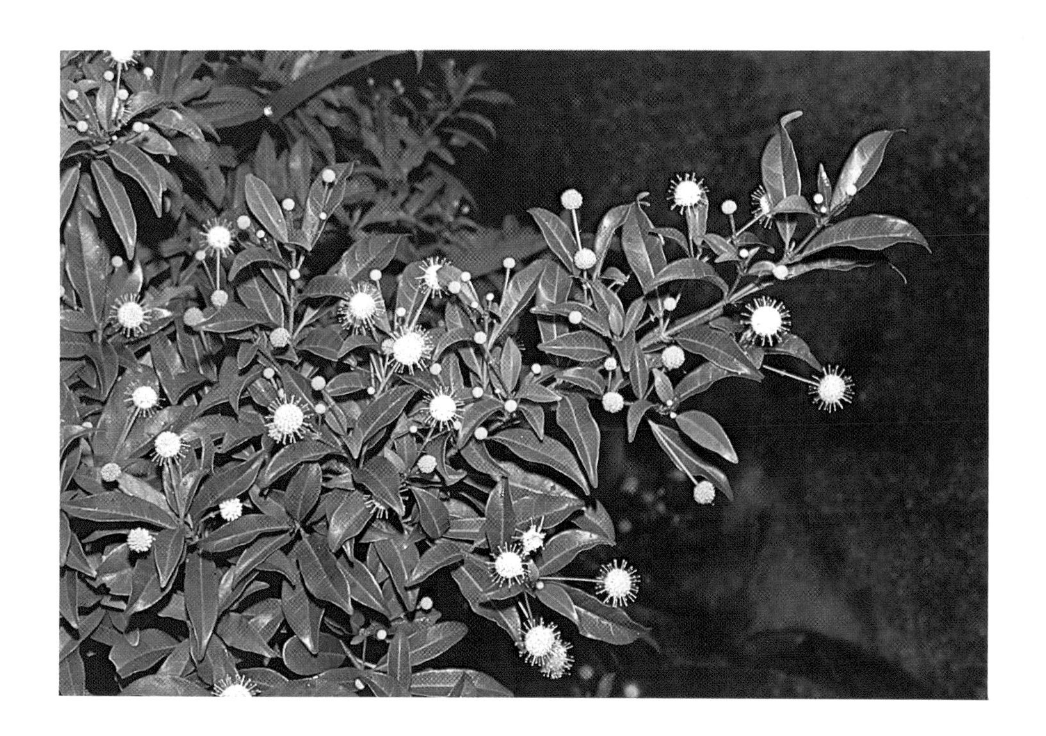

水楊梅爲茜草科灌木至小喬木，高達 5 米，小枝近無毛，柔弱，而有明顯的白色皮孔。葉對生，薄紙質，光滑，倒披針形或矩圓狀披針形，長 5 至12厘米，寬1.5至3厘米，葉柄長 3 至10毫米，托葉 2 裂，幾達基部，裂片披針形，長 5 至 7 毫米。頭狀花序單生於葉腋，很少頂生，盛開時直徑1.5至 2 厘米，總花梗長2.5至4.5厘米，被粉末狀微毛，中部着生數枚苞片，花 5 數，很少 4 數，長 5 至 7 毫米，直徑 2 至 3 毫米。蒴果長 2 至 3 毫米，具明顯的縱棱。

龍　船　花

Ixora chinensis Lam.

別　　名　山丹、五月花、紅纓花、山燈花。

生長環境　生於山坡灌木叢中，亦有人工栽種。

採集加工　藥用花、根莖、葉，花夏秋採集，根、莖、葉全年可採。

性味功能　味甘淡，性涼。淸肝降壓，活血散瘀，行氣止痛。

主治用法　花：月經不調，經閉，高血壓，每用 3 至 5 錢，水煎服。根：肺結核咳嗽，咯血，每用 1 至 2 両，水煎服。莖葉：跌打損傷，風濕腫痛，瘀血疼痛，瘡癤癰腫。全株曬乾研粉，用水或酒調敷患處，或用鮮莖葉，搗爛外敷。

方　　例　1. 實性高血壓：龍船花、夏枯草、野菊花各 3 錢，決明子 2 錢，水煎服。

2. 肺結核咳嗽、咳血：龍船花根 1 両，木芙蓉花 3 錢，薺菜、茅根各 5 錢，水煎服。

主要成分　葉含酚類、氨基酸、有機酸、糖類等。

Habitat　On slopes and thickets; also cultivated.

Preparation　Use flowers, roots, stems and leaves.

Characteristics　Sweet, cool, hypotensive, reduces hematoma, analgesic.

Indications　Flowers: Irregular menstruation, amenorrhea, hypertension. Use 10 – 15 gm. Boil in water. Roots: Pulmonary tuberculosis and cough, hemoptysis. Use 30 – 60 gm. Boil in water. Stems and leaves: traumatic injury, rheumatism, contusion, pyodermas.

Prescriptions　**1.** Hypertension: Ixora chinensis 9 gm., Prunella vulgaris 9 gm., Chrysanthemum indicum 9 gm., Cassia tora 6 gm. Boil in water.

2. Pulmonary tuberculosis with cough, hemoptysis: Ixora chinensis 30 gm., Hibiscus mutabilis 9 gm., Capsella bursa-pastoris 15 gm., Imperata cylindrica roots 15 gm. Boil in water.

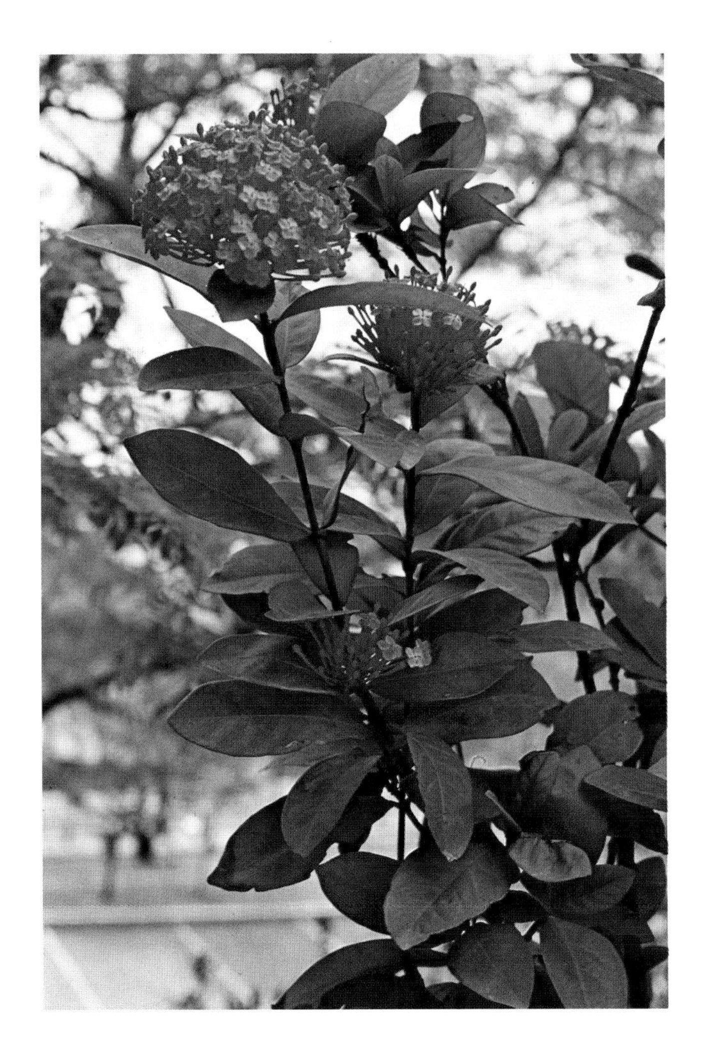

龍船花爲茜草科小灌木，高1.5米左右，小枝深褐色，全部無毛。葉對生，有極短的柄，披針形，矩圓狀披針形或矩圓狀倒卵形，長6至13厘米，寬3至4厘米，托叶膜質，長6至8毫米。花紅色或黃紅色，頂生，高脚碟形，花4至5數，具極短的花梗，花冠筒長3至3.5厘米，雄蕊與花冠裂片同數。漿果近球形，直徑7至8毫米，紫紅色。

鷄 眼 藤

Morinda umbellata Linn.

別　　名　土巴戟、羊角藤。

生長環境　生於山坡疏林下。

採集加工　藥用根，春、秋兩季採挖，洗淨去掉側根，用熱水泡透後，抽去木心，切段曬乾備用。

性味功能　味辛甘，性微溫。補腎壯陽，强筋骨。

主治用法　腰膝酸軟，風濕骨痛。每用3至5錢，水煎服。

附　　註　福建及江西部分地區以本品根代巴戟天 Morinda officinalis How 入藥，但本品根木心較粗而肉較薄，當地多去木心後供藥用。

Habitat　On slopes and under trees.

Preparation　Use roots. Collect in spring and autumn. Wash, trim off fine roots, soak in hot water, cut and dry.

Characteristics　Acrid, sweet, mildly warm, nourishes the kidney, strengthens bones and tendons.

Indication　Back pain, rheumatism.

Dose　10 – 15 gm. Boil in water.

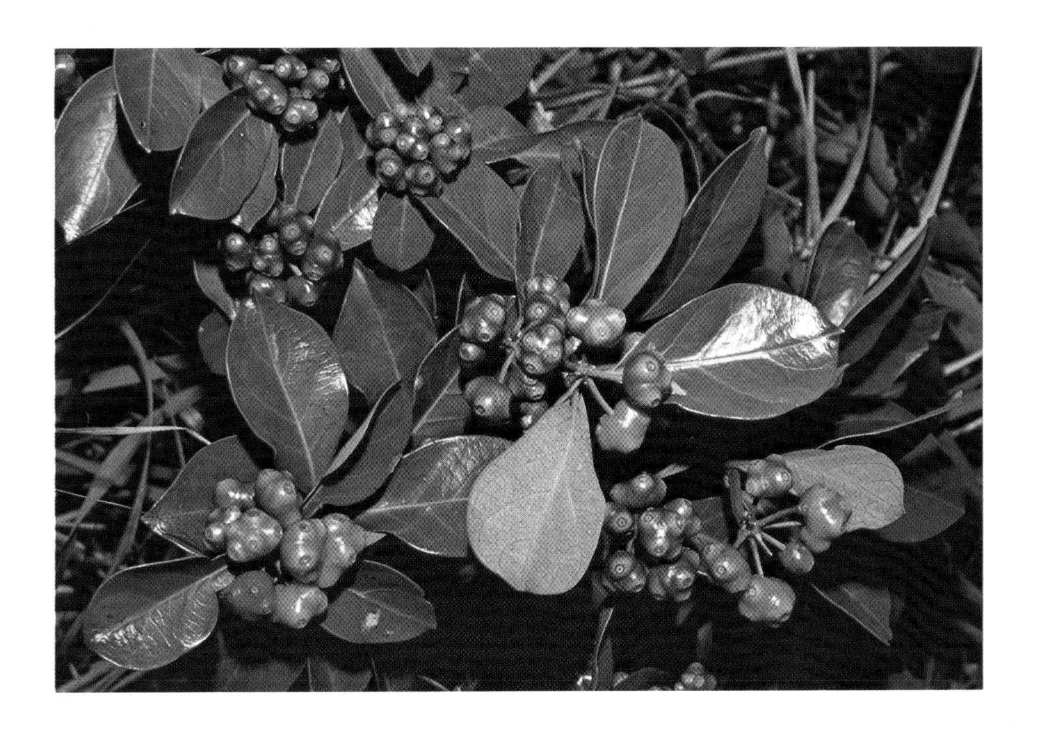

鷄眼藤爲茜草科攀援灌木。葉對生，紙質，形狀變異頗大，通常矩圓狀披針形，長5—8厘米，頂端急尖或短漸尖，基部楔尖，有時下面脈腋內有束毛；葉柄長6—10毫米；托葉鞘狀，膜質，長2—5毫米。花序頂生，傘形花序式排列；通常由6個小頭狀花序組成，小頭狀花序直徑6—8毫米，有花6—12朶，着生於長5—12毫米的總花梗上，萼筒半球形，長0.8—1毫米，萼檐截平或不明顯的淺裂；花冠白色，4深裂，裂片狹矩圓形，長3—3.5毫米；雄蕊4。聚合果扁球形或近腎形，直徑8—12毫米，紅色，具槽紋。

走 馬 箭

Sambucus javanica Reinw.

別　　名　蒴藋、陸英、八里麻、走馬風、八棱麻。

生長環境　生於山地、村邊，亦有栽培。

採集加工　藥用根及莖葉，全年可採，曬乾備用。

性味功能　味甘淡微苦，性平。根：散瘀消腫，祛風活絡；莖、葉：利尿消腫，活血止痛。

主治用法　根：跌打損傷，扭傷腫痛，骨折疼痛，風濕性關節痛。莖、葉：腎炎水腫，腰膝酸痛；外用治跌打腫痛，風疹搔癢。每用根、莖 1 至 2 両；外用適量，搗爛敷患處。

方　　例　1. 跌打損傷：走馬箭根 2 両，水煎服。另取鮮葉適量搗爛敷傷處。

2. 腎炎水腫：走馬箭全草 1 至 2 両，水煎服。

3. 慢性氣管炎：鮮走馬箭莖、葉 4 両。水煎 3 次，濃縮，爲 1 日量，分 3 次服。10天爲一療程。

主要成分　莖、葉含綠原酸；葉並含烏索酸，α-香樹精。此外，並顯黃酮甙、鞣質及還原糖反應。種子含氰甙類。

Habitat　On hills, village borders, or cultivated.

Preparation　Use roots, stems or leaves. Gather at all seasons. Dry under the sun.

Characteristics　Sweet and mildly bitter. Roots: antispasmodic and anti-swelling. Stems and leaves: diuretic, anti-swelling and analgesic.

Indications　Roots: traumatic injury, fractures, rheumatism. Stems and leaves: nephritic edema. External use for contusion, pruritus, and eczema.

Dose　30 – 60 gm. Boil in water.

Prescriptions　1. Traumatic injury: Sambucus javanica roots 60 gm. Boil in water. Also apply fresh mashed leaves to the injured part.

2. Nephritic edema: Sambucus javanica (whole plant) 30 – 60 gm. Boil in water.

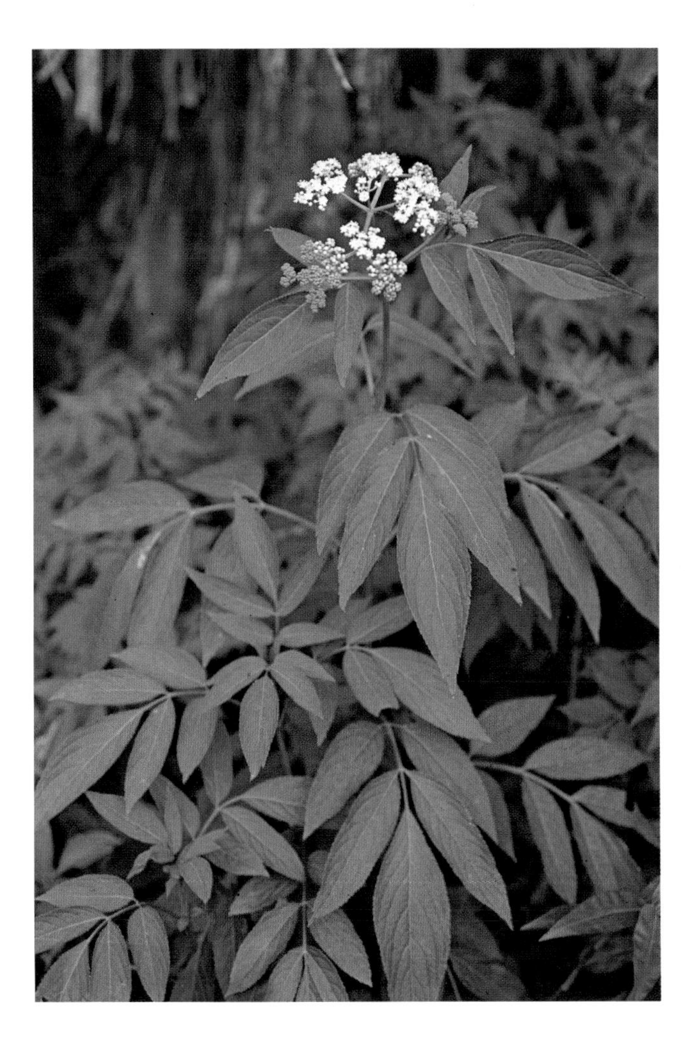

走馬箭爲忍冬科高大草本至半灌木，高達 3 米，莖易折斷，內有髓心。葉對生，爲單數羽狀複葉，小葉 3 至 9 片，無柄至具短柄，披針形，長 5 至12厘米，寬 2 至 4 厘米，頂端漸尖，邊具鋸齒，葉揉之有臭氣。花小，白色，爲頂生大型複傘房狀花序，各級總梗和花梗無毛至多少有毛，花萼筒杯狀，長約1.5毫米，萼齒三角形，長約0.5毫米，花冠輻狀，裂片5，長約1.5毫米，柱頭 3 裂。漿果狀核果近球形，紅色，直徑 3 至 4 毫米，核 2 至 3 顆，卵形，長2至2.5毫米，表面有小瘤狀突起。

半 邊 蓮

Lobelia chinensis Lour.

別　　名　急解索、蛇脷草、細米草。

生長環境　生於田邊，溝邊濕地。

採集加工　藥用全草，春夏採集，曬乾用或鮮用。

性味功能　味甘淡，性微寒。涼血解毒，利尿消腫。

主治用法　1. 胃癌，直腸癌，肝癌；2. 毒蛇咬傷，疔瘡癰癤；3. 肝硬化腹水，晚期血吸蟲病腹水，腎炎水腫；4. 扁桃體炎，闌尾炎，化膿感染，腸炎腸瀉。每用5錢至1両，水煎服。

方　　例　1. 胃癌、直腸癌：半邊蓮、白花蛇舌草各1両，八月札4錢，水煎服。*

2. 毒蛇咬傷：半邊蓮1両，徐長卿5錢，內服同時外敷。

主要成分　含甾體皂甙（蚤休甙）、生物碱、氨基酸等。

附　　註　本品含類似生物碱的黃色結晶體，名半邊蓮素，含量約0.18%，服食過量會引起噁心、嘔吐、頭痛、腹瀉，嚴重者血壓下降、昏睡，最後呼吸困難及心臟痲痹而死。中毒後可用1至2%鞣酸液洗胃或內服，或給催吐劑。

*《中草藥學》資料。

Habitat　On damp fields, ditch edges.

Preparation　Use whole herb. Collect in spring and summer, dry or fresh.

Characteristics　Sweet, cool, antitoxic, diuretic, anti-swelling.

Indications　**1.** Gastric cancer, rectal cancer, liver cancer. **2.** Snake bites, furunculosis. **3.** Ascites from cirrhosis and schistosomiasis, nephritic edema. **4.** Tonsillitis, appendicitis, purulent infections, enteritis, diarrhea.

Dose　15 – 30 gm. Boil in water.

Prescriptions　**1.** Snake bites: Lobelia chinensis 30 gm., Cynanchum paniculatum 15 gm., use orally and topically.

Remarks　Overdosage produces nausea, vomiting, headache, and diarrhea. Severe cases with hypotension, somnolence, respiratory difficulty, and cardiac paralysis and death. Antidote is 1 – 2% tannic acid orally or lavage. Or use emetic.

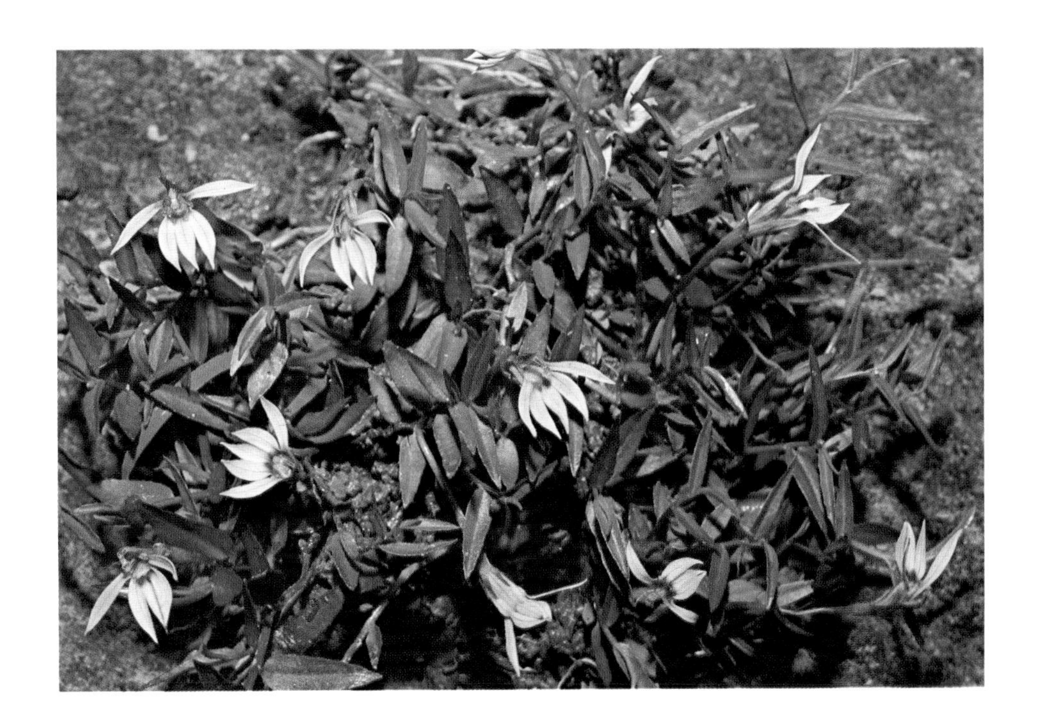

半邊蓮爲桔梗科矮小伏地多年生草本。莖平臥，肉質，節上生根，分枝直立，折斷有白色乳汁。葉互生，無柄或近無柄，線狀披針形，或條形，長 8 至25毫米，寬 2 至 5 毫米，頂端急尖，邊全緣或有波狀小齒。花通常一朵生分枝上部葉腋，花梗長1.2至1.8厘米，花淡紅或淡紫色，花瓣合成管狀，一邊裂開，裂片 5 ，像開了一半的蓮花，故名半邊蓮，無小苞片，花萼無毛，裂片 5 ，狹三角形，長 3 至 6 毫米。

蒼　　耳

Xanthium sibiricum Patrin.

別　名　蒼耳子、蒼耳草、黐頭婆、老蒼子。

生長環境　多生於村邊、荒地。

採集加工　藥用果實（蒼耳子）、全草；果實於秋冬成熟時採集，全草夏秋採集，洗淨曬乾備用。

性味功能　味苦辛甘，性溫，有小毒。發汗通竅，散風祛濕，消炎鎮痛。

主治用法　蒼耳子：1. 感冒頭痛；2. 急、慢性鼻竇炎；3. 瘧疾；4. 風濕性關節炎。蒼耳草：1. 子宮出血；2. 深部膿腫；3. 痲瘋，皮膚濕疹。每用蒼耳子 2 至3錢，蒼耳草 1 至 2 両，水煎服。

方　例　1. 急慢性鼻竇炎：蒼耳子、辛荑花、白芷、黃芩各 2 錢，薄荷錢半（後下），生石膏 1 両，水煎服。

2. 過敏性鼻炎：蒼耳子、辛荑花各 3 錢，黨參 4 錢，白朮、茯苓各 3 錢，金櫻子 2 錢，五味子錢半，甘草 2 錢，水煎服。

3. 深部膿腫：蒼耳草 2 両，鴨跖草 1 両，水煎服。

4. 乳瘡，外傷出血：蒼耳鮮品搗爛外敷。煎水外洗蕁痲疹。

中國成藥　鼻炎片、鼻淵丸、鼻淵膏。

主要成分　黃酮甙、酚類、有機酸、鞣質、還原糖。

Habitat　In villages, vacant lots.

Preparation　Use fruits or whole plant.

Characteristics　Bitter, acrid, sweet, warm, mildly toxic, anti-inflammatory, analgesic, diuretic.

Indications　Fruits: Influenza and headache, sinusitis, malaria, rheumatic arthritis. Whole herb: Uterine bleeding, deep abscesses, leprosy, eczema.

Dose　Fruits: 6 – 10 gm. Herb: 30 – 60 gm. Boil in water.

Prescriptions　1. Sinusitis: Xanthium sibiricum fruits 6 gm., Magnolia liliflora flower buds 6gm., Angelica dahurica roots 6 gm., Mentha arvensis 4.5 gm.(boil afterwards), Gypsum 15gm., Scutellaria baicalensis roots 6 gm. Boil in water.

2. Deep abscess: Xanthium sibiricum 60 gm., Commelina communis 30 gm.

3. Breast abscess, wound bleeding: Crush fresh herb and apply topically.

Chinese Patent Medicines　Bi Jen Pian, Bi Yuan Wan, Ext. Bi Yuan Solution.

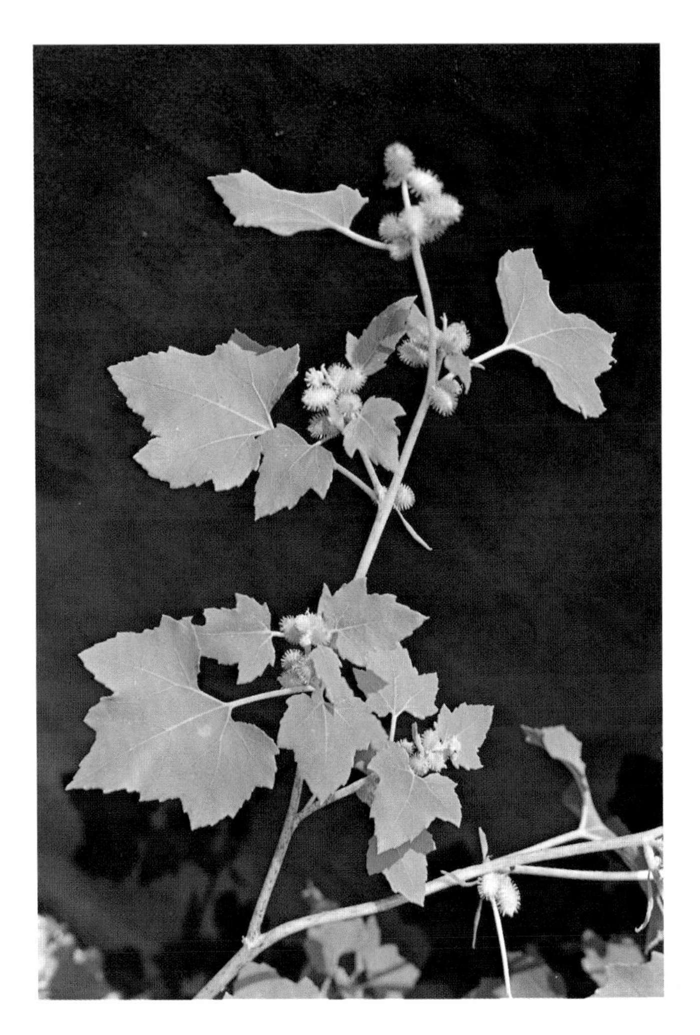

蒼耳爲菊科一年生粗壯草本，高約 1 米，莖有明顯的縱棱，有毛。葉互生，心形，或三角狀卵形，長 4 至 9 厘米，寬 5 至10厘米，邊緣有不規則的齒裂，基出三脈，兩面被貼生的糙伏毛，葉柄長 3 至11厘米。雄花，爲球形頭狀花序，密生柔毛，雌花，爲橢圓形頭狀花序。果倒卵形，綠色或黃色，有長1至1.5毫米的小鈎刺。

夜 香 牛

Vernonia cinerea (Linn.) Less.

別　　名　傷寒草、消山虎。

生長環境　生於路旁或荒地。

採集加工　藥用全草，夏秋季採收，鮮用或曬乾備用。

性味功能　味苦微甘，性涼。疏風散熱，涼血解毒，安神。

主治用法　1. 感冒發熱，咳嗽；2. 痢疾，黃疸型肝炎；3. 神經衰弱；4. 外用治癰癤腫毒，蛇咬傷。每用 5 錢至 1 両；外用適量，鮮品搗爛敷患處。

方　　例　1. 感冒風熱表證，風熱咳嗽：夜香牛、五指柑、無患根、榕樹葉各 5 錢，水煎服。

2. 神經衰弱：夜香牛、豨薟草各 5 錢，苹、酢漿草各 4 錢，益智仁 2 錢，水煎服。

3. 高血壓：夜香牛、酢漿草、豨薟草各 5 錢，水煎服。

主要成分　全草顯黃酮甙、酚類、氨基酸等反應。

Habitat　On roadsides or vacant lots.

Preparation　Use whole herb, fresh or dried.

Characteristics　Bitter, sweet, cool, sedative.

Indications　**1.** Colds and fever, cough. **2.** Dysentery, hepatitis. **3.** Neurasthenia. **4.** Furunculosis, snake bites.

Dose　15 – 30 gm.

Prescriptions　**1.** Colds and fever, cough: Vernonia cinerea, Vitex negundo, Sapindus mukorossi roots, Ficus retusa leaves, 15 gm. each. Boil in water.

2. Neurasthenia: Vernonia cinerea, Siegesbeckia orientalis, 15 gm. each; Oxalis repens, Marsilea quadrifolia, 12 gm. each; Alpinia oxphylla 6 gm. Boil in water.

3. Hypertension: Vernonia cinerea, Oxalis repens, Siegesbeckia orientalis, 15 gm. each . Boil in water.

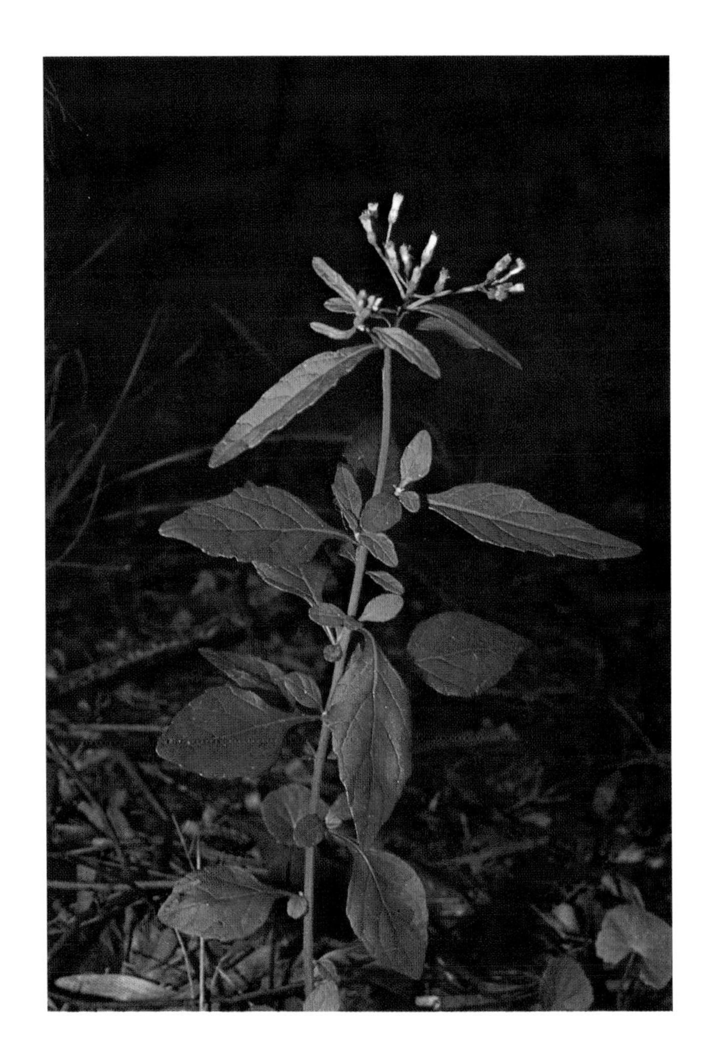

夜香牛為菊科一年生草本，高20至80厘米。莖直立，有縱條紋，被貼伏短微毛。葉互生，條形，披針形或菱形，長2至7厘米，寬0.5至2.5厘米，邊緣有疏齒，少有近全緣，兩面有貼伏短毛，側脈3至4對，葉柄短。頭狀花序15至20個或更多，在枝端排成疏傘房狀，總苞鐘狀，直徑5至6毫米，總苞片3層，條狀披針形，銳尖，常帶紫色，外面有貼伏短微毛，花筒狀，淡紅紫色，長於總苞片的兩倍。瘦果圓柱形，有微毛，冠毛白色，2層，外層極短。

千里光

Senecio scandens Buch. - Ham.

別　　名　九里明、千里及。

生長環境　喜生於山坡、林邊、灌木叢中。

採集加工　藥用全草，全年可採，鮮用或洗淨曬乾備用。

性味功能　味苦辛，性涼。清熱解毒，涼血消腫，清肝明目。

主治用法　1. 上呼吸道感染，扁桃體炎，咽喉炎，肺炎；2. 闌尾炎，痢疾，腸炎，痔瘡；3. 急性淋巴管炎，丹毒，癤腫；4. 濕疹，過敏性皮炎。每用 5 錢至 1 両，水煎服；外用鮮品適量搗敷。

方　　例　1. 各種急性炎症、綠膿桿菌感染：千里光、蒲公英、白花蛇舌草、崩大碗、白茅根、葉下珠、金銀花藤各 5 錢，水煎服。

2. 急性闌尾炎：千里光全草 1 斤，加水煎至沸後15分鐘，過濾，濾液濃縮至500毫升，成人每次服20至30毫升；小兒10至20毫升，每日 3 次，連服 5 至 7 天，一般 3 日後症狀可逐漸消失。

3. 皮膚搔癢，過敏性皮炎：千里光 3 両，煎水洗。

中國成藥　千里光抑菌片、消炎散結片。

主要成分　全草含多種生物碱：森林千里光碱甲、乙等。

Habitat　On slopes or in thickets.

Preparation　Use whole plant. Gather at all seasons.

Characteristics　Acrid and bitter tasting, antipyretic and antitoxic, anti-swelling.

Indications　**1.** Infections in upper respiratory tract, tonsillitis, sore throat, pneumonia. **2.** Appendicitis, dysentery, enteritis, hemorrhoid. **3.** Acute lymphangitis, scarlet fever and furunculosis. **4.** Eczema, allergic dermatitis.

Dose　15 – 30 gm. Boil in water.

Prescription　**1.** Acute appendicitis: Senecio scandens 500 gm. Boil in water for 15 minutes, filter and concentrate to 500 c.c. Use 20 – 30 c.c. for adult and 10 – 20 c.c. for children, three times daily. Repeat for 5 – 7 days. Symtoms generally will gradually subside after 3 days.

Chinese Patent Medicine　Siaoyan Sunchie Tablets, Qianliguang Yijunpian.

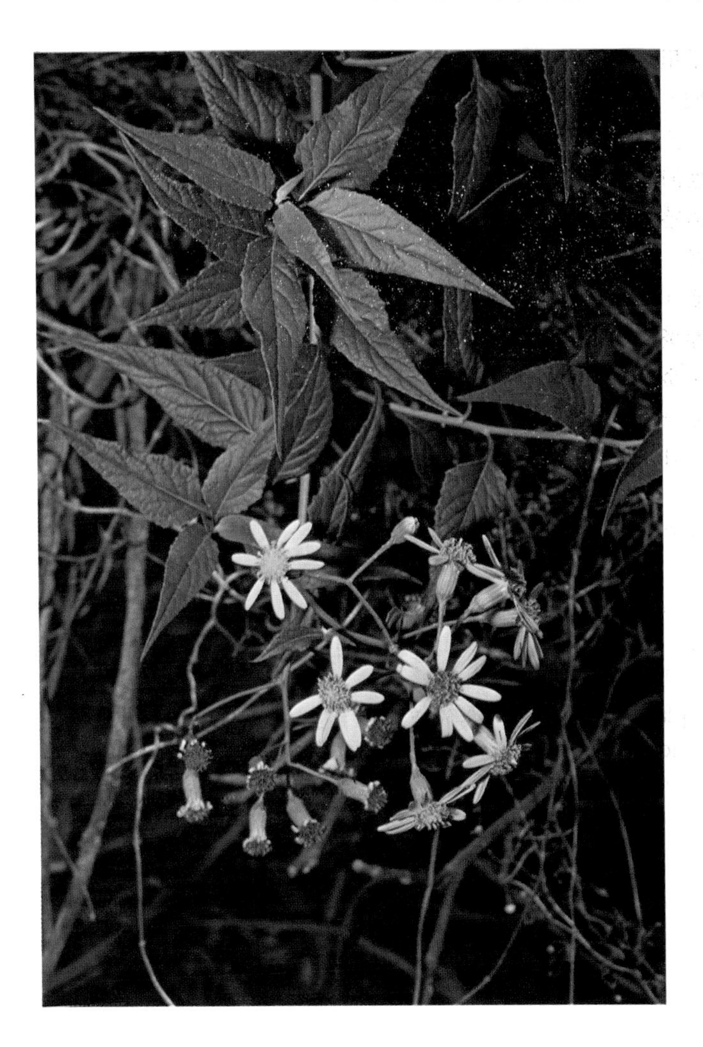

千里光爲菊科多年生草本，莖曲折，攀援，稍呈之字形上升，長2至5米，多分枝，初常被密柔毛，後脫落，莖有縱條紋。葉互生，具短柄，葉片長三角形，長約6至12厘米，寬約2至4.5厘米，頂端長漸尖，邊緣有淺或深齒，或葉的下部有2至4對深裂片，稀近全緣，兩面無毛或下面被短毛。花黃色，直徑約1厘米，爲頭狀花序排列成複總狀的傘房花序，總苞筒狀，長5至7毫米，基部有數個條形小苞片，總苞片一層，約12至13個，條狀披針形，頂端漸尖，舌狀花約8至9個，筒狀花多數。瘦果圓柱形，有縱溝，被短毛，冠毛白色，約與筒狀花等長。

天　名　精

Carpesium abrotanoides Linn.

別　　名　野芥菜、野片芽、野痧。

生長環境　生於山坡、路邊草叢中。

採集加工　藥用果實、全草，春、夏、秋季均可採；果實即北鶴虱，晚秋果熟後採收，曬乾備用。

性味功能　味苦辛，性寒。殺蟲止痛。

主治用法　1. 蛔蟲、蟯蟲、絛蟲及鈎蟲；2. 瘡癤腫毒。每用 1 至 3 錢，水煎服；全草水煎液外用，可作皮膚消毒劑。

方　　例　1. 驅蛔蟲、蟯蟲：北鶴虱、檳榔、使君子各 3 錢，水煎服。

2. 鈎蟲：北鶴虱 8 錢，水煎服，隔 5 天服 1 次， 3 次爲一療程。

3. 瘡癤腫毒：鮮全草搗汁一小杯飲服，渣外敷患處。

主要成分　天名精內酯、揮發油。

附　　註　鶴虱有兩種，一爲本品種子（北鶴虱），另一種爲野胡蘿蔔(Daucus carota L.)的果實，名南鶴虱。

Habitat　On hillsides or roadside bushes.

Preparation　Use fruits or whole plant.Gather in spring, summer or winter.

Characteristics　Acrid and bitter tasting, anthelmintic and analgesic.

Indications　**1.** Ascaris, trichiuris, hookworm infestation. **2.** Pyoderma.

Dose　3 – 10 gm. Boil in water.

Prescription　As anthelmintic for ascaris and trichiuris: Carpesium abrotanoides fruits 10 gm., Areca catechu seeds 10 gm. and Quisqualis indica 10 gm. Boil in water.

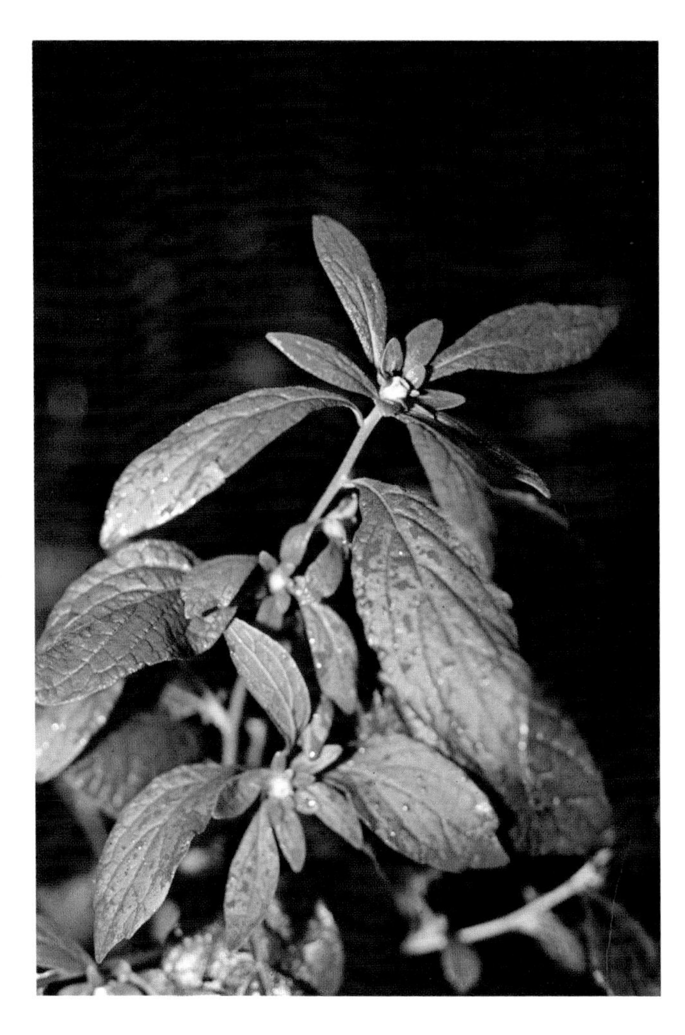

天名精爲菊科多年生草本，高50至100厘米。莖直立，上部多分枝，密生短柔毛，下部近無毛。下部葉寬橢圓形或矩圓形，長10至15厘米，寬5至8厘米，頂端尖或鈍，基部狹成具翅的葉柄，邊緣有不規則的鋸齒，或全緣，上下均有毛，上部葉漸小，矩圓形，無葉柄，葉爲互生。頭狀花序沿莖枝腋生，有短梗或近無梗，直徑6至8毫米，平立或稍下垂，花黃色有臭氣，總苞鐘狀球形，總苞片3層，外層極短，卵形，中層和內層矩圓形。瘦果條形，具細縱條，頂端有短喙，有腺點。

大　　薊

Cirsium japonicum DC.

別　　名　大刺兒菜、馬刺草、山蘿蔔。

生長環境　野生於山坡、路邊等地。

採集加工　藥用根和全草，夏秋採集，曬乾備用。

性味功能　味甘，性涼。涼血止血，散瘀消腫。

主治用法　1. 咯血，吐血，衄血，尿血等各種出血；2. 肝炎，腎炎，乳腺炎；3. 跌打，癰腫；4. 高血壓。每用 5 錢至 1 両。

方　　例　1. 功能性子宮出血，月經過多：大薊、小薊、茜草、炒蒲黃各 3 錢，女貞子、旱蓮草各 4 錢，水煎服。

2. 上消化道出血：大薊根 5 両（研細粉），白糖 1 両，香料適量，混勻。每服 1 錢，每日 3 次。

3. 消癰腫：大薊 3 ～ 5 錢，內服或外敷均有效。

4. 慢性腎炎：大薊根 1 両，中華石薺薴 4 錢，崩大碗、兗州卷柏、車前草各 5 錢，瘦豬肉適量，水燉，早晚服。

5. 高血壓：有顯著持久的降壓作用，可用治熱性高血壓。

主要成分　本品含生物碱、揮發油、苦味質。

Habitat　On slopes and roadsides.

Preparation　Use roots or whole plant. Gather in summer or autumn. Dry under the sun.

Characteristics　Sweet tasting, hemostatic and anti-swelling.

Indications **1.**Hematemesis, hemoptysis, epistaxis, hematuria. **2.** Hepatitis, nephritis, mastitis. **3.** Contusion, furunculosis. **4.** Hypertension. Use 15 – 30 gm.

Prescriptions　**1.** Functional uterine bleeding, menorrhagia: Cirsium japonicum, Cirsium segetum, Rubia cordifolia and Typha latifolia pollens 10 gm. each, together with Ligustrum lucidum fruits and Eclipta prostrata, 12 gm.each. Boil in water and take orally.

2. Upper gastro-intestinal tract bleeding: Cirsium japonicum roots 15 gm. Grind into powder and mix evenly with sugar 30 gm. and suitable amounts of flavouring. Take 3 gm. of the mixture orally thrice daily.

3. Furunculosis: 10 – 15 gm. Take orally or use externally.

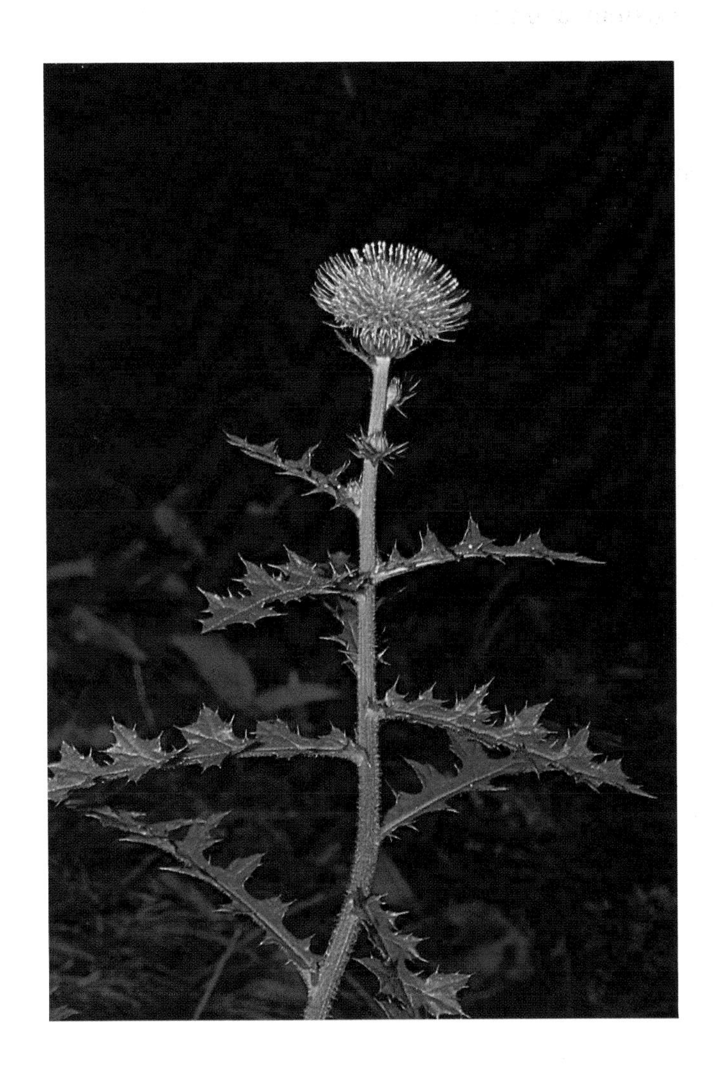

大薊爲菊科多年生粗壯草本，有紡錘狀肉質形似蘿蔔的宿根。莖直立，高50至100厘米，有分枝，被灰黃色膜質長毛。基生葉有柄，矩圓形或披針狀長橢圓形，長15至30厘米，寬5至8厘米；中部葉無柄，基部抱莖，羽狀深裂，裂片一般5至6對，邊緣具刺，上面綠色，被疏膜質長毛，下面脈上有長毛，上部葉漸小。頭狀花序單生，直徑3至4厘米，花紫紅色，管狀，長1.5至2厘米，總苞片多層，條狀披針形，外層較小，頂端有短刺，最內層的較長，無刺。瘦果長橢圓形，稍扁，長約4毫米，冠毛暗灰色比花冠稍短，羽毛狀，頂端擴展。

一 點 紅

Emilia sonchifolia (Linn.) DC.

別　　名　羊蹄草、野芥蘭、葉下紅。

生長環境　多生於路邊、曠野草地。

採集加工　藥用全草，全年可採，洗淨曬乾備用。

性味功能　味苦，性涼。清熱解毒，散瘀消腫。

主治用法　1. 感冒發熱，上呼吸道感染，咽喉腫痛，口腔潰瘍；2. 肺炎；3. 腸炎，菌痢；4. 泌尿系感染；5. 乳腺炎，睾丸炎；6. 外傷感染，癤腫瘡瘍，皮膚濕疹，跌打扭傷等。每用 5 錢至 1 両，水煎服；外用適量，煎水外洗，或鮮品搗爛敷患處。

方　　例　1. 腸炎，痢疾：一點紅 1 両，人莧、火炭母、鳳尾草各 5 錢，水煎服。

2. 大葉性肺炎：一點紅、崗梅根、十大功勞各 1 両，水煎服。

3. 泌尿系感染：一點紅、車前草各 1 両，葉下珠、海金砂各 5 錢，水煎服。

4. 麥粒腫：一點紅、千里光、野菊花各 5 錢，水煎分 2 次服。

5. 癰瘡癤腫，皮炎，濕疹：羊蹄草搗爛外擦或外敷。

主要成分　黃酮甙、糖類、生物碱、酚類。

Habitat　On roadsides, vacant lots, grassland.

Preparation　Use whole herb, wash and dry.

Characteristics　Bitter, cool, antipyretic, antitoxic, anti-swelling.

Indications　**1.** Influenza, fever, upper respiratory tract infection, sorethroat, oral ulcer. **2.** Pneumonitis. **3.** Enteritis, dysentery. **4.** Genito-urinary tract infection. **5.** Mastitis, orchitis. **6.** Wound infection, furunculosis, eczema, traumatic injury.

Dose　15 – 30 gm.

Prescriptions　**1.** Enteritis, dysentery: Emilia sonchifolia 30 gm., Acalypha australis 15 gm. Polygonum chinense 15 gm., Pteris multifida 15 gm. Boil in water.

2. Lobar pneumonia: Emilia sonchifolia 30 gm., Ilex asprella roots 30 gm., Mahonia japonica 30 gm. Boil in water.

3. Genitourinary tract infection: Emilia sonchifolia 30 gm., Plantago asiatica 30 gm., Phyllanthus urinaria 15 gm., Lygodium japonicum 15 gm., Boil in water.

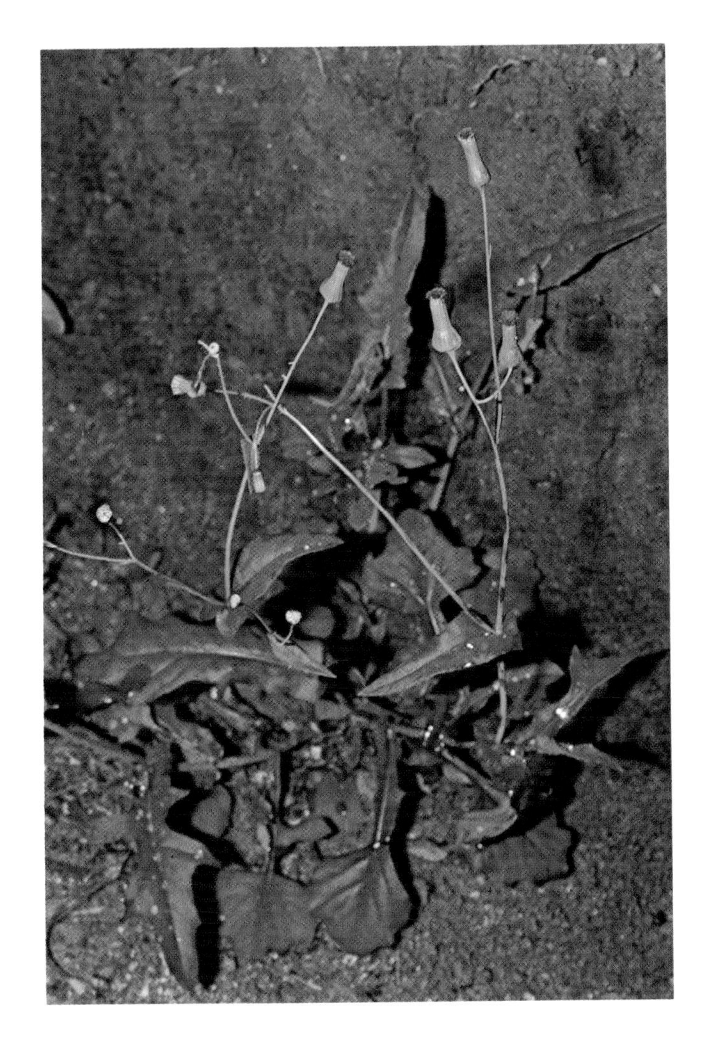

一點紅爲菊科一年生直立或近直立草本，高10至40厘米。枝條柔弱，粉綠色，多少分枝，光滑無毛或被疏毛。葉稍肉質，生於莖下部的卵形，長 5 至10厘米，寬 4 至 5 厘米，琴狀分裂，邊具鈍齒；莖上部的葉小，通常全緣或有細齒，全無柄，常抱莖，上面深綠色，背面常爲紫紅色。頂生頭狀花序，具長柄，排列成疏散的傘房花序，花枝常 2 歧分枝，花兩性，筒狀，紫紅色， 5 齒裂，總苞圓柱狀。瘦果長約2.4毫米，狹矩圓柱形，有棱，冠毛白色，柔軟，極豐富。

旱 蓮 草

Eclipta prostrata Linn.

別　　名　鱧腸、白花蟛蜞菊、墨菜、墨旱蓮。

生長環境　生於水溝邊、草地等濕潤處。

採集加工　藥用全草，夏、秋採摘，洗淨鮮用或乾用。

性味功能　味甘酸，性涼。涼血止血，滋補肝腎，清熱解毒。

主治用法　1. 吐血，衄血，尿血，便血，血崩；2. 慢性肝炎，腸炎，痢疾；3. 小兒疳積；4. 腎虛耳鳴，鬚髮早白，神經衰弱；5. 外用治脚癬，水田皮炎，濕疹，瘡瘍，創傷出血。每用 5 錢至 1 両；外用適量，鮮品搗爛敷患處。

方　　例　1. 衄血、咯血：旱蓮草 1 両，荷葉 5 錢，乾側柏葉 3 錢，水煎分 3 次服。

2. 肝腎陰虛所致的頭暈目眩、鬚髮早白：旱蓮草、女貞子各 5 錢，水煎服，或爲丸服。（古方二至丸）

3. 胃、十二指腸潰瘍出血：旱蓮草、燈心草各 1 両，水煎服。

中國成藥　强身補肝片。

主要成分　含鱧腸素、苦味質、鞣質、維生素 A 類物質。

Habitat　On creekside, grassland, damp soil.

Preparation　Use whole herb, fresh or dried.

Characteristics　Sweet, sour, cool, hemostatic, nourishing to liver and kidneys, antipyretic, antitoxic.

Indications　**1.** Hematemesis, epistaxis, hematuria, melena, uterine bleeding. **2.** Chronis hepatitis, enteritis, dysentery. **3.** Infantile malnutrition. **4.** Tinnitus, premature greying of hair, neurasthenia. **5.** Tinea pedia, eczema, ulcer, wound bleeding, rice-field dermatitis. Use 15 – 30 gm.

Prescriptions　**1.** Epistaxis, hematemesis: Eclipta prostrata 30 gm., Lotus leaves 15 gm., Biota orientalis leaves 10 gm. Boil in water and divide into three doses.

2. Dizziness from weak lungs and kidneys, greying hair: Eclipta alba, Ligustrum lucidum, 15 gm. each. Boil in water.

3. Bleeding peptic ulcer: Eclipta prostrata 30 gm., Juncus decipiens 30 gm. Boil in water.

Chinese Patent Medicine　Qiangshengbuganpian

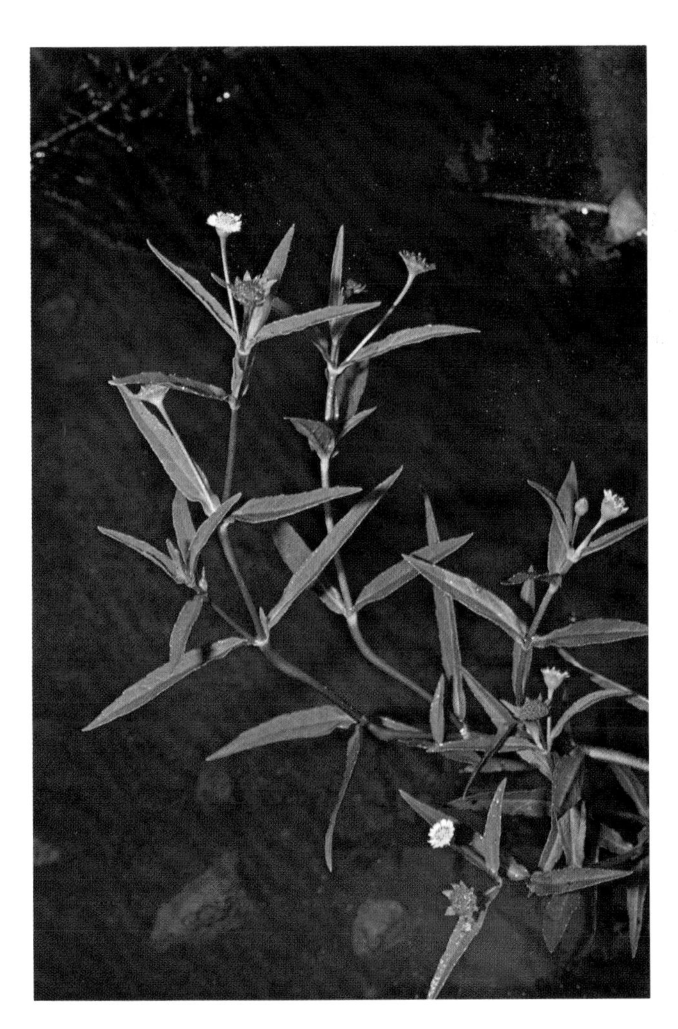

旱蓮草爲菊科一年生草本，高15至60厘米，莖直立或平臥，着土後節上易生根，全株有粗毛，枝條紅褐色，揉碎後汁液變成黑色，故又稱墨菜。葉對生，披針形，橢圓狀披針形或條狀披針形，長3至10厘米，全緣或有細鋸齒，無葉柄或基部葉有葉柄，兩面均有白色短粗毛。頭狀花序單生於葉腋或頂生，直徑約9毫米，有梗，花白色，中央爲管狀花，外層兩列爲舌狀花，花序形如蓮蓬，所以叫旱蓮草。筒狀花的瘦果3棱狀，舌狀花的瘦果扁四棱形，表面具瘤狀突起，無冠毛。

廣東土牛膝

Eupatorium chinense Linn.

別　　名　華澤蘭、土牛膝、六月雪、多鬚公、蘭草。

生長環境　喜生於山坡、路旁濕潤地上。

採集加工　藥用根，春、秋兩季採挖，洗淨切碎曬乾用。

性味功能　味微苦，性涼。清熱解毒，利咽化痰。

主治用法　1. 白喉，扁桃體炎，咽喉炎；2. 感冒發熱，痲疹；3. 肺炎，支氣管炎；4. 風濕關節炎；5. 瘡癤腫毒，毒蛇咬傷。每用 5 錢至 1 両。

方　　例　1. 白喉：廣東土牛膝根 3 両，山大刀根 2 両，無患子根 1 両，加水2,500毫升，煎至1,000毫升，加糖適量。每日量：1 至 2 歲服200毫升，3 至 6 歲250毫升，7 至12歲400至600毫升，成人1,000毫升。分 4 至 5 次服。重症者，藥量可加倍。

2. 喉痛：廣東土牛膝根、崗梅根、無患子根各 1 両，水煎服。（三根湯）

3. 毒蛇咬傷：鮮廣東土牛膝根、鮮香茶菜各 3 両，鮮元寶草 1 両，共搗汁，冲涼開水，1 至 2 碗服，外用藥渣敷傷口周圍。

主要成分　含黃酮甙，酚類，有機酸和氨基酸。

附　　註　孕婦忌服。

Habitat　On slopes, roadsides, damp land.

Preparation　Use roots. Collect in spring and autumn. Wash, chop, and dry.

Characteristics　Mildly bitter, cool, antipyretic, antitoxic, expectorant.

Indications　**1.** Diphtheria, tonsillitis, pharyngitis. **2.** Colds, fever, measles. **3.** Pneumonitis, bronchitis. **4.** Rheumatic arthritis. **5.** Furunculosis, snake bites.

Dose　15 – 30 gm.

Prescriptions　**1.** Diphtheria: Eupatorium chinense roots 90 gm., Psychotria rubra roots 60 gm., Sapindus mukorossi roots 30 gm. Boil in 2,500 ml. water to concentrate to 1,000 ml. and add suitable amounts of sugar.

Dosage　1 – 2 years – 200 ml., 3 – 6 years – 250 ml.,7 – 12 years – 400 – 600 ml., Adults – 1,000 ml. Divide into 4 – 5 doses.

Remarks　Contraindicated in pregnancy.

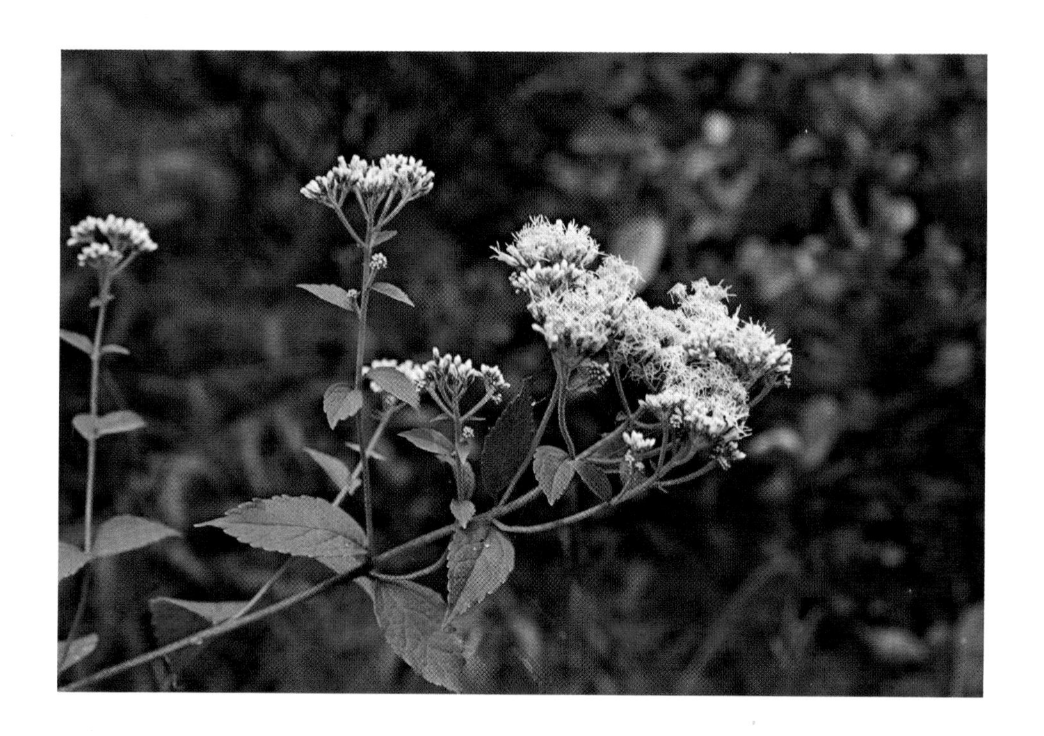

廣東土牛膝爲菊科多年生草本或半灌木，高達1.5米。根爲鬚根，量多，條狀，圓柱形，故稱爲多鬚公。莖上有褐紅色斑和細縱條紋，莖上部或花序分枝被細柔毛。單葉對生，卵形或卵狀披針形，長3.5至10厘米，寬2至5厘米，邊緣有規則的圓鋸齒，上面無毛，下面被柔毛及腺點，頂端急尖，短尖或長漸尖，基部圓形或截形，有短葉柄。花白色，排列呈傘房花序，滿佈全株，似霜雪，故又叫“六月雪”，總苞狹鐘狀，總苞片頂端鈍或稍圓，頭狀花序含5小花，花兩性，筒狀。瘦果有腺點。

白 花 草

Ageratum conyzoides Linn.

別　　名　鹹蝦花、白花臭草、勝紅薊。

生長環境　生於荒地、村邊。

採集加工　藥用葉及嫩莖，夏秋採集，洗淨曬乾備用。

性味功能　味微苦，性涼，微有異臭。清熱解毒，消腫止血。

主治用法　1. 感冒發熱；2. 外傷出血；3. 瘡癤、濕疹。每用 5 錢至 1 両，水煎服或外用。

方　　例　1. 中耳炎：白花草搗汁滴耳。

2. 外傷出血，瘡癤，濕疹：白花草鮮品搗爛敷患處。

主要成分　莖葉含芳香油0.4%，主要成分是倍半萜類。

附　　註　本品日本人稱爲藿香薊、勝紅薊。

Habitat　Growing in vacant lots and villages.

Preparation　Use leaves and young stems. Gather between summer and autumn. Wash and dry.

Characteristics　A little bitter-tasting, antipyretic, antitoxic, anti-swelling and hemostatic.

Indications　**1**. Common colds. **2**. External bleeding from trauma. **3**. Furuncles, eczema.

Dose　15 – 30 gm. Boil in water.

Prescriptions　**1**. Otitis media: the squeezed liquid from the fresh plant is used as ear-drops.

2. Wound bleeding, furuncles, eczema: Mash fresh ageratum conyzoides herb and apply topically.

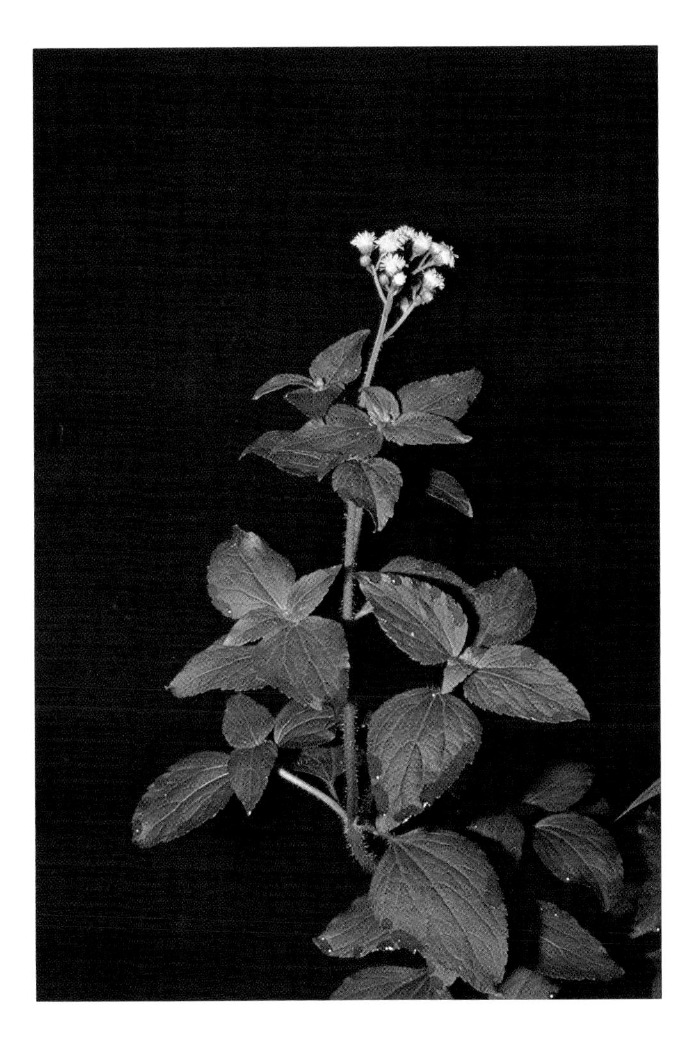

白花草爲菊科一年生草本，高約1米。莖直立，多分枝，綠色稍帶紫色，全株被白色多節長柔毛，幼莖、幼葉及花梗上毛較密，揉之有異臭，故又名白花臭草。葉對生，尖卵形，長4至13厘米，寬2.5至6.5厘米，基部鈍，圓形或寬楔形，少有心形(而熊耳草A. houstonianum葉基部爲心形)，邊緣有鈍圓鋸齒，葉柄長1至3厘米。頭狀花序，直徑約1厘米，在莖或分枝頂端排成傘房花序，花白色或淺藍色，合爲管狀花，冠毛鱗片狀，上端漸狹成芒狀，5枚，總苞片矩圓形，頂端急尖，外面被稀疏白色多節長柔毛。

香　　　茅

Cymbopogon citratus (DC.) Stapf

別　　名　風茅、香巴茅、檸檬茅、香草、草薑。

生長環境　多爲人工培植。

採集加工　藥用全草，全年可採，洗淨鮮用或陰乾備用。

性味功能　味辛，性溫。祛風除濕，消腫，止痛。

主治用法　1. 頭痛，胃痛，腹痛，腹瀉；2. 風濕疼痛，跌打瘀血腫痛；3. 月經不調，產後水腫。每用 3 至 5 錢，或提取香茅油，每服數滴。

方　　例　1. 風濕腰痛：香茅、山香、過山香、杜仲、金狗脊各 5 錢，豬尾一條，加水適量，燉服。

2. 頭風頭痛：香茅鮮品 1 両，水煎服；或加羊頭燉服。

3. 胃痛：香茅鮮品 1 両至 1 両 5 錢，燉鷄或水煎服。

4. 跌打損傷：香茅鮮品 1 両至 1 両 5 錢，水煎酌加酒服。

主要成分　含揮發油（香茅油），油中主要成分爲檸檬醛70—80%，及香葉烯約20%。

附　　註　陰虛火燥者忌用。

Habitat Mostly cultivated.

Preparation Use whole plant, collect in all seasons. Wash and dry under shade.

Characteristics Acrid, warm, anti-inflammatory, analgesic.

Indications **1**. Headache, stomachache, diarrhea. **2**. Rheumatism, contusion, hematoma. **3**. Irregular menses, postpartum edema.

Dose 10 – 15 gm. or a few drops of the oil extract.

Prescriptions **1**. Stomachache: Use fresh plant 30 – 45 gm. Boil in water or with chicken.

2. Traumatic injury: Use fresh plant 30 – 45 gm. Boil in water, add wine.

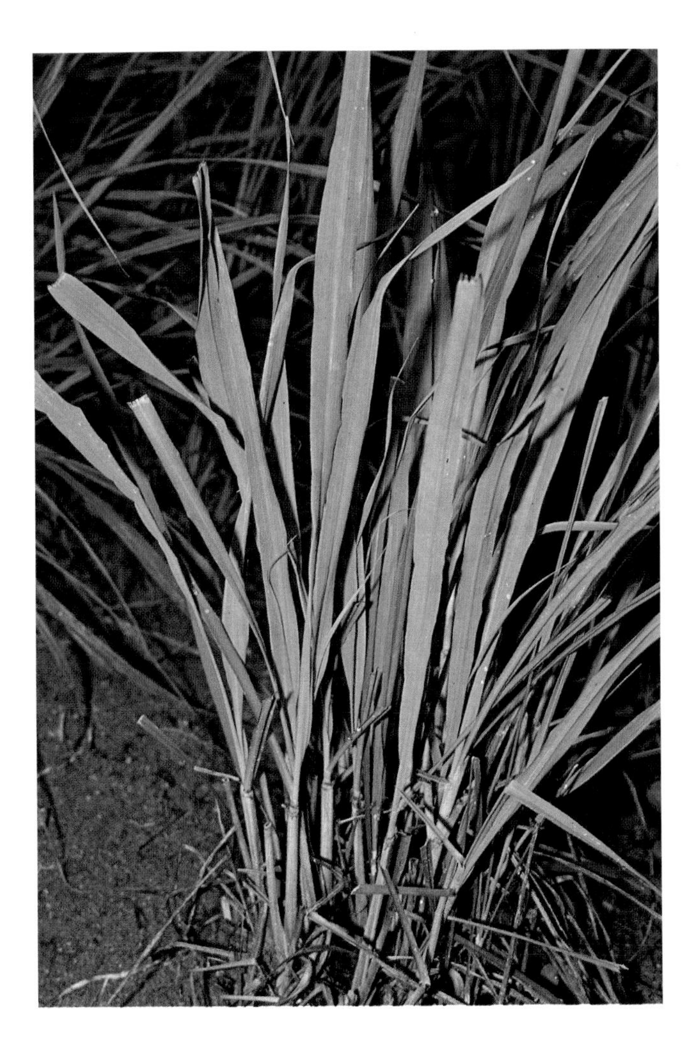

香茅爲禾本科香茅屬多年生草本，有檸檬香氣。稈粗壯，高達２米，節常有蠟粉。葉片寬條形，抱莖而生，長達１米，寬約15毫米，兩面粗糙呈灰白色；葉鞘光滑；葉舌厚，鱗片狀。夏秋開花，圓錐花序疏散，由多節而成對的總狀花序組成，分枝，基部間斷，其分枝細弱而下傾成彎弓，第一回分枝有１—５節，第二回和第三回分枝有２—３節而單純。總狀花序有４個節，穗軸節間生有長柔毛，每對總狀花序承托以舟形、鞘狀的總苞；小穗無芒，無柄小穗兩性，有柄小穗呈鉛紫色。

玉 蜀 黍

Zea mays L.

別　　名　粟米。

生長環境　多爲種植。

採集加工　藥用花柱（粟米鬚）和粟米芯，收割時採集曬乾。

性味功能　味甘，性平。利水通淋，利胆退黃，降血壓。

主治用法　1. 腎炎水腫，尿路感染，尿路結石，肝硬化腹水；2. 胆道結石，胆囊炎，黃疸型肝炎；3. 糖尿病，高血壓。每用 8 錢至 1 両，粟米芯 3 至 5 両，水煎服。

方　　例　1. 腎炎水腫：粟米鬚、鷄屎藤、葫蘆茶各 1 両，水煎服。

2. 腎結石：粟米鬚 4 錢，金錢草 1 両，通草 2 錢，木香 3 錢（後下），枳殼 3 錢，琥珀末 1 錢（冲），冬葵子 1 両，甘草梢 2 錢，水煎服。

3. 胆囊炎，胆石，黃疸型肝炎：粟米鬚、茵陳蒿各 1 両，水煎服。

4. 高血壓：粟米鬚、酢漿草、葉下珠各 1 両，水煎服。

中國成藥　玉石茶、消渴晶。

主要成分　含有維生素 K、糖類、β－固甾醇、有機酸等。

Habitat　Mostly cultivated.

Preparation　Dried cob and beard (style).

Characteristics　Mildly sweet tasting, diuretic, anti-icteric, hypotensive.

Indications　**1.** Nephritic edema, urinary tract infection and stone, cirrhosis, ascitis. **2.** Cholecystitis, gall stones, hepatitis. **3.** Diabetes, hypertension.

Dose　Cob: 25 – 30 gm. Beard: 90 – 150 gm.

Prescriptions　**1.** Nephritic edema: Beard of Zea mays, Paederia scandens, Desmodium triquetrum, 30 gm. each.

2. Kidney stone: Beard of Zea Mays 12 gm., Desmodium styracifolium 30 gm., Medulla tetrapanacis 6 gm., Saussurea lappa roots 9 gm., Citrus Aurantium peels 9 gm., Succinum (Amber) 3 gm., Malva verticillata 30 gm. and Glycyrrhiza uralensis roots 6 gm.

3. Cholecystitis, gall stones and hepatitis – Zea mays beard 30 gm. and Artemisia capillaris 30 gm. Boil in water.

Chinese Patent Medicine　Yushi Cha, Sacchogen.

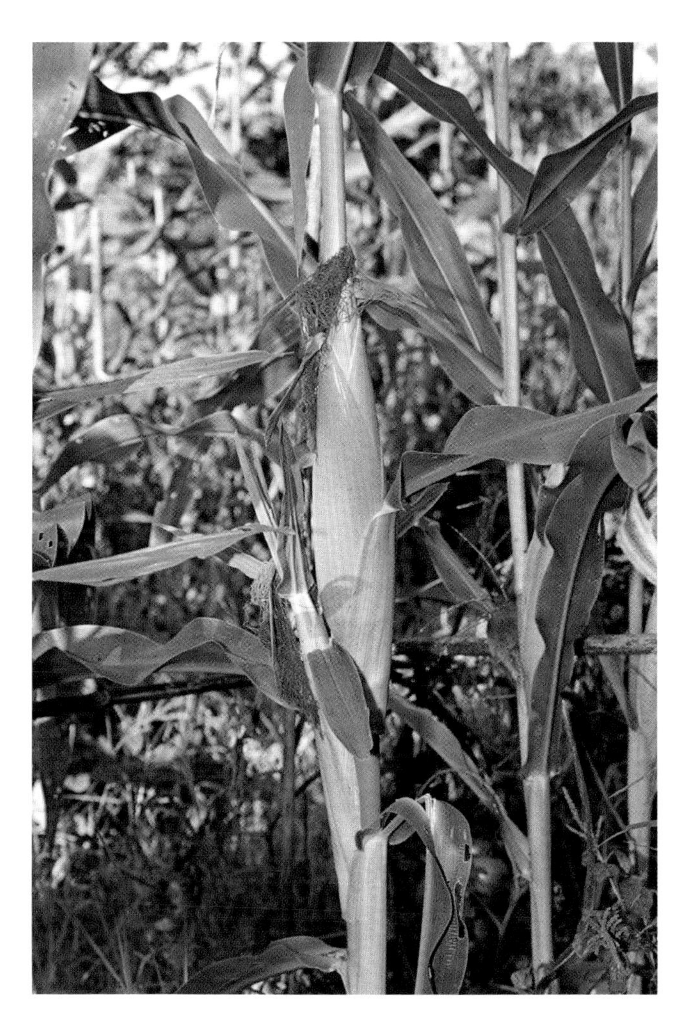

玉蜀黍爲禾本科一年生植物，高1至4米。稈直立，粗狀，有節，基部節上生支柱根。葉互生，線狀披針形，邊緣呈波狀，葉鞘邊緣有長毛。雄花序生於稈頂，雌花序生於葉腋內，圓柱狀，花柱細長，絲狀，即粟米鬚。種子呈四棱形，緊密排列於粟米芯上。

白茅根

Imperata cylindrica (L.) Beauv.

別　　名　茅根、茅草、甜根草。

生長環境　喜陽耐旱，多生於山坡、草地中。

採集加工　藥用根莖、花，冬春採集，洗淨切段曬乾備用。

性味功能　味甘，性寒。清熱利尿，涼血止血。

主治用法　1. 急性腎炎水腫，泌尿系感染；2. 衄血，吐血，尿血；3. 熱病煩渴，肺熱咳嗽；4. 高血壓病。每用 5 錢至 2 両，單味大量可用至半斤。

方　　例　1. 痲疹口渴：白茅根 1 両，煎水頻服。

2. 鼻出血：白茅根 1 両，水煎冷服，或加藕節 5 錢同煎服。

3. 胃出血：白茅根、生荷葉各 1 両，側柏葉、藕節各 3 錢，黑豆少許，水煎服。

4. 急性腎炎：鮮白茅根 2 至 4 両，水煎分 2 至 3 次服。

中國成藥　竹蔗茅根精。

主要成分　本品含果糖、葡萄糖、檸檬酸、蘋果酸及鉀鹽。

附　　註　白茅花有止血作用，可用於衄血、咯血、吐血。

Habitat　Dry, sunny areas, on slopes and grassland.

Preparation　Use dried roots, stems, flowers.

Characteristics　Sweet, cool, antipyretic, diuretic, hemostatic.

Indications　**1.** Acute nephritic edema, urinary tract infection. **2.** Epistaxis, hematemesis, hematuria. **3.** Fever, cough. **4.** Hypertension.

Dose　15 – 60 gm.

Prescriptions　**1.** Thirst in measles: 30 gm. of the herb boiled in water for frequent drinks.

2. Epistaxis: Boil 30 gm. of the herb in water, and drink after cooling. Or boil with lotus root 15 gm.

3. Acute nephritis: Fresh roots 60 – 120 gm. Boil in water. Divide into 2 – 3 doses.

Chinese Patent Medicine　Cane & Imperatae Beverage.

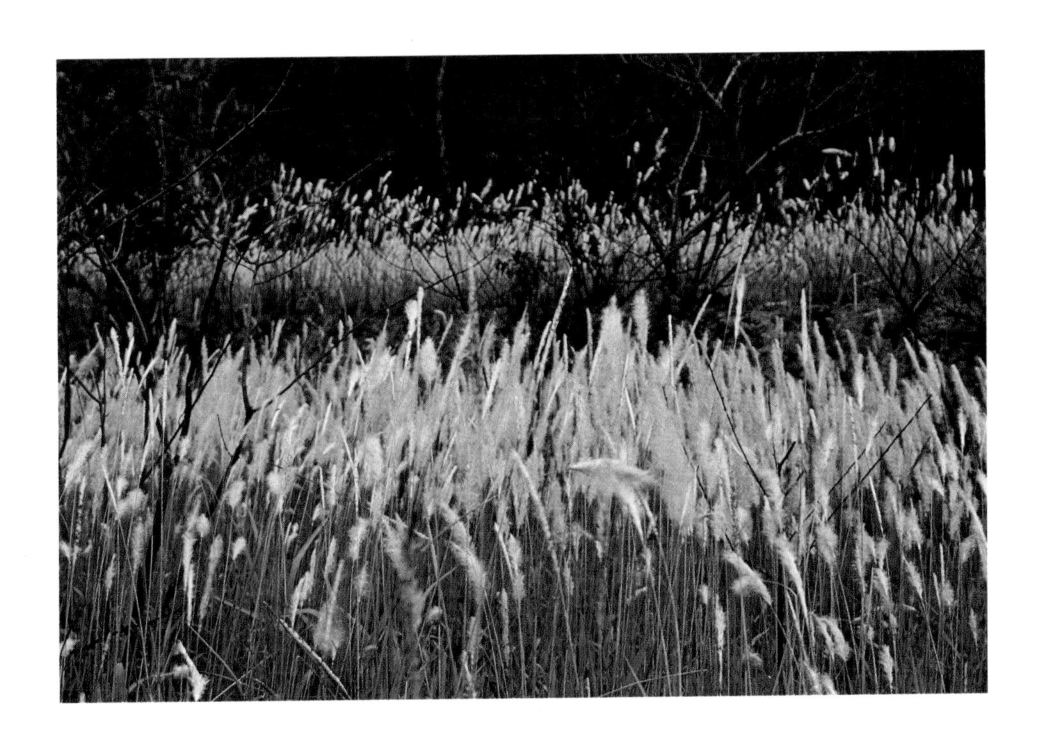

白茅爲禾本科多年生草本。地下根莖匍匐橫走，白色，有節，節上生鬚根。稈高20至80厘米。葉似水稻但較硬，條形，或條狀披針形，寬2至8毫米，邊緣粗糙。圓錐花序緊縮呈穗狀，長5至20厘米，有白色絲狀柔毛，總狀花序短而密，穗軸不斷落，小穗成對生於各節，一柄長，一柄短，均結實且同形，長3至4毫米，含2小花，僅第二小花結實，基部密生長爲小穗3至5倍的絲狀毛。第一穎兩側具脊，芒缺。

石 柑 子

Pothos chinensis (Raf.) Merr.

別　　名　石蒲藤、石葫蘆、背帶藤。

生長環境　多生於陰濕密林中或石頭上。

採集加工　藥用莖葉，全年可採，洗淨曬乾備用。

性味功能　味淡，性平。祛風去濕，舒筋活絡，導滯去積。

主治用法　1. 跌打後期筋骨拘攣；2. 小兒疳積，消化不良。每用 5 至 8 錢。

方　　例　1. 跌打後期筋骨拘攣：石柑子 6 錢煲豬脚服，或石柑子、半楓荷各 5 錢，水煎服。

2. 小兒疳積，消化不良：石柑子 3 錢蒸豬肝食，或煎水作茶飲。

Habitat　On rocks or in damp forests.

Preparation　Use stems and leaves, dried.

Characteristics　Bland, diuretic, relaxes joints.

Indications　**1.** Post-traumatic spasm and deformity of joints. **2.** Infantile malnutrition, indigestion.

Dose　15 – 25 gm.

Prescriptions　**1.** Post-traumatic spasm: Pothos chinensis 18 gm. Cook with pork hock.

2. Infantile malnutrition, indigestion: Pothos chinensis 10 gm. Steam with pork liver or boil in water.

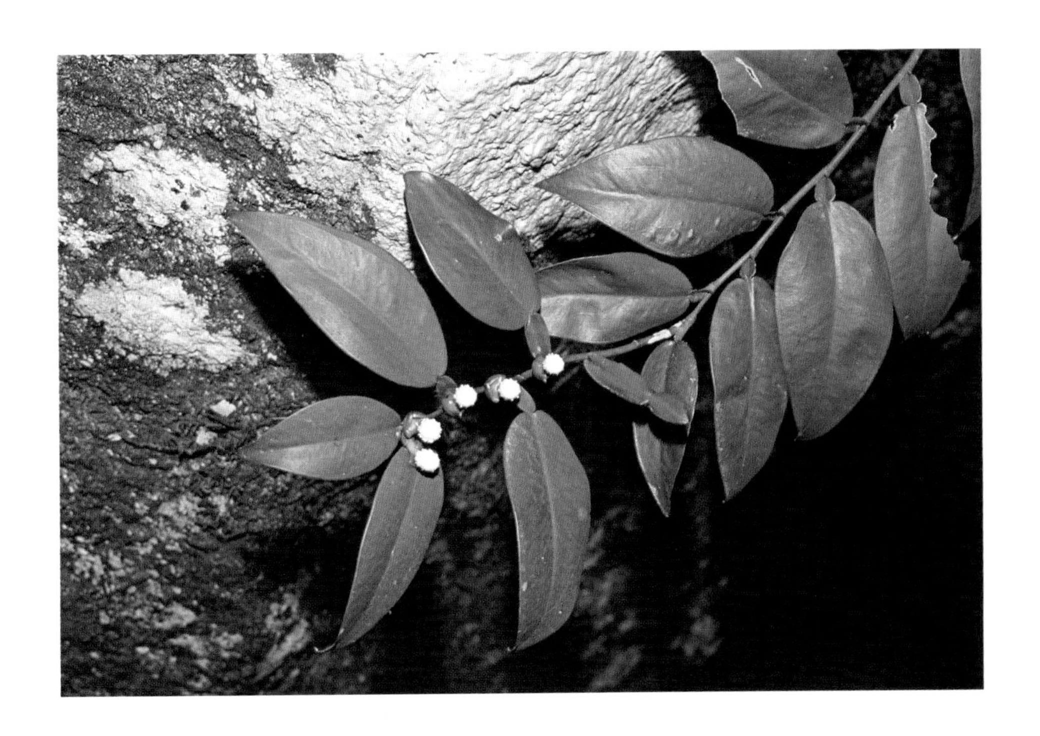

石柑子爲天南星科藤本，莖具細縱條紋，節上生氣根，用以攀登於石上或樹上。葉革質，排成 2 列，長圓形或披針形，長 5 至10厘米，寬1.5至5厘米，兩面均無毛，網脈兩面突起，葉柄扁平，兩邊擴大成翅，長0.8至6厘米或較長。總花梗長約 1 厘米，基部有 3 至 4 枚長達 6 毫米的芽苞葉，佛焰苞兜狀，長 6 至 8 毫米，肉穗花序近球形至橢圓形，長 6 至 8 毫米，具長約 4 毫米的梗，花兩性，花被片 6 ，雄蕊 6 。漿果橢圓形，長達 1 厘米，紅色。

石 菖 蒲

Acorus gramineus Soland.

別　　名　水劍草、石蜈蚣、菖蒲葉、香菖蒲。

生長環境　生於山澗潮濕有流水的石隙上。

採集加工　藥用根莖，最好在開花前採集，去鬚根，切片曬乾備用。

性味功能　味辛，性溫，芳香。開竅化痰，理氣止痛，驅風除濕。

主治用法　1. 慢性胃炎，胸腹脹悶；2. 神智不清，耳聾，耳鳴，健忘；3. 風濕性關節炎，腰腿痛；4. 癲癇。每用 2 至 3 錢，水煎服。

方　　例　1. 濕痰蒙竅，神志不清：石菖蒲、遠志、鬱金、半夏、茯苓各3錢，胆南星 2 錢，水煎服。

2. 胸腹脹悶，食慾不振：石菖蒲3錢，香附子、陳皮、草豆蔻各2錢，水煎服。

3. 癲癇：石菖蒲煎劑：每30毫升含有石菖蒲乾品 3 錢，每次服10毫升，1 日 3 次，以30天爲一療程，可連續服用 2 年。

主要成分　全株含揮發油（主要爲細辛醚）、氨基酸和糖類。

附　　註　有一種水菖蒲Acorus calamus L· 與本品相似，惟葉較寬，中脈明顯，功用稍遜。另一種九節菖蒲，爲阿爾泰銀花(Anemonealtaica Fisch·)的乾燥根莖，芳香開竅，力勝石菖蒲。

Habitat　On wet rocks along mountain brooks.

Preparation　Roots and stems, best collected before the blooming of flowers. Sliced and dried.

Characteristics　Warm, fragrant. Expectorant and analgesic.

Indications　1. Chronic gastritis, chest oppression. 2. Delirium, deafness, tinnitus. 3. Rheumatic arthritis, lumbago. 4. Epilepsy. Use 5 – 10 gm.

Prescriptions　1. Delirium and productive cough: Acorus gramineus 10 gm., Polygala tenuifolia 10 gm., Curcuma longa 10 gm., Pinellia ternata 10 gm., Poria cocos 10 gm., Arisaema consanguineum 6 gm. Boil in water.

2. Epilepsy: Acorus gramineus Decoction: Each 30 ml. decoction contains 9 gm. dried Acorus gramineus Take 10 ml. three times daily for a 30 day course. Maybe taken continuously for two years.

Remarks　A similar plant, Acorus calamus L. has broader leaves with prominent mid-vein and is less effective. Another plant, Anemone altaica is more effective.

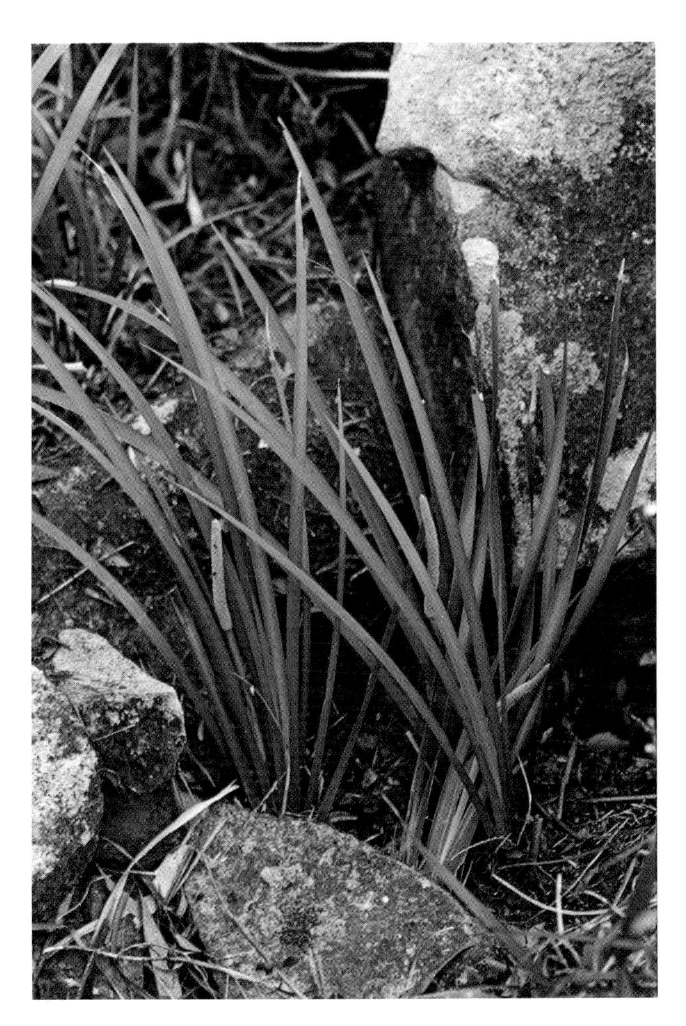

石菖蒲爲天南星科多年生宿根草本，全草有香氣。葉從根莖發出，線形，兩行排列，長30至50厘米，寬3至10（20）毫米，無中脈，葉基有槽，互相迭合。花很小，黃綠色，密集成玉米棒樣的肉穗花序，長3.5至10厘米，直徑3至4毫米，結果時粗達1厘米。漿果，直徑約0.2厘米。根莖平臥，質地堅硬肥厚，有密環紋，並有多數鬚根。

七葉一枝花

Paris chinensis Fr.

別　　名　金線重樓、草河車、蚤休、重樓。

生長環境　生於山谷林下涼爽陰濕處。

採集加工　藥用根，全年可採，洗淨曬乾備用。

性味功能　味苦，性微寒，有小毒。清熱解毒，消腫散瘀。

主治用法　1. 毒蛇毒蟲咬傷；2. 流行性乙型腦炎；3. 瘡癤癰腫；4. 淋巴結結核；扁桃體炎，腮腺炎，乳腺炎，闌尾炎；5. 試用治療癌症；6. 哮喘。每用乾品 2 至 5 錢，治癌用 5 錢至 1 両，水煎服；外用研粉和酒醋調塗患處。

方　　例　1. 毒蛇咬傷：蚯蚓 8 條，白糖 4 両，共搗爛水煎，沖服七葉一枝花末 4 錢。或配半邊蓮，兩面針根水煎服。

2. 試用於肺癌：七葉一枝花根頭、夏枯草、山豆根各 1 両煎服，每日 1 劑，分三次服。（七夏豆根湯）*

中國成藥　南通蛇藥片。

主要成分　甾體皂甙、生物碱、氨基酸等。

附　　註　本品中毒會引起噁心、嘔吐、頭痛，甚則抽筋。

*《中藥臨床應用》資料。

Habitat　Along ravines and under shades, in cool, damp soil.

Preparation　Roots collected in all seasons, dried.

Characteristics　Bitter tasting, cool, slightly toxic, antipyretic, antitoxic, anti-inflammatory.

Indications　**1.** Poisonous snake and insect bites. **2.** Epidemic encephalitis B. **3.** Pyodermas. **4.** Tuberculous meningitis. **5.** On trial in cancer therapy. **6.** Asthma.

Dose　6 – 15 gm. For malignancy: 15 – 30 gm.

Prescriptions　**1.** Poisonous snake bites: eight earthworms, 12 gm. white sugar, mashed together and boil in water, to be taken with 12 gm. Paris chinensis powder.

2. Trial in lung cancer: Paris chinensis roots 30 gm., Prunella vulgaris 30 gm., Sophora subprostrata 30 gm. Boil in water. Divide into three oral doses daily.

Remarks　Toxic effects include nausea, vomiting, headache, and convulsion.

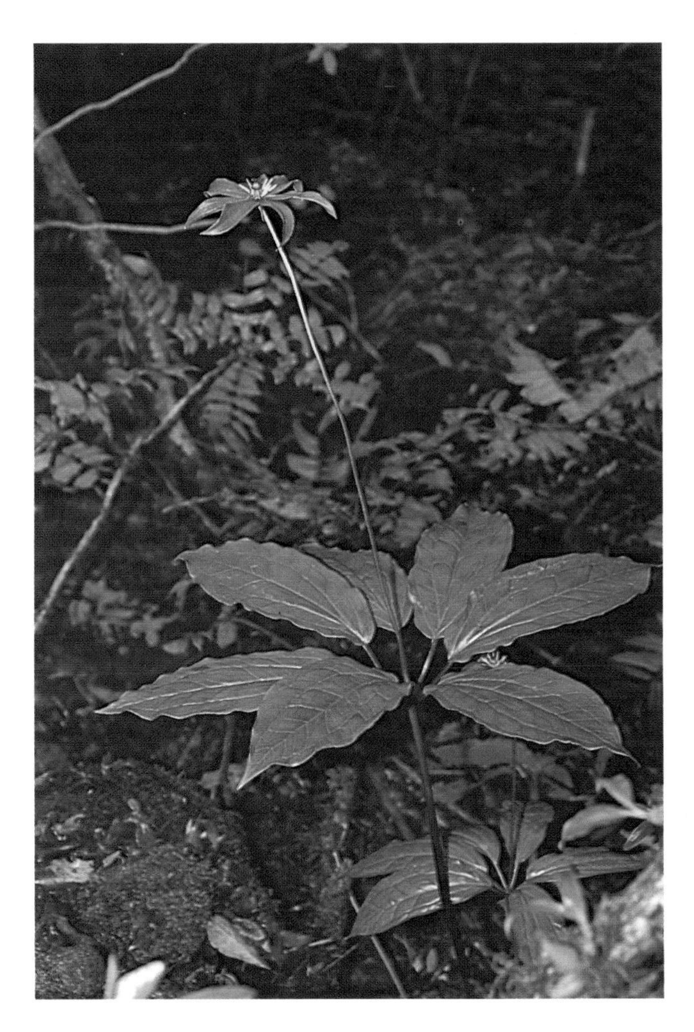

七葉一枝花為百合科多年生草本，植株高35厘米至100厘米。根狀莖粗厚，直徑達2.5厘米，橫臥，棕褐色，其上密生有多數環節。莖單一，通常帶紫色。葉5至9枚，輪生莖頂，窄卵形或倒披針形，長7至9厘米，寬2.5至5厘米，葉柄帶紫紅色。夏秋莖頂抽出花梗，頂生黃花一朵，外輪花被片綠色，5至6枚，卵狀披針形或披針形，內輪花被片條形，通常較短於外輪花被。蒴果直徑1.5至2.5厘米，裂開，種子多數。

百　　合

Lilium brownii F.E. Br.

別　　名　野百合、山百合、藥百合。

生長環境　生於山坡草地、疏林下，亦有栽培。

採集加工　藥用鱗莖，夏秋採挖，洗淨，在鱗莖上部橫切一刀，鱗片即散開，用開水泡 5 至10分鐘，至百合邊緣柔軟，迅速撈出，用清水洗淨去黏液，曬乾備用。

性味功能　味甘微苦，性涼。潤肺止咳，寧心安神。

主治用法　1. 肺結核咳嗽，支氣管炎，吐血，痰中帶血；2. 神經衰弱，虛煩，驚悸。每用 3 錢至 1 両，水煎服。

方　　例　1. 肺燥或肺熱乾咳，咽痛：百合、沙參各 5 錢，川貝母、麥冬各 3 錢，水煎服。

2. 熱病後餘熱未清之心悸，煩燥：百合 5 錢，知母 2 錢，生地、滑石各 3 錢，淡竹葉 2 錢，水煎服。

3. 肺結核咳嗽：百合 2 両，大棗十枚，水煎服，冰糖爲引。

中國成藥　百合固金丸。

主要成分　含澱粉、蛋白質、脂肪及微量秋水仙鹼。

附　　註　百合屬多種鱗莖，均可作百合入藥。

Habitat On slopes, grassland, and sparse woodland, also cultivated.

Preparation Use bulb. Wash, slice the top once to open up the scales, soak in boiled water for 5 – 10 minutes till edges are soft, remove and rinse with water, dry under the sun.

Characteristics Cool, sweet, slightly bitter, antitussive, sedative.

Indications 1. Pulmonary tuberculosis, bonchitis, hemoptysis, hematemesis. 2. Neurasthenia, restlessness, convulsion.

Dose 10 – 30 gm.

Prescriptions 1. Cough, sorethroat: Lilium brownii 15gm., Glehnia littoralis 15gm., Fritillaria cirrhosa 10 gm., Ophiopogon japonicus 10 gm. Boil in water.

2. Pulmonary tuberculosis with cough: Lilium brownii 60gm., 10 large dates. Boil in water, take with sugar.

Chinese Patent Medicine Lilium Compound Antiphlogistic.

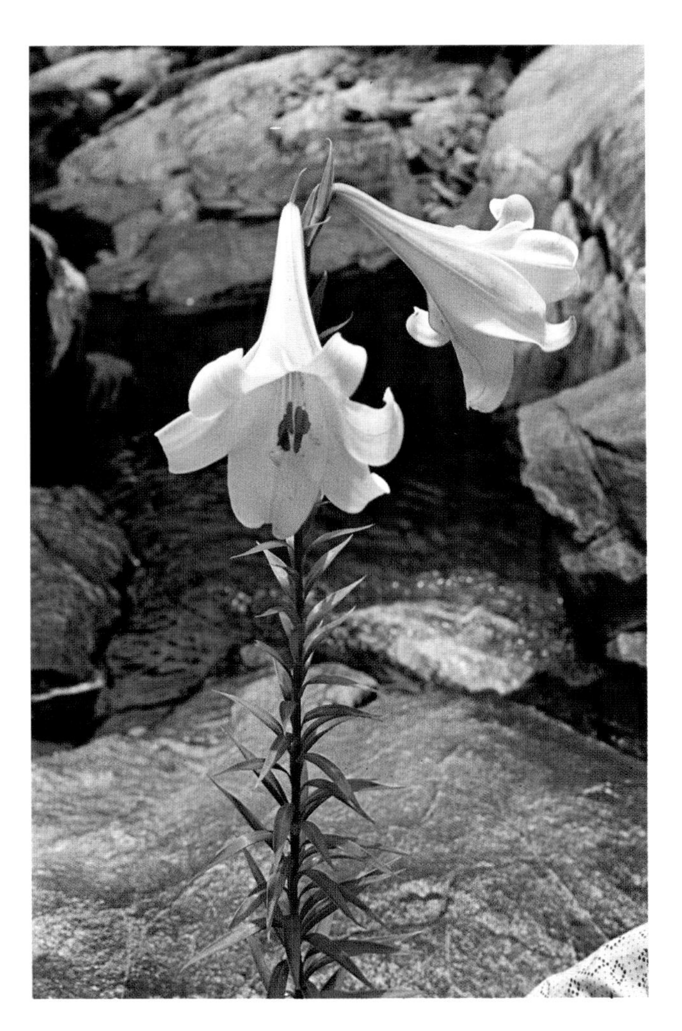

百合爲百合科多年生草本，高達1米或較高。鱗莖球形，乳白色或稍帶紫色，直徑約5厘米。莖直立，不分枝，常有褐紫色斑點，葉散生，上部葉常比中部葉小，倒披針形，長7至10厘米，寬2至2.7厘米，基部斜窄，全緣，有3至5條脈，具短柄。花喇叭形，多爲白色，背面帶紫褐色，1至4朵，有香味，花被片6，倒卵形，長15至20厘米，寬3至4.5厘米，頂端彎而不捲，雄蕊向前彎，着生於花被的基部，花絲長9.5至11厘米，花藥橢圓形，丁字着生，子房長柱形，長約3.5厘米，花柱長11厘米，柱頭3裂。蒴果長圓形，有棱，具多數種子。

土 茯 苓

Smilax glabra Roxb.

別　　名　光葉菝葜、山遺糧、毛尾薯、硬飯頭。

生長環境　生於山坡及灌木叢中。

採集加工　藥用塊根，秋冬採挖，洗淨切片曬乾備用。

性味功能　味甘淡，性平。清熱解毒，利濕。

主治用法　1. 鈎端螺旋體病，慢性布魯氏菌病；2. 梅毒，癰癤腫毒，濕疹，皮炎；3. 腎炎，膀胱炎；4. 汞粉，銀硃慢性中毒。每用 3 錢至 2 両，水煎服。

方　　例　1. 皮膚濕毒瘡瘍：土茯苓 1 両，銀花 5 錢，白鮮皮 3 錢，甘草 2 錢。

2. 鈎端螺旋體病：土茯苓 2 至 5 両，甘草 3 錢，水煎服。

3. 慢性期布魯氏菌病：土茯苓 1 両，防風 1 錢，木瓜、沒藥、當歸各 3 錢，金銀花 4 錢。水煎，每日 1 劑，分早晚服。10天爲一療程，隔 5 至 7 天，再服第二療程。

4. 血淋：土茯苓根、茶根各 5 錢，水煎服，白糖爲引，每日一劑。

主要成分　皂甙、鞣質、樹脂，並含大量澱粉。

Habitat　On slopes and thickets.

Preparation　Use roots. Collect in autumn and winter, wash, slice and dry.

Characteristics　Mildly sweet, antipyretic, antitoxic, diuretic.

Indications　**1**. Brucellosis. **2**. Syphilis, furunculosis, eczema, dermatitis. **3**. Nephritis, cystitis. **4**. Mercury and silver poisoning.

Dose　10 – 60 gm.

Prescriptions　Pyoderma: Smilax glabra 30gm., Lonicera japonica 15 gm., Dictamnus dasycarpus 10 gm., Glycyrrhiza uralensis 6 gm. Boil in water.

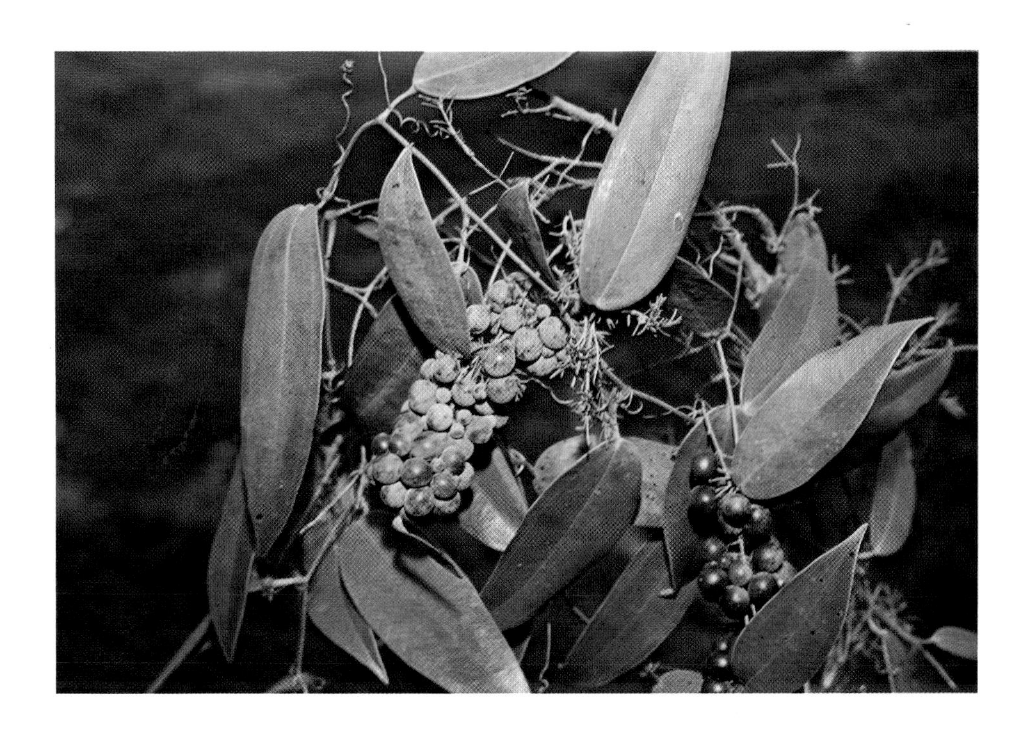

土茯苓爲百合科攀援灌木，高 1 至 4 米。根莖不規則結節狀，肥厚，表面暗褐色，質硬，內面粉性肉質。莖與枝條光滑無刺。葉薄革質，互生，橢圓狀披針形，長 6 至15厘米，寬 1 至 7 厘米，上面深綠色，背面粉白色，葉腋常有兩條卷鬚。花單性，雌雄異株，綠白色，六棱狀球形，直徑約 3 毫米，通常10餘朵排成傘形花序，總花梗明顯短於葉柄，花序托膨大，具多枚宿存的小苞片，雄花，外輪花被片 3 ，扁圓形，兜狀，內輪花被片 3 ，近圓形，雄蕊靠合，花絲極短，雌花與雄花大小相似，具 3 枚退化雄蕊。漿果球形，直徑 7 至10毫米，成熟時紫黑色，具粉霜。

紅葉鐵樹

Cordyline fruticosa (Linn.) A. Cheval.

別　　名　朱蕉、宋竹、鐵樹、紅葉。

生長環境　多爲栽培。

採集加工　藥用花、葉、根；夏季採花，根葉全年可採，洗淨切段鮮用或曬乾備用。

性味功能　味淡，性平。涼血止血，散瘀止痛。

主治用法　1. 肺結核咯血，先兆流產，月經過多，尿血，痔瘡出血；2. 腸炎，菌痢；3. 風濕骨痛，跌打腫痛。每用鮮葉 2 至 3 両，根 1 至 2 両，或花 3 至 5 錢，水煎服。

方　　例　1. 尿血，肺結核，咯血，閉經：紅葉鐵樹鮮葉，2 両至 3 両（或乾根 1 両至 2 両），水煎服。

2. 腸炎，菌痢：紅葉鐵樹鮮葉 2 両至 3 両或乾花 3 至 5 錢，水煎服。

3. 風濕骨痛，跌打腫痛：紅葉鐵樹鮮根 1 両至 3 両，水煎服，或加豬脚一隻，水燉服。

Habitat　Mostly cultivated.

Preparation　Use flowers, leaves, and roots. Collect flowers in summer; roots and leaves all year round. Wash, slice, use freshly or dry.

Characteristics　Bland, cools the blood, hemostatic, anti-swelling.

Indications　**1.** Pulmonary tuberculosis with hemoptysis, threatened abortion, menorrhagia, hematuria, bleeding hemorrhoids. **2.** Enteritis, dysentery, traumatic injury.

Dose　Fresh leaves 6 – 10gm., roots 3 – 5 gm., flowers 10 – 15 gm.

Prescriptions　**1.** Hematuria, pulmonary tuberculosis, hemoptysis, amenorrhea: Cordyline fruticosa fresh leaves 60 – 100 gm. (or dried roots 30 – 60 gm.) Boil in water for oral use.

2. Enteritis, dysentery: Cordyline fruticosa fresh leaves 60 – 100 gm. (or dried flowers 10 – 15 gm.) Boil in water.

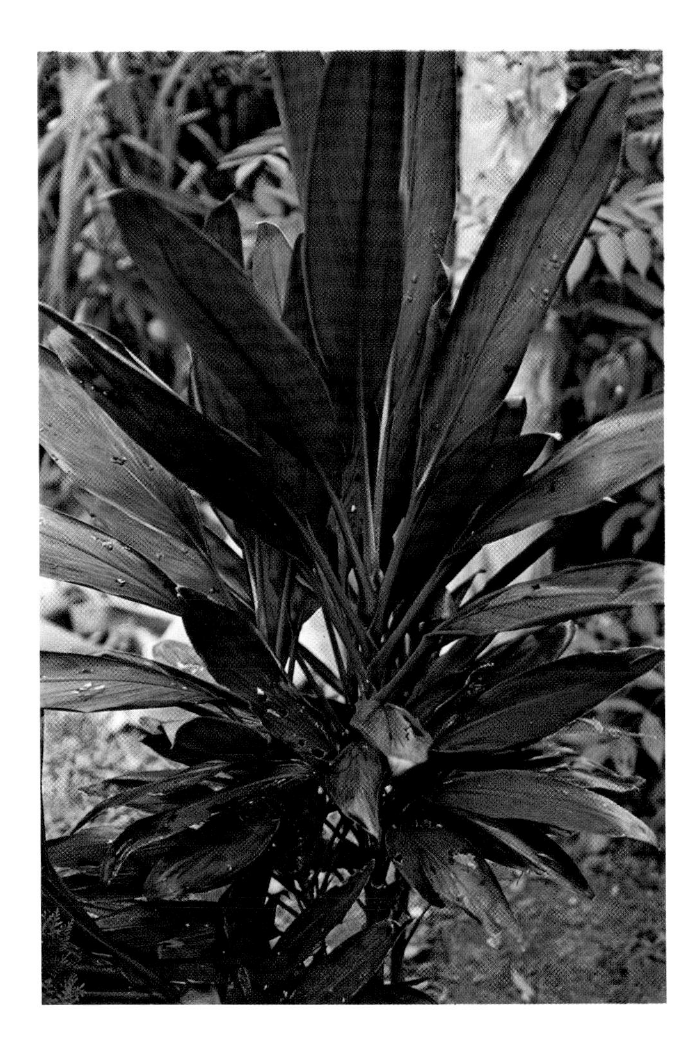

紅葉鐵樹爲百合科灌木，高可達3米。莖通常不分枝。葉在莖頂呈2列狀旋轉聚生，綠色或帶紫紅色，披針狀橢圓形至長矩圓形，長30—50厘米，寬5—10厘米，中脈明顯，側脈羽狀平行，頂端漸尖，基部漸狹；葉柄長10—15厘米，腹面寬槽狀，基部擴大，抱莖。圓錐花序生於上部葉腋，長30—60厘米，多分枝；花序主軸上的苞片條狀披針形，下部的可長達10厘米，分枝上花基部的苞片小，卵形，長1.5—3毫米；花淡紅色至紫色，稀爲淡黃色，近無梗，花被片條形，長1—1.3厘米，寬約2毫米，約 1/2 互相靠合成花被管；花絲略比花被片短，約1/2合生並與花被管貼生；子房橢圓形，連同花柱略短於花被。

仙　　茅

Curculigo orchioides Gaertn.

別　　名　獨脚仙茅、地棕。

生長環境　生於荒山草坡向陽草叢中。

採集加工　藥用根莖，夏季採集，洗淨去外皮，用洗米水泡一夜去毒後，蒸熟曬乾備用。

性味功能　味辛甘，性溫，有小毒。補腎壯陽，散寒除濕。

主治用法　1. 腎虛，陽萎，遺精；2. 腰腿酸痛，風濕性關節炎；3. 婦女更年期高血壓；4. 慢性腎炎。每用 1 至 3 錢，水煎服。

方　　例　1. 陽萎：仙茅 2 錢，淫羊藿 5 錢，枸杞子、菟絲子各3錢，水煎服。

2. 寒濕痹痛，筋骨痿軟，腰膝冷痛：仙茅、金毛狗脊、附子、巴戟天各 3 錢，獨活 2 錢，水煎服。

3. 婦女更年期高血壓：仙茅、淫羊藿各 4 錢，當歸、巴戟、黃柏各 3 錢，水煎服。（二仙湯）

主要成分　含鞣質、樹脂、脂肪及澱粉。

附　　註　本品中毒症狀爲舌腫脹，用大黃、元明粉煎服。

Habitat　On hills or sunny slopes.

Preparation　Use roots or stems. Gather in summer.

Characteristics　Sweet and acrid tasting, poisonous, strengthening internal organs and anti-rheumatism.

Indications　**1.** Lumbago, impotence, nocturnal ejaculation. **2.** Menopausal. **3.** Hypertension. **4.** Chronic nephritis. Use 3 – 10 gm.

Prescriptions　**1.** Impotence: Curculigo orchioides 6 gm., Epimedium sagittatum 15 gm., Lycium chinense fruits 10 gm., and Cuscuta chinensis seeds 10 gm. Boil in water.

2. Lumbago and pain in bones. Curculigo orchioides 10 gm., Cibotium barometz rhizome 10 gm., Morinda officinalis roots 10 gm., Aconitum carmichaeli roots 10 gm. and Angelica pubescens roots 6 gm. Boil in water.

Remarks　The intoxication symptom is swelling of the tongue. Use Rheum tanguticum roots and Mirabilitum Dehydratum (sodium sulphate). Boil in water as antidote.

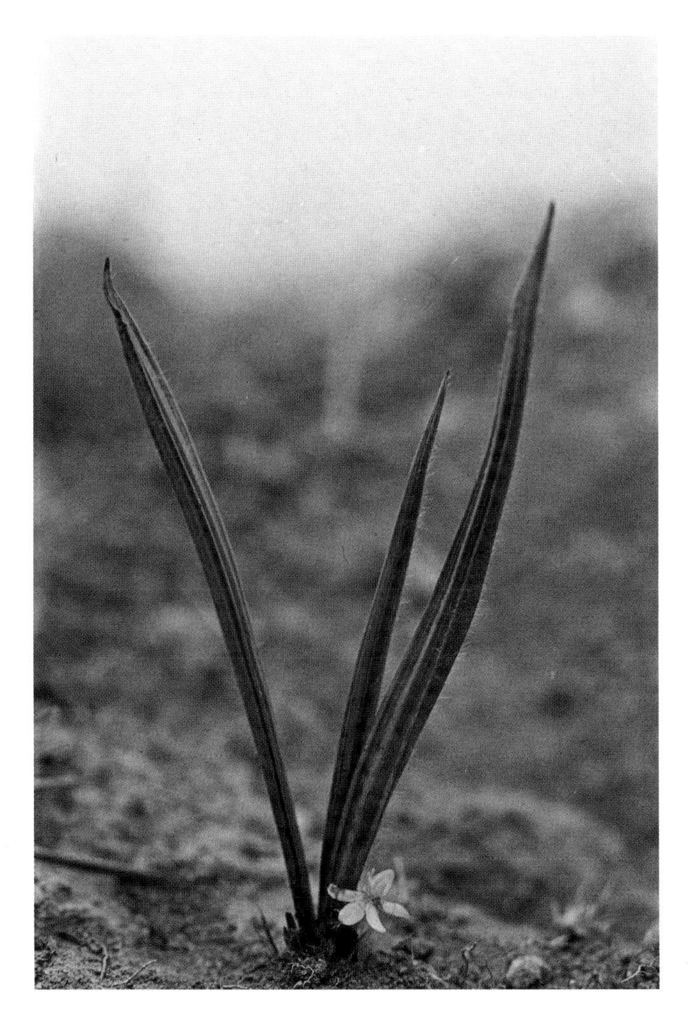

仙茅爲石蒜科多年生草本，高10至40厘米。根狀莖圓柱形，向下直生，粗約1厘米，褐黑色，肉質斷面白色。葉基生，3至6枚，披針形，具柄，革質，長約15至30厘米，寬6至20毫米，有時散生長柔毛。花黃色，花莖極短，隱藏於葉鞘內，苞片披針形，膜質，花被有疏長毛，筒部線形，長約2.5厘米，裂片6，披針形，長8至12毫米，雄蕊6，子房下位，有長毛，花柱細長，柱頭棒狀。漿果長矩圓形，長約1.2厘米，頂端宿存有細長的花被筒，呈喙狀。

射　　干

Belamcanda chinensis (L.) DC.

別　　名　開喉箭、老君扇、高搜栽、烏扇、鐵扁担。

生長環境　生於山坡、草地，多爲栽培。

採集加工　藥用根，夏秋採集，洗淨曬乾備用。

性味功能　味苦，性寒。清熱解毒，利咽喉，降氣，祛痰。

主治用法　1. 痰飲咳嗽，痰多氣喘；2. 痰熱壅盛之咽喉腫痛；3. 水田皮炎。每用 2 至 3 錢，水煎服。

方　　例　1. 痰飲咳嗽，痰多氣喘：射干 2 錢，麻黃、生薑各 1 錢，細辛、五味子各 5 分，紫苑 3 錢，款冬花 2 錢，制半夏 3 錢，大棗 4 枚，水煎服。（射干麻黃湯）

2. 痰熱壅盛之咽喉腫痛：射干、山豆根各 2 錢，桔梗 1 錢，水煎服。

3. 水田皮炎：射干 1 ：20的煎劑加食鹽少許，趁熱擦患處。

主要成分　射干甙、鳶尾甙、芒果素、異射干英等。

附　　註　本品苦寒降泄，脾虛便溏、孕婦及肺寒咳嗽均忌用。其對皮膚眞菌有較強抑制作用。

Habitat　On slopes and grassland, mostly cultivated.

Preparation　Use roots, collect in summer and autumn, wash and dry.

Characteristics　Bitter, cool, antipyretic, antitoxic, liquifies sputum.

Indications　**1.** Productive cough and wheezing. **2.** Sorethroat. **3.** Rice-field dermatitis.

Dose　5 – 10 gm.

Prescriptions　**1.** Cough, wheezing: Belamcanda chinensis 6 gm., Ephedra sinica 3 gm., Zingiber officinale 3 gm., Asarum sieboldi 2 gm., Schizandra chinensis 2 gm., Aster tataricus L. F. 10 gm., Tussilago farfara L. 6 gm., Pinellia ternata 10 gm., 4 Zizypus jujuba. Boil in water.

2. Sorethroat: Belamcanda chinensis 6 gm., Sophora subprostrata 6 gm., Platycodon grandiflorum 3 gm. Boil in water.

Remarks　Contraindicated in pregnancy.

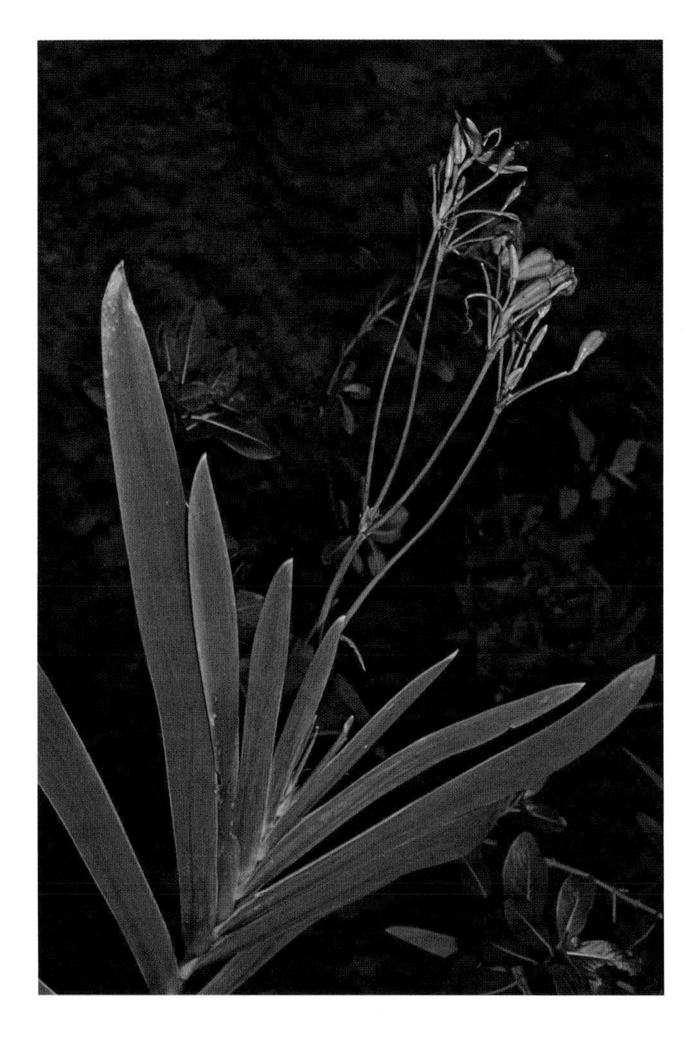

射干爲鳶尾科多年生草本。根狀莖橫走，略呈結節狀，外皮鮮黃色。葉 2 列，嵌迭狀排列，寬劍形，扁平，長達60厘米，寬達 4 厘米。莖直立，高40—120厘米，傘房花序頂生，排成二歧狀；苞片膜質，卵圓形。花橘黃色，長 2—3 厘米，花被片 6 ，基部合生成短筒，外輪的長倒卵形或橢圓形，開展，散生暗紅色斑點，內輪的與外輪的相似而稍小；雄蕊 3，着生於花被基部，花柱棒狀，頂端 3 淺裂，被短柔毛。蒴果倒卵圓形，長2.5—3.5厘米，室背開裂，果瓣向後彎曲；種子多數，近球形，黑色，有光澤。

樟 柳 頭

Costus speciosus (Koenig) Smith

別　　名　閉鞘薑、廣東商陸、水蕉花。

生長環境　生於溝旁或山谷濕潤處。

採集加工　藥用根莖，秋末可採，洗淨泥沙，去鬚根，切片蒸熟，曬乾備用。

性味功能　味酸辛，性微寒，有小毒。（鮮品尤甚）。利水消腫，拔毒止癢，退熱。

主治用法　1. 腎炎浮腫，肝硬化腹水；2. 尿路感染；3. 百日咳；4. 無名腫毒；5. 小便不利，尿道刺痛。每用 5 錢至 1 両，水煎服。

方　　例　1. 水腫小便不利：樟柳頭 1 両，徐長卿 3 錢，水煎服。

2. 皮疹，蕁麻疹：樟柳頭適量，煎水外洗。

3. 急性腎炎水腫：樟柳頭 5 錢，水煎服。

附　　註　本品有利水消腫的功效，瀉下作用較商陸緩。

Habitat　Along water courses or in damp ravines.

Preparation　Use bulb, collect in autumn, wash, trim off roots, slice, steam and dry.

Characteristics　Sour, acrid, cool, mildly toxic, diuretic, antitoxic, antipruritic, antipyretic.

Indications　**1.** Nephritic edema, cirrhosis. **2.** Ascited, urinary tract infections. **3.** Pertussis. **4.** Pliguria. **5.** Dysuria.

Dose　3 – 10 gm.

Prescriptions　**1.** Edema, oliguria: Costus speciosus 30 gm., Cynanchum paniculatum 10 gm. Boil in water.

2. Eczema, urticaria: Boil sufficient amount of Costus speciosus in water for external use.

3. Acute nephritic edema: Costus speciosus 15 gm. Boil in water.

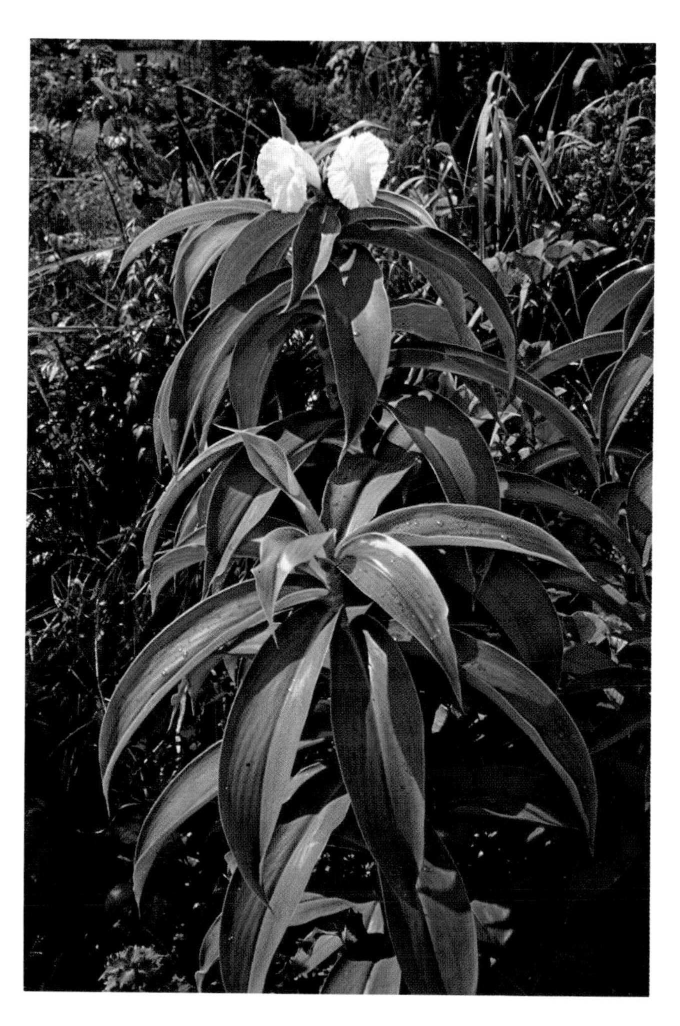

樟柳頭爲薑科多年生草本，高１—２米，頂部常分枝。葉片矩圓形或披針形，長15—20厘米，寬６—７厘米，頂端漸尖或尾狀漸尖，基部近圓形，下面密被絹毛；葉鞘不開裂。穗狀花序頂生，橢圓形或卵形，長５—13厘米；苞片卵形，長約２厘米，紅色，具銳尖頭；花萼長1.8—２厘米，３裂；花冠管長１厘米，裂片矩圓狀橢圓形，長約5厘米；唇瓣寬倒卵形，長約6.5—9厘米，白色，頂端具裂齒且呈皺波狀；雄蕊花瓣狀，長約4.5厘米，白色，基部橙黃。蒴果稍木質，長1.3厘米，紅色。

莪　　朮

Curcuma zedoaria (Berg.) Rosc.

別　　名　蓬莪朮、山薑黃、黑心薑、臭屎薑。

生長環境　栽培或野生於溪旁、林邊等陰濕處。

採集加工　藥用根莖，秋季採集，洗淨去鬚切片，曬乾用。

性味功能　味苦辛，性溫。抗癌，行血破瘀，消積散結。

主治用法　1. 子宮頸癌，外陰癌，皮膚癌；2. 氣滯血瘀經閉腹痛；3. 飲食積滯，胸腹脹痛；4. 跌打腫痛。每用 1 — 3 錢，水煎服。

方　　例　1. 治療子宮頸癌：用莪朮注射液10—30毫升在病灶局部每日注射，有些病例能使癌組織壞死脫落（但晚期病例無效）。又可配合口服水煎劑：莪朮、三棱（均醋製）各 3 錢，水三碗煎成一碗，早飯前和晚飯後各服半碗。也可用莪朮揮發油軟膏外用局部敷治。上法對外陰癌和皮膚癌也有一定療效。*

2. 腹脹、積塊：莪朮、三棱各 2 錢，青皮 3 錢，麥芽 5 錢，水煎服。

中國成藥　瘰癧片、保坤丹。

主要成分　含揮發油，其中主成分爲桉樹腦、倍半萜烯醇等。

附　　註　孕婦和月經過多者忌用。 *《中藥臨床應用》資料。

Habitat　Mostly cultivated, in damp soil.

Preparation　Dried root and stem.

Characteristics　Bitter and acrid tasting, antineoplastic, promotes blood circulation, antiphlogistic, and fibrinolytic.

Indications　**1.** Cancers of cervix and vulva, cutaneous cancer. **2.** dysmenorrhea, amenorrhea. **3.** Dyspepsia, distention and pain in chest or abdomen. **4.** Bruises.

Dose　3 – 10 gm.

Prescriptions **1.** In cervical cancer, injection of Curcuma zedoaria 10 – 30 ml. locally once daily has resulted in atrophy and sloughing of the cancerous tissue. (It is not useful in late stage cancer.) Ointment can be made from the volatile oils of the herb for topical use.

2. For distended abdomen: Curcuma zedoaria 6 gm., Scirpus yagara rhizomes 6 gm., Hordeum vulgare fruits 9 gm., Citrus reticulata fruits 15 gm.

Chinese Patent Medicines　Leilipien, Pao Kwun Tan.

Remarks　Contraindicated in pregnancy and menometrorrhagia.

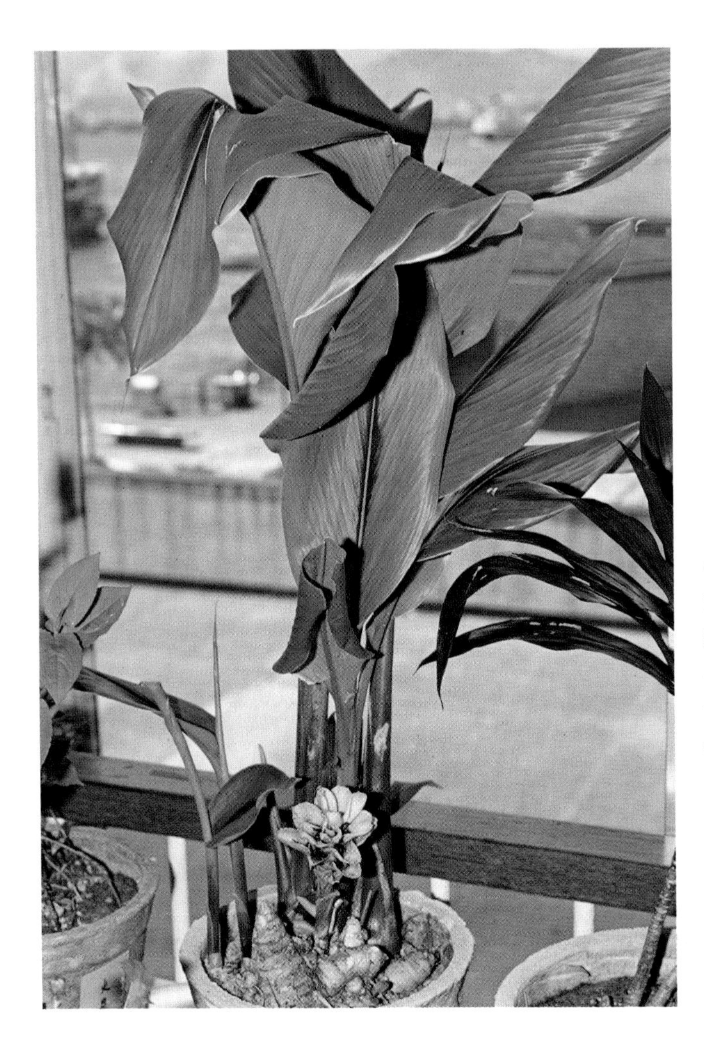

莪朮爲薑科多年生草本，根狀莖肉質，稍有香味，淡黃色或白色，根細長或末端膨大。葉片橢圓狀矩圓形，長25至60厘米，寬10至15厘米，中部有紫斑，無毛，葉柄長於葉片。花葶由根莖發出，常先葉而生，穗狀花序闊橢圓形，長 6 至15厘米，苞片卵形至倒卵形，下部的綠色，頂端紅色，上部的紫色，花萼白色，花冠管長 2 至2.5厘米，裂片矩圓形，黃色，唇瓣黃色，頂端微缺。

美 人 蕉

Canna indica Linn.

別　　名　紅花蕉。

生長環境　多爲栽培，亦有野生於濕潤草地。

採集加工　藥用根、莖和花，全年可採；根曬乾備用或鮮用，花曬乾備用。

性味功能　味淡甘，性涼。清熱利濕。

主治用法　根：急性黃疸型肝炎；外用敷治跌打損傷，瘡瘍腫毒，每用 5 錢至 1 両。外傷出血，每用花 3 至 5 錢，水煎服。

方　　例　1. 急性黃疸型肝炎：美人蕉鮮根 2 至 3 両，水煎服。常在一週左右見到退黃效果。

2. 跌打損傷：美人蕉鮮根搗爛，外敷患處。

Habitat　Mostly cultivated. Some found in damp grassland.

Preparation　Use roots, stems, and flowers. Collect all year round. Roots dried or fresh, flowers dried.

Characteristics　Sweet, cool, antipyretic, diuretic.

Indications　Roots: Acute hepatitis. Use externally for traumatic injury, pyodermas. Flowers: External bleeding. Boil in water and take internally.

Dose　Roots 15 – 30 gm.; flowers 10 – 15 gm.

Prescriptions　1. Acute hepatitis: Canna indica fresh roots 60 – 90 gm. Boil in water for oral use. Effect seen after one week.

2. Traumatic injury: Crush fresh roots and apply topically.

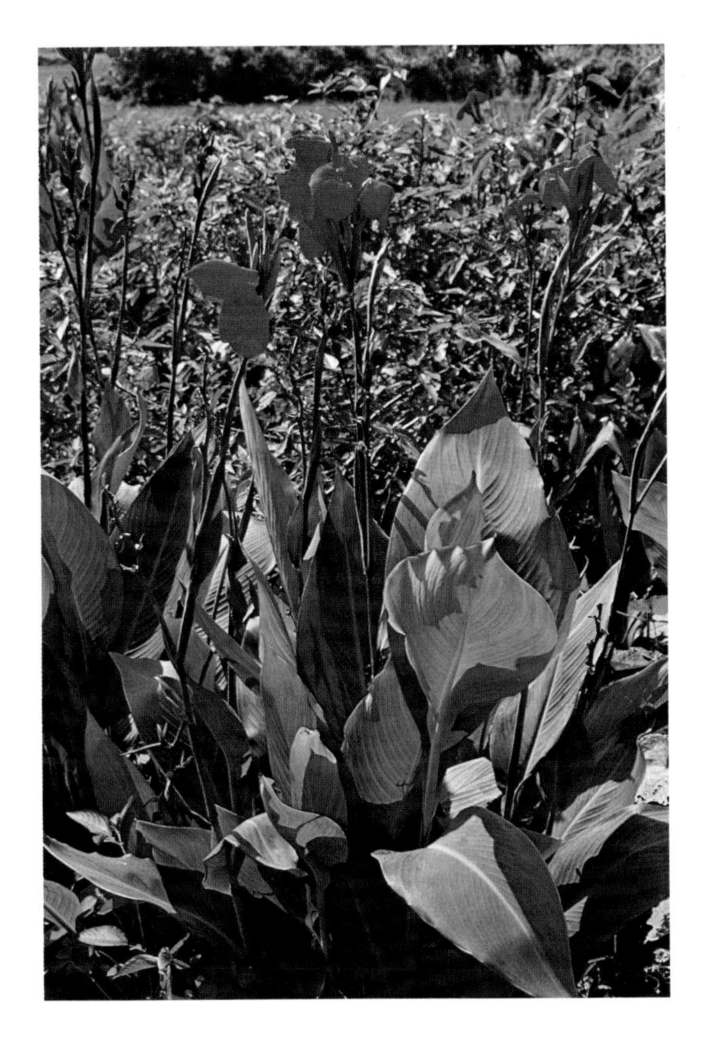

美人蕉爲美人蕉科多年生直立草本，高 1 至 2 米，植株無毛，有粗狀的根狀莖。葉互生，質厚，卵狀長橢圓形，長約30至40厘米，全緣，頂端尖，中脈明顯，側脈羽狀平衡，葉柄有鞘。頂生總狀花序具蠟質白粉，花常紅色，萼片3 ，苞片狀，淡綠色，花瓣 3 ，萼片狀，長約 4 厘米，狹，頂端尖，退化雄蕊通常 5 枚，花瓣狀，鮮紅色，爲花中最顯著部分，其中一枚反捲，成唇瓣。蒴果球形，綠色，具小軟刺。

筆畫索引

六畫

七畫

八畫

九畫

INDEX